Puede consultar nuestro catálogo en www.obstare.com

Los editores no han comprobado la eficacia ni el resultado de las recetas, productos, fórmulas técnicas, ejercicios o similares contenidos en este libro. Instan a los lectores a consultar al médico o especialista de la salud ante cualquier duda que surja. No asumen, por lo tanto, responsabilidad alguna en cuanto a su utilización ni realizan asesoramiento al respecto.

MUCHO MÁS QUE PARIR EN CASA
Carmen Sánchez Navarro y Juan Ignacio Rico Becerra

1.ª edición: octubre de 2021

Corrección: *TsEdi, Teleservicios Editoriales, S. L.*
Diseño de interior y cubierta: *Vacío Estudio*
Maquetación: *Juan Bejarano*

Edita: OB STARE, S. L. U.
www.obstare.com | obstare@obstare.com

ISBN: 978-84-949827-5-0
Depósito Legal: TF-542-2021

Impreso en SAGRAFIC
Passatge Carsí, 6 - 08025 Barcelona

Printed in Spain

Mucho más que parir en casa

VOCES DE MUJERES EMPODERADAS

Carmen Sánchez Navarro
Juan Ignacio Rico Becerra

Editorial OB STARE

CAPÍTULO 1:

NACER: «REDESCUBRIENDO» AL NIÑO COMO EL OTRO GRAN PROTAGONISTA

CAPÍTULO 2:

PARIR EN EL HOGAR

CAPÍTULO 3:

ÍNTIMO Y PRIVADO DESDE EL EMBARAZO

CAPÍTULO 4:

PARTO, PLACER Y PODER ENCARNADO

ACERCA DE LOS AUTORES

INTRODUCCIÓN

No se nos ocurre una mejor manera de comenzar este libro que desde la imagen del destello de los ojos radiantes de felicidad de cada pareja al saber, tras los primeros encuentros con la comadrona, que van a ser acompañados en todo el proceso para llevar a cabo su deseo de parir en casa. Como veremos, una aventura que, como los rápidos, remansos y meandros que dibuja un río en su discurrir, es pulsátil, singular, transformadora e irrepetible.

A mucha gente parir en casa hoy le parece extraño, anacrónico e incluso una temeridad. Pues bien, aunque no es una práctica común, por más que se invisibilice y/o silencie, cada vez hay más parejas que desean vivir conscientemente la llegada de su bebé, encontrando en esta opción de parto una atención personalizada, en la que la mujer es y se siente protagonista y donde prima la información, el diálogo y el consenso en la toma de decisiones. En este sentido se forja una relación muy especial entre la pareja y el profesional elegido, lo que facilitará, por ejemplo, que en el momento cumbre, desencadenado el parto, la madre y el bebé sean los actores principales, y el profesional pase a un segundo plano, sin que por ello deje de estar al tanto de cualquier posible complicación para resolverla *in situ* o, si fuera necesario, disponiendo el traslado al hospital de forma segura.

Este libro, como no puede ser de otra manera, pone el acento en el parto, haciendo hincapié en que la mujer está perfectamente preparada para afrontarlo de forma segura al tratarse de un acto plenamente fisiológico. Lo que no es óbice para que el proceso se acompañe de incertidumbres, miedos y/o dolor, pero también, y esto es clave en el parto en el hogar, vivido con-sentido, el parto encarnado se vivencia como un parto total, como una maravillosa transformación personal brindada por esta experiencia única. Como comprobarán a continuación, no hay ninguna intención de convencer, canalizar u orientar sobre dónde, cómo y con quién se debe parir. Lo que sí se reclama es que la decisión de quien opta por este modo de parir sea respetada y no requiera ser vivida como un atrevimiento, cuando no, como un acto clandestino incluso una vez concluido felizmente.

En esta breve introducción cabe igualmente llamar la atención sobre el «*Mucho más* que parir en casa» del título del libro, porque en este acontecimiento sin par, hay otro gran protagonista, el bebé; el nuevo ser que abandona su primer hogar y por fin, *de facto*, se hace presente a los ojos de todos. Y aunque cada vez seamos más conscientes de la importancia del recién nacido y del crucial vínculo con su mamá en los primeros minutos tras el parto, en la magia del encuentro, en la envoltura de la tan deseada primera mirada, no lo somos tanto cuando nos referimos a la relación que se inicia mucho antes en la calidez y penumbra del útero materno, y esto es clave para su salud presente y futura. Es así que todos nacemos de una mujer y partimos del mismo lugar, el vientre de nuestra madre, pero la experiencia será bien diferente para cada uno de nosotros, dependiendo enormemente de su estado emocional durante todo el acontecer. Y esto lo conocen bien las parejas que eligen el parto en casa, porque no es únicamente una cuestión de cuidar aspectos como la alimentación, el ejercicio, el descanso... de la futura mamá. Para que el vínculo intraútero sea sólido desde el inicio, ella necesita imperiosamente sentirse cuidada, arropada, escuchada y querida, pudiendo de esta forma realizar sincronizada y con las máximas garantías todo el viaje de la forja de la vida. Estamos convencidos de que el enfoque del nacimiento en el hogar es un buen garante de dicha completud.

Como broche final a este breve introito, queremos poner de manifiesto que los cuatro capítulos en los que hemos parcelado este libro están construidos desde las voces, recogidas durante nueve años, de cuarenta y cinco mamás anónimas que nos brindaron generosamente sus vivencias, emociones, ilusiones, deseos, miedos, dudas, incertidumbres y, sobre todo, el gozo por el triunfo de su propósito, ¡el nacimiento de su bebé en el hogar! Acompañando a sus relatos, nos apoyamos de múltiples autores y recursos, lo que nos ha permitido acometer y reflexionar, de manera contrastada, sobre los distintos asuntos que van emergiendo a lo largo de estas páginas. En definitiva, son ellas y sólo ellas las verdaderas artífices de la obra. Definitivamente, sus narrativas marcaron el rumbo de nuestro trabajo.

«Mi primer hogar, el vientre de mi madre».

CAPÍTULO 1

NACER: «REDESCUBRIENDO» AL NIÑO COMO EL OTRO GRAN PROTAGONISTA

1

NACER: «REDESCUBRIENDO» AL NIÑO COMO EL OTRO GRAN PROTAGONISTA

El bebé es una razón esencial por la que las parejas eligen el nacimiento en el hogar, y no se trata de que un protagonista ocupe una posición de privilegio respecto del otro (madre/bebé versus bebé/madre). Como explica Verena Schmid, carecería de sentido en un acontecimiento como éste, donde el bebé no nace por generación espontánea y no puede ser independiente de su mamá:[1] «(...) para poder nacer y vivir, él necesita todo, el cuerpo y el alma de su madre. Es ella quien le brinda su subjetividad y su propia vida siendo completamente él y a la vez completamente ella. Como resultado, el bebé también es uno con su madre y al mismo tiempo un individuo». De manera muy sensible, también lo colige María Montero-Ríos,[2] «(...) inspira una ternura dulzona e íntima pensar que mi madre me acogió, permitió que me adueñase de su cuerpo, y por un tiempo, ella se fundió en mí y yo en ella. He regresado a ti, que me engendraste, al fondo de tu pared cálida. Me protegí entre tus entrañas y fui tu piel, y hasta tú misma fui. Hoy te amo más que nunca, mujer, por ese tiempo que vivimos juntas y no recuerdo. Y me alegra profundamente haber estado en tu cuerpo». Como vemos, una vez unido óvulo y espermatozoide, es un tándem que participa en el proceso más bello y trascendente de lo humano, la gestación de una nueva vida.

Y así es, son dos en uno, es mutual. Ahora bien, queremos reparar en primera instancia en el protagonismo del bebé por haber estado tradicio-

---

1. Schmid, V; *Acerca de la fisiología en el embarazo y el parto. La sabiduría del cuerpo al gestar, parir y maternar*, Buenos Aires, Mujer Sabia Editoras, 2011, p. 11.
2. Montero-Ríos Gil, M; *Saltando las olas*, Tenerife, Editorial Ob Stare, 2003, p. 13.

nalmente relegado a un segundo plano,[3] y por la indefensión que le es propia derivada de su absoluta dependencia al adulto. Ello se refleja, por ejemplo, en la carencia histórica de sus derechos. Echando un vistazo a nuestro pasado civilizatorio (mundo grecorromano), era práctica común que después de nacer, el recién nacido fuera reconocido (expuesto: del latín, *expositus*) por el padre de familia. En caso de ser rechazado, si nadie se hacía cargo de él, se dejaba a la intemperie para que muriese.[4] Sí, atroz, ¿no les parece?[5] La historia tampoco ha estado de su lado en otros períodos posteriores, por lo que no vale culpar únicamente al pasado lejano. De hecho, sólo muy recientemente (segunda década del siglo XX), aparece el primer texto histórico que reconoce la existencia de derechos específicos para los infantes: *La Declaración de Ginebra sobre los Derechos del Niño* de 1924, fijando la responsabilidad de las personas adultas sobre su bienestar, si bien este texto no tenía fuerza vinculante para los Estados. Posteriormente, la *Declaración Universal de los Derechos Humanos* de 1948 subraya la deficiencia de la Declaración del 24. Hay que esperar once años (20 de noviembre de 1959) para que se apruebe la *Declaración de los Derechos del Niño,* apoyado, ahora sí, de manera unánime por los 78 Estados miembros de la Organización de Naciones Unidas (ONU). Tras ella, en 1989, se firmó la *Convención de los Derechos del Niño.*[6] Después de diez años de negociaciones con gobiernos de todo el mundo, líderes religiosos, ONG y otras instituciones, se logró aprobar el texto definitivo el 20 de noviembre de 1989, cuyo cumplimiento sería obligatorio para todos los países que lo ratificasen. La *Convención sobre los Derechos del Niño* se convirtió en ley en 1990, después de ser firmada y aceptada por 20 países, entre ellos España.[7]

Vemos pues lo reciente de la preocupación por la niñez, además de lo costoso de plasmarlo en textos legales, sobre todo, por la dificultad de

---

3. No es menor el papel subordinado de la mujer en la historia. Tampoco es casual esta doble subyugación (mujer-mujer embarazada/recién nacido) que, entre otras autoras, Casilda Rodrigáñez, al tratarlo, entiende como «(...) perversión de la maternidad» (http://lavidaintrauterina.blogspot.com.es/2012/05/). Ni siquiera la Revolución francesa reconoció a la mujer como sujeto político. Baste recordar la lucha por sus derechos, que inicia, precisamente, Olympia de Gouges en la Francia revolucionaria con la *Declaración de los Derechos de la Mujer y la Ciudadana* en 1791 y continuarán las sufragistas, después las feministas de la Tercera Ola y actualmente las de la Cuarta Ola. El patriarcado, allende el tiempo y fronteras, es pieza clave en todo ello. Ver: Sau, V; *El vacío de la maternidad. Madre no hay más que una*, Barcelona, Icaria, 1995.
4. Se trata de una forma muy cruel de control demográfico y de selección de los nacidos (eugenesia): discapacitados mentales y/o físicos, y de manera genérica, las niñas más que los niños. Un dicho popular griego decía: «Todos, aunque sean pobres, crían a **su** hijo; pero, aunque sean ricos, abandonan a **una** hija».
5. La práctica fue tan generalizada que son muchos los ejemplos de niños expósitos recogidos por la tradición y las cosmogonías: Moisés, según la Biblia, arrojado en una cesta de cañas al río Nilo; o Rómulo y Remo, expuestos en una canasta en el río Tíber.
6. En sus 54 artículos «(...) reconoce que los niños (seres humanos menores de 18 años) son individuos con derecho de pleno desarrollo físico, mental y social, y con derecho a expresar libremente sus opiniones». *Convención sobre los Derechos del Niño*, UNICEF, junio de 2006.
7. Hoy, tal como señala UNICEF, «(...) la Convención ha sido aceptada por todos los países del mundo, excepto Estados Unidos...» www.unicef.es/causas/derechos-ninos/convencion-derechos-ninos

que el grueso de Estados se sume al compromiso de algo tan sensato como los derechos de los más desprotegidos, los niños. Con todo, y conscientes del diferente trato recibido en las distintas partes del planeta, por supuesto que hemos de felicitarnos por haber llegado hasta aquí. Pero, ¿es suficiente?, ¿nos damos por satisfechos? ¡Claro que no! Reconociendo que a nivel mundial hay distintas velocidades en su aplicación, los Estados que ya han culminado la etapa de los derechos recogidos en la Convención de 1990 deben seguir avanzando para servir de guía a los que todavía van a la zaga. Y es que, por lo que está poniendo de manifiesto el ámbito prenatal, hay que dar un paso más, en realidad un gran paso, orientando la atención a todo el proceso de gestación; desde el principio, más atrás del parto,[8] retrotrayéndonos al momento de la concepción, y por qué no antes, en el mismo instante que una pareja decide que desean tener un hijo.

Como defiende la Organización Mundial de Asociaciones de Educación Prenatal (OMAEP):[9] «El niño que nace ya tiene un pasado de nueve meses». Fréderick Leboyer tiempo atrás lo reclamó:[10] «La única y la más grande de las revoluciones posibles en la sombría historia de los hombres no es la de sus ciegos gobiernos, sino la forma en que son acogidos esos desventurados cuando nacen y cómo han sido concebidos y gestados». Para Wilhelm Reich:[11] «(...) la libertad y la integridad de cada ser humano se hacen en el vientre y en el regazo materno». En este enfoque del nacimiento militan personajes de gran talla que iremos presentando a lo largo del texto. Esta «nueva» cultura del nacimiento nos remite, aunque la tarea sea ardua, a escuchar el ruego de Eva Reich:[12] «Los delicados inicios de la vida son de gran importancia. Son el fundamento del bienestar del alma y del cuerpo. Me gustaría pedirles apoyo en este esfuerzo. Necesitamos paz en la tierra, una paz que comienza en el vientre de la madre».

En las siguientes líneas, tratamos de ilustrar todo esto de la mano de las aportaciones de diferentes autores junto a los relatos de las mamás que han participado de la experiencia del nacimiento en el hogar. Y lo hacemos desde el reclamo de las voces nacidas antes de nacer. Para lo que, si nos lo permiten, intentamos ponernos en su lugar y hablar por ellos.

---

8. En España, hasta la modificación en 2011 del artículo 30 del Código Civil, a diferencia de otros muchos países de nuestro entorno, se exigía que transcurrieran 24 horas desde el nacimiento y que el nacido tuviera figura humana para que fuera considerado nacido vivo. Con la modificación de 2011, la personalidad se adquiere desde el instante del nacimiento con vida, después de producido el total desprendimiento del seno materno y que haya vida tras ello. www.legaltoday.com
9. Blog, *La vida intrauterina*. http://lavidaintrauterina.blogspot.com
10. Leboyer, F; *El parto: crónica de un viaje*, Barcelona, Alta Fulla, 1998, p. 11.
11. En: Rodrigáñez, C; *Por qué es importante la maternidad. Sinopsis de la correlación entre maternidad y sociedad, entre maternidad e individuo, entre matricidio y degeneración y eventual extinción del género humano*, 2012. http://lavidaintrauterina.blogspot.com.es/2012/05/
12. Reich, E; *Bioenergética suave*, Gerona, Abraxas, 1999, p. 7.

«Nací antes de que me pariera mi mamá»

1. EL NACIMIENTO PRECEDE AL PARTO

Remontémonos al principio. Demos por fin «voz», «luz», «presencia», al postergado del acontecimiento: el bebé:[13] ¡Se nace antes de ser parido! Desde esta premisa nos preguntamos en qué medida nuestra sociedad pone la atención en estas primeras etapas del desarrollo del bebé. Como veremos, queda bastante por hacer por parte de todos, además de jugarnos mucho en ello. Y es por eso por lo que nuestro objetivo es reposicionar el foco de atención en el ser que se está formando, y desde ahí sondear sus completas necesidades, que van más allá del desarrollo físico.

Intentamos dar otra vuelta de tuerca para considerar lo menos apreciable y que tanto está costando constatar a la ciencia: las necesidades emocionales y afectivas del bebé. Lo que requiere mirar, desde muy temprano, en la etapa intrauterina. Paradójicamente, esto no ha impedido que sea experienciado potentemente por las mamás.

> *«Consciente de que tenía otra vida dentro, y al mismo tiempo, confundida por esta idea. Me sentía contenta en relación con el bebé, muy conectada a él a medida que transcurría su crecimiento, con mucho amor»* (Mamá 7).

> *«Muy unida, ya le hablaba mentalmente a cada momento, me asustaba cuando no la sentía. Los primeros meses la animaba para que no se dejase vencer, que a pesar de mis errores se agarrara fuerte a mí. A pesar de mi preocupación, me sentía muy animada y cómplice, sobre todo al principio, cuando nada más que mi pareja lo sabía»* (Mamá 28).

> *«Con tranquilidad, además de fascinada por la energía que denotaba en mi pequeña. Mi mente estuvo dividida entre la hija que ya teníamos y la que esperábamos. Pero totalmente centrada en lo que me estaba sucediendo y lo que iba a suceder»* (Mamá 35).

> *«Me sentía importante, gestando una vida en mi vientre, iba a nacer una personita, y mi función era cuidar de que todo fuese lo mejor para esta persona y para mí»* (Mamá 42).

13. Durante todo el libro, siempre nos referiremos al bebé, aun cuando sea intraútero, pues, aunque la literatura científica diferencia entre embrión y feto, no nos parece oportuno en un trabajo como éste. Estamos convencidos de que ninguna mamá, al referirse al bebé que lleva en su vientre, utilice esos términos.

Hasta los asertos manejados al nombrar el momento culmen del acontecimiento quedan cortos para abordar su completud. Si partimos de la primera acepción que el Diccionario de la Real Academia Española de la Lengua (DRAE)[14] da de *nacer*, se nos presenta esta definición: *Dicho de un ser vivo: Salir del vientre materno, del huevo o de la semilla*. Y ¿qué nos sugiere?, ¿representa el momento y describe su magnitud, o nos parece fría, insensible, nimia o vacua? Un evento tan significativo y trascendental no se puede reducir a ¡*salir del vientre materno*!; ¿es esto lo que siente la mujer al referir el nacimiento de su hijo? Asimismo, esa definición tan reduccionista ¿no puede confundir respecto al momento en el que se nace realmente?, porque ¿cuándo comienza la vida?, ¿se circunscribe únicamente al instante que se nace como si se tratara de un interruptor que se acciona en el momento del nacimiento y produce la obra (el bebé)?, ¿lo anterior es la oscuridad, la nada? De ser así, ¿qué pasa con los nueve meses previos vividos en el útero materno, el «bebé» no estaba viviendo?[15] Entonces, ¿en el cigoto, no hay ya vida?[16]

> *«Al principio era algo abstracto. Cuando empezó a moverse y sabía que era un niño, me pregunté: "quién es esa persona que llevo dentro". No podía imaginar quién era»* (Mamá 4).

Es por esto por lo que entendemos que la noción *Nacer* es previa a la de *Parir*. Además, si aceptáramos la definición anterior, nos quedaríamos en el enfoque mecanicista del proceso, visión propia de nuestra medicina; y con ella, nos dejamos en el tintero otros aspectos fundamentales que rodean al maravilloso acto de nacer. Porque ¿qué relación tiene este momento culmen con lo vivenciado intraútero durante nueve meses?; y ¿qué supone «salir del útero materno, abandonar el primer hogar»?; o ¿de qué manera puede afectar al bebé, a la madre (y por supuesto, a la

---

14. *Diccionario de la lengua española* (Real Academia Española -RAE-), Edición del Tricentenario. Actualización de 2019 (a partir de ahora, DRAE).
15. Para Chopra: «Según el Ayurveda (medicina tradicional de la India), en cada una de las células vivas hay un rescoldo de conciencia. Cuando el bebé empieza a adoptar su forma física, las chispas de la conciencia de cada una de las células se unen entre sí, encendiendo en el bebé la conciencia de sí mismo. Esta llama de conciencia, conocida en el Ayurveda con el nombre de *Agni,* adquiere más y más brillo a medida que aumenta el grado de complejidad biológica». Chopra, D; Simon, D; y Abrams, V; *Un comienzo mágico para una vida fascinante. Una guía integral del embarazo y del nacimiento*, Barcelona, Ediciones Granica S.A., 2006, pp. 30, 31.
16. Según Sueiro Villafranca y López Moratalla: «Producto de la fecundación de los gametos (óvulo y espermatozoide), el cigoto, la única célula madre *totipotencial*, es capaz de generar el organismo completo. Para ello, crea células *pluripotenciales,* a su vez capaces de madurar hacia diversas células madre *multipotenciales,* éstas a otras *progenitoras y,* finalmente, a las *diferenciadas* a un tejido concreto. (...) Durante el desarrollo embrionario, ese medio natural es la madre». Sueiro Villafranca, E; López Moratalla, N; *La comunicación materno-filial en el embarazo. El vínculo del apego*, Pamplona, EUNSA (Ediciones de la Universidad de Navarra, S, A.), 2011, p. 15.

pareja) un acontecimiento tan vívido como éste?; o, como se pregunta Evânia Reichert:[17] «¿Debemos acaso creer que ese tiempo rico y primordial, en el que el individuo crece más rápido que en cualquier otra fase de la vida, no deja marcas?». Todos estos inquietantes interrogantes nos llevan a remontarnos al origen de todo que, para nosotros como para otros muchos autores, debe retrotraerse, al menos, a la concepción,[18] lo que propicia el hacernos eco de elementos que, sin ser nuevos, son poco conocidos para un gran número de parejas que inician el viaje de la gestación de su hijo, y también, cabe añadir, para muchos profesionales de la salud. Afortunadamente, cada vez disponemos de mayor evidencia científica que lo avala. Otra cosa es que se conozca, que tenga eco. También es verdad, en descarga de todos los implicados, que buena parte de esta información había quedado circunscrita al ámbito científico y profesional de las personas que lo estudian.

Frederick Leboyer recaló en ello ya en los años setenta del pasado siglo en el comienzo de su obra *Shantala*,[19] a partir del siguiente diálogo:[20] «¿Dónde comienza la vida? ¿Y cuándo? Una respuesta llega, inmediatamente, tan simple como evidente: La vida comienza con el nacimiento. Y toda inquietud desaparece. ¿Evidencia? La vida comienza con el nacimiento... ¿Realmente? En el vientre de la madre, ¿no está vivo el niño? ¿No se mueve? Sin duda: se mueve. Pero eso (dicen algunos) no es más que simple actividad refleja. ¡Actividad refleja! ¡No! Hoy sabemos que, bastante antes de haber sido "dado a luz", el niño percibe luz. Y que oye. Y que, desde su oscuro retiro, está a la escucha del mundo. Hasta sabemos que pasa de la vigilia al sueño. ¡Y hasta que sueña! De modo que hacer comenzar la vida con el nacimiento es equivocarse groseramente».

Su mirada es transgresora. No es simplemente superar la «percepción selectiva» y ver más allá del foco de atención, es muchísimo más. Como afirmó Marcel Proust: «El verdadero viaje de descubrimiento no consiste en buscar nuevos paisajes, sino en tener nuevos ojos». Ésa es la clave aquí, acometerlo con «nuevos ojos». Leboyer nos da una pista fundamental al considerar al bebé como un ser completo, forjado a través de un decurso previo. Con él, por primera vez, se trata desde el punto de vista del otro protagonista; y desde ahí, del trato violento, e incluso en ocasiones inhu-

---

17. Reichert, E; *INFANCIA, la edad sagrada. Años sensibles en que nacen las virtudes y los vicios humanos,* Barcelona, Ediciones La Llave, 2011, p. 130.
18. Sabemos de las implicaciones morales y religiosas que puede llegar a tener esto, lo que por otro lado, y como veremos después, no deja de ser un planteamiento que se ha de tener muy en cuenta. La máxima debe ser siempre tener toda la información disponible. Desde aquí el obrar será más libre.
19. Leboyer, F; *Shantala. Un arte tradicional: El masaje de los niños,* Barcelona, Ediciones Librería Universitaria, 2008, p. 11.
20. El autor «dialoga» con otra persona para demostrar la ignorancia existente, sobre todo, en lo concerniente a la vida antes del nacimiento.

mano, que puede recibir al nacer.[21] Esta adelantada perspectiva la pone en valor Michel Odent cuando afirma:[22] «Leboyer creó un lenguaje nuevo para la mayor parte de los doctores: un lenguaje que hablaba a nuestra sensibilidad y emociones tanto como a nuestro intelecto. Nos mostró al recién nacido, no como un objeto al que no le es posible ver, oír o sentir, sino como a una criatura humana con mucha necesidad de calidez y alimento. Resumiendo, Leboyer fue el primer doctor que expresó lo que muchas mujeres saben intuitivamente sobre sus bebés, a pesar de que los consejos de los establecimientos médicos digan lo contrario».

Carroll Dunham, Frances Myers y Neil Barnden (en el ya clásico libro *Mamatoto. La celebración del nacimiento*) nos ofrecen una definición del nacimiento más abarcadora que las expuestas en las fuentes de consulta habituales, a saber:[23] «(...) es la cúspide de un largo período de transición denominado embarazo: una mujer se convierte en madre y un feto en niño. En pocas horas, la misteriosa vida interior se convierte en un bebé real que respira, llora: un hijo o una hija, una hermana o un hermano... La manera que damos la bienvenida al mundo a nuestros hijos refleja las esperanzas y los sueños puestos en ellos. En cierto modo, el nacimiento también significa el nacimiento de una nueva madre quien, al igual que el feto, ha ido creciendo hasta convertirse en un nuevo ser mientras su vientre se hincha». Y sí, amerita destacarse el enfoque de estos autores porque es más abarcador, si bien todavía no nos conforma y nos invita a seguir navegando en la profunda vivencia intrauterina.

«Así empezó mi singladura»

2. EL ORIGEN DE LA VIDA SEGÚN LOS ESPECIALISTAS

Partamos, como sugiere Federico Navarro, de que[24] «en el mamífero humano, el proceso de formación de la psique empieza en la concepción». Arrancar de aquí está siendo avalado y defendido por múltiples expertos (John Bowlby, Wilhelm Reich, Thomas R Verny, Arthur Janov, Ashley Montagu, Federico Navarro, David Chamberlain, Claude Imbert,

21. Sabemos de las críticas a Leboyer por la excesiva focalización sobre el bebé y por dejar en un segundo plano a la madre y su pareja. Quizás fuera necesaria una posición tan «extrema» si tenemos en cuenta su sempiterno olvido.
22. Odent, M; *Nacimiento Renacido*, Buenos Aires, ERREPAR S.A., 1984, p. 30.
23. Dunham, C; Myers, F; Barnden, N; *Mamatoto. La celebración del nacimiento,* Barcelona, The Body Shop, 1992, p. 64.
24. En: Reichert, E; *Ibid.*, p. 140.

Bruce Lipton, Willian Emerson, Wendy Anne McCarty, Jaap van del Wal, Maarten Lietaert, Peerbolte, Robert Laing...) y desde distintos ámbitos de conocimiento (Psiconeuroembriología, Embriología, Embriología fenomenológica, Psicología prenatal, Epigenética, Neurociencia, Salud Primal...).

Ya a finales de los años ochenta del pasado siglo, Thomas Verny sostenía que[25] «(...) el niño no nacido es un *ser consciente, que siente y recuerda*, y, puesto que existe, lo que le ocurre en los nueve meses que van de la concepción al nacimiento moldea y forma la personalidad, los impulsos y las ambiciones de manera significativa. (...) el útero es el primer mundo del niño. El modo en que lo experimenta (como amistoso u hostil) crea *predisposiciones* de la personalidad y el carácter. En un sentido muy real, el útero establece las expectativas del niño». Igualmente, para Evânia Reichert:[26] «El útero es el primer ambiente del bebé. La condición vital y energética de este hábitat cobra un significado de aceptación o de rechazo ya en los primeros momentos de la vida. El vínculo humano más primitivo ocurre en el interior del vientre materno. Es un registro somático que se da inicialmente en el campo celular, y más tarde, en el sistema neurovegetativo. El vínculo primordial surge del contacto continuo íntimo del embrión con la madre. La implementación del óvulo fecundado en el espacio uterino, así como la sustentación de la gestación, transmiten al bebé en formación los primeros registros celulares de aceptación, conexión y supervivencia que se dan por medio de la pulsación cercana y armónica».

En otro trabajo, Verny y Pamela Weintrau asimismo subrayan:[27] «(...) en la actualidad los psicólogos sostienen que la vida prenatal y la experiencia del nacimiento son, con frecuencia, profundamente determinantes de la personalidad y de las aptitudes de todo ser humano. (...) recientemente los estudiosos de la psicología pre y perinatal han demostrado la existencia de capacidades sensoriales significativas durante la vida intrauterina. (...) Además, (...) el bebé puede experimentar realmente lo que consideramos "conciencia", es decir, una percepción rudimentaria de sí mismo y de lo que hay más allá de él. (...) En el útero, el bebé ya tiene las estructuras cerebrales necesarias para aprender, e incluso para tener conciencia, desde una época que oscila entre la 28 y la 32 semana de gestación».

---

25. Verny, T; Kelly, J; *La vida secreta del niño antes de nacer*, Barcelona, Ediciones Urano, S.A., 1988, pp. 11, 47.
26. Reichert, E; *INFANCIA, la edad sagrada. Años sensibles en que nacen las virtudes y los vicios humanos*, Barcelona, Ediciones La Llave. 2011, pp. 124, 125.
27. Verny, T; Weintraub, P; *El vínculo afectivo con el niño que va a nacer. Un programa de nueve meses para tranquilizar, estimular y comunicarse con su bebé*, Barcelona, Ediciones Urano, S.A., 1992.

El reputado embriólogo Jaap van der Wal lo plantea así:[28] «Para mí las preguntas importantes para entender el embrión humano eran por ejemplo: ¿quién o qué se realiza a sí mismo allí? ¿Qué estamos realmente haciendo cuando somos un embrión? ¿De qué manera existimos allí y en ese período? Pues existimos, por supuesto, como un ser de alma y cuerpo, porque así es como me experimento a mí mismo en cada segundo de vida». Y la unicidad (la cualidad de ser uno) se produce en el marco de la comunicación entre la embarazada y su retoño:[29] «Desde su primer día, el embrión y la madre se envían señales. ¿Cómo se desarrolla ese diálogo molecular? En este proceso, el embrión envía señales que reciben los receptores específicos de las trompas. Como respuesta, las trompas producen varías sustancias: 1-Los llamados factores de crecimiento (...), que permiten el desarrollo embrionario. (...) el trofoblasto empieza a actuar como la piel del embrión. 2-Los conocidos como factores de supervivencia (...), que inyectan la vitalidad que el embrión necesita (...) Tras este primer diálogo molecular, hay momentos de especial intensidad en la comunicación materno-filial por el contacto directo, que ya no es sólo de células, sino de tejidos...».

La psicóloga Wendy Anne McCarty nos cuenta cómo en 1988 la Asociación de Psicología Prenatal y Perinatal de Norteamérica, después denominada Asociación de Psicología y Salud Prenatal y Perinatal (APPPAH),[30] ofertó una conferencia donde se abordaban aspectos como la conciencia celular del esperma y el óvulo. Sí, han leído bien, «conciencia celular del esperma y el óvulo». Por lo que nos interesa, es muy importante distinguir, como aclara la propia APPPAH, que «prenatal» hace referencia al período de unos nueve meses, incluida la concepción y la totalidad de la gestación, mientras que «perinatal» se refiere al período, muy corto pero crucial, de horas que involucran el parto, el nacimiento y el establecimiento de la lactancia materna. De esta última etapa (perinatal), por las evidencias científicas, somos cada vez más conscientes de su importancia; otra cosa es lo que acontece en el período prenatal, donde todavía queda mucho por desentrañar, de ahí nuestra intención en abordarlo.

---

28. Van der Wal, J; *El embrión en nosotros. Una búsqueda fenomenológica del Alma y la Consciencia en el cuerpo prenatal, 2011.* www.embryo.nl/upload/documents
29. Sueiro Villafranca, E; López Morata, N; *La comunicación materno-filial en el embarazo. El vínculo del apego*, Navarra, Ediciones Universidad de Navarra S.A., 2011, pp. 27, 28.
30. El origen de esta organización son los trabajos de Thomas Verny, y más en concreto desde su publicación, en 1981, *The Secret Life of the Unborn Child*, junto a John Kelly, donde se dibuja el camino de la Psicología Prenatal y Perinatal.

En una línea de interés similar se mueven los planteamientos del Centro de Investigación de Salud Primal de Michel Odent.[31] Como él mismo nos cuenta:[32] «(...) nuestra salud y nuestros rasgos de personalidad se conforman, en gran medida, durante el "período primal", que es el período de formación del ser humano, durante el cual nuestros sistemas de adaptación básicos, aquellos involucrados en lo que comúnmente llamamos "salud", están llegando a la madurez. (...) incluye la vida fetal, el período del nacimiento y el año siguiente al nacimiento». En España, hemos de esperar hasta el 20 de enero de 2012 para contar con la Asociación Española de Psicología Perinatal;[33] y posteriormente, en 2018, la puesta en marcha del Instituto Europeo de Salud Mental Perinatal.[34] ¡Bienvenidos ambos!

Pero ¿cómo empezó el interés por este nuevo enfoque? Trabajos pioneros como los de Willian R. Emerson[35] o los de David B. Chamberlain[36] animaron a otros como McCarty[37] a tomar muy en serio el asunto. Apoyados en la psicoterapia con bebés, niños y adultos, revelan cómo el origen de problemáticas de orden psíquico y físico se hallan en experiencias prenatales y perinatales. Así, y siendo sensibles a los reparos que la ciencia pueda poner al respecto,[38] lo que no podemos hacer en ningún caso es obviar el conocimiento que la Salud Prenatal y Perinatal nos está ofreciendo. Todo lo que tiene que ver con la comunicación (bebé intraútero-madre-pareja-entorno) desde el inicio de la vida (desde la concepción) tiene unas consecuencias futuras dignas de la máxima atención.

Abundando sobre la vinculación de las experiencias físicas y emocionales de nuestra psique, Stanislav Grof describe cuatro estadios en la experiencia perinatal, a los que denomina *Matrices Perinatales Básicas* (MPB).

---

31. Dispone de un banco de datos con multitud de referencias de estudios en revistas científicas y médicas centradas en la relación entre el período primal y la salud, y la conducta durante la vida. Primal Health Research .
32. Odent, M; *El nacimiento en la era del plástico,* Tenerife, Editorial OB STARE, 2011, p. 41.
33. Actualmente presidida por Jésica Rodríguez.
34. Nace por iniciativa de Ibone Olza e Isabel Fernández del Castillo, con el objetivo de «(...) ofrecer una formación de calidad y basada en la evidencia científica, que contemple la complejidad de la perinatalidad». https://saludmentalperinatal.es/quienes-somos/
35. Emerson, WR; «Birth trauma. The psychological effects of obstetrical interventions», *Journal of Prenatal & Perinatal Psychology & Health*, vol. 13, n.º 1, 1988, pp. 11-44; Emerson, WR; «The vulnerable prenate», *Journal of Prenatal & Perinatal Psychology & Health*, vol. 10, n.º 3, 1998, pp. 125-142.
36. Chamberlain, D; «Reliability of birth memory: Observations from mother and child pairs in hypnosis», *Journal of the American Academy of Medical Hypnoanalysts*, vol. 1, n.º 2, 1986, pp. 89-98.
37. McCarty, WA; *La conciencia del bebé antes de nacer. Un comienzo milagroso*, México D.F., Pax México, 2008, p. 16.
38. La hipnosis es una de las herramientas utilizadas para obtener hallazgos clínicos en Psicología Prenatal y Perinatal (PPP). McCarty, en la publicación antes citada, revisando el trabajo de Wambach (*Life before life*, 1979) refiere, durante una sesión de hipnosis regresiva, la experiencia del doctor Farrant en relación a su viaje por la trompa de Falopio como cigoto. Hemos puesto un ejemplo «extremo» para que se entienda lo que decíamos arriba respecto a los reparos de la ciencia con algunos de los reportes de la PPP.

Éstas van desde las experiencias uterinas previas al parto hasta la llegada al mundo del bebé. Además, cada una de las *matrices* se relaciona con un COEX (Sistema de Experiencia Condensada), es decir, el conjunto de recuerdos y experiencias que comunican distintos períodos de nuestra vida con una carga emocional y sensaciones físicas semejantes, donde el período perinatal es parte integrante y sustantiva. Años después, Claude Imbert, en la línea de las novedosas aportaciones en este campo, profundiza la hipótesis de partida al afirmar:[39] «Las energías del bebé *in utero* graban la información exterior bajo la forma de impresiones visuales, auditivas, olfativas, etc., así como sus reacciones emocionales internas. De esta forma, la "memoria" quedaría "impresa" como en una película fotográfica ultrasensible. El misterio de estos "pensamientos" prenatales radica en que se generan sin el lenguaje y, sin embargo, están contenidos implícitamente en las imágenes, los sonidos y las emociones. Quedan como "huellas" que testimonian para siempre un pasado que la mayoría asegura no haber conservado. (...) El vientre de la madre constituye para todos una escena en la que se va a desarrollar durante nueve meses una secuencia fundamental, un primer acto esencial, una vida antes de ver la luz... Armonía o tragedia, sinfonía o disonancia... el resto de la existencia dependerá de ellas».

Sue Gerhardt, en un trabajo reciente, acentúa el valor de las primeras etapas de la vida en la génesis de nuestra individualidad:[40] «Los cimientos de la personalidad se establecen durante el embarazo y los dos primeros años de vida. En dichos períodos es cuando se moldea el "cerebro social", y cuando se establecen las capacidades emocionales y la manera personal de reaccionar usando estas emociones. (...) En este período, el comportamiento de los padres influye tanto en la conformación emocional del hijo como la herencia genética». En este sentido, hay un interesante debate que surge de la crítica a la teoría freudiana del «*narcisismo primario*», sobre todo en relación al momento evolutivo al que se remonta. Nos quedamos con las reflexiones de Michael Balint[41] al repasar los planteamientos del padre del psicoanálisis y de la también psicoanalista norteamericana Phyllis Greenacre, en particular sobre los resultados derivados de su obra *Trauma, Growth and Personality*.[42] En ella, la autora, aborda lo procesual del origen del narcisismo, que arranca en la vida fetal y conti-

---

39. Imbert, Cl; *El futuro del bebé se decide antes de nacer,* Bilbao, Crecimiento Personal Colección, 2004, pp. 19-78.
40. Gerhardt, S; *El amor maternal. La influencia del afecto en el cerebro y las emociones del bebé*, Barcelona, Editorial Eleftheria, S.L., 2016, pp. 19, 27.
41. Balint, M; *La falta básica. Aspectos terapéuticos de la regresión*, Barcelona, Paidós, 2001, pp. 76-91.
42. *Trauma, Crecimiento y Personalidad.* Señalar que Freud habla del narcisismo primario en niños, mientras que posteriormente, la teoría moderna, donde se incluyen las aportaciones de Greenacre, traslada el inicio del narcisismo a la fase fetal.

núa en el nacimiento y en la primera fase de la vida extrauterina. Balint lo crítica rechazando la existencia de un *«narcisismo primario»*, basándose en las contradicciones e incertidumbres que devienen de la propia teoría. Proponiendo, como sustituto, al *«amor primario»*. Y lo que nos interesa de todo esto es que si los planteamientos del «narcisismo primario» derivaban de una fase fetal con una escasa relación con el ambiente (de ahí que el narcisismo más simple está casi o enteramente desprovisto de contenido psíquico), la teoría del «amor primario» se apoya en el hecho biológico de que la dependencia del feto respecto de su ambiente es extrema, y por ende más intensa que la del niño o el adulto:[43] «(...) Por consiguiente es esencial para mantener el bienestar y llevar a cabo un desarrollo normal que el ambiente esté continuamente muy próximo a lo que el feto necesita. Grandes discrepancias entre necesidades y satisfacción de ellas tendrán severas repercusiones y hasta podrán poner en peligro la vida». Esto para el autor, llevado a la vida psíquica del feto, supone que a pesar de que el ambiente en el seno materno esté indiferenciado (no hay objetos, apenas estructuras y sin claras fronteras con el individuo),[44] «(...) ambiente e individuo penetran el uno en el otro, existen juntos en una "*interpenetración armoniosa*"», luego:[45] «(...) el individuo nace en un estado de intensa relación con el ambiente, tanto biológico como libidinalmente. Antes del nacimiento, el sí-mismo y el ambiente están armoniosamente interpenetrados el uno en el otro».

El médico y musicoterapeuta Federico Gabriel afirma:[46] «Creer que un bebé por nacer no tiene sensibilidad a su entorno, y pensar que sólo está dentro de una bolsa llena de líquido, únicamente creciendo, se puede comparar a pensar que un niño no tiene contacto con las personas que lo rodean». Y es un gran error considerar la imagen del útero como entorno aislado, o como una simple bolsa llena de líquido. Quizás la Fenomenología nos permita entenderlo un poco mejor, si como Maurice Merleau-Ponty[47] atendemos al interés para resituar las esencias dentro de la existencia, de manera que únicamente se puede comprender lo humano y el mundo desde su «facticidad», desde los hechos. Así:[48] «Las visiones científicas, según las cuales soy un momento del mundo, son siempre ingenuas e hipócritas porque sobreentienden, sin mencionarla, esta otra visión, la de la consciencia, por la que un mundo se ordena en torno mío y empieza a existir para mí». Creemos que Leboyer pensaba en clave fenomenológi-

---

43. Balint, M; *Ibid.*, p. 84.
44. *Ibid.*
45. *Ibid.*, p. 85.
46. Gabriel Fabián, F; *El embarazo musical. Estimulación, comunicación y vínculo prenatal a través de la música*, Buenos Aires, Editorial Kier S.A., 2001, pp. 35, 30.
47. Merleau-Ponty, M; *Fenomenología de la percepción*, Barcelona, Plantea-De Agostini S.A., 1994, p. 7.
48. *Ibid.*, pp. 9.

ca cuando escribía sobre la vida intrauterina que[49] «(...) ¡nuestro bebé ya siente en el útero! (...) desde su oscuro retiro, está a la escucha del mundo ¡Y hasta (...) sueña!».

Continuando asidos a los aportes de esta filosofía, son también jugosas las reflexiones de Edmund Husserl en relación al entrelazamiento de la conciencia con el cuerpo,[50] derivadas de que en un primer momento tenemos experiencia de nuestro propio cuerpo y después del cuerpo ajeno. Para ello, y aquí es donde queríamos llegar, distingue el cuerpo físico (*Körper*) del cuerpo vivo (*Leib*); es decir, el cuerpo material del cuerpo intelectivo, que en ningún momento es sólo cuerpo físico. Partiendo de esta fundamentación husserliana, entendemos el ser que se gesta desde la concepción como *LeibKörper*, como cuerpo físico y vivo,[51] lo que a su vez tiene una relación directa con la vinculación del espacio que ocupa y, por lo tanto, con la «interpenetración armoniosa»[52] con el seno materno interior, generador del «amor primario».[53] También es interesante aquí la distinción de Merleau-Ponty entre espacio geométrico y espacio antropológico. El primero proporciona[54] «(...) a los fenómenos un medio de existencia inerte, (...) la espacialidad homogénea e isótropa», a diferencia del segundo, que se relaciona con el existir en el mundo. Por eso, para él, el cuerpo trasciende lo físico haciéndose más comprensible desde la perspectiva estética:[55] «No es con el objeto físico con lo que puede compararse el cuerpo, sino, más bien, con la obra de arte», al ser[56] «un nudo de significaciones vivientes» que está entrelazado con el mundo (para el bebé, fundamentalmente, el regazo interno de mamá; a través del que conecta con el mundo extrauterino).[57]

Así, Marleau-Ponty nos recuerda, tomando una cita del psiquiatra y pensador suizo Ludwig Binswanger, que[58] «además de la distancia física o geométrica que existe entre mí y todas las cosas, una distancia vivida me

---

49. Leboyer, F; 2008, pp. 9, 11.
50. En: Husserl E; *Meditaciones cartesianas*, México D.F., Fondo de Cultura Económica, 1996, pp.149-217; y Husserl, E; *Ideas relativas a una fenomenología pura y una filosofía fenomenológica. Libro segundo: Investigaciones fenomenológicas sobre la constitución,* México D.F., Fondo de Cultura Económica/UNAM, 2005.
51. Entrando en la problemática filosófica de la esencia del sentir frente a la esencia del inteligir (dicotómica según Husserl; o como acto único, como defiende Xavier Zubiri –*inteligencia sentiente*, le llama–*), en el amplio sentido de los términos, apostamos porque el ser intraútero está dotado de sensibilidad e «inteligencia». *Zubiri X; *Inteligencia sentiente. Inteligencias y realidad*, Madrid, Alianza/Fundación Xavier Zubiri, 1998.
52. Balint, M; *Ibid*; p. 85.
53. *Ibid.*
54. Merleau-Ponty, M; pp. 75, 259.
55. *Ibid.*, p. 167. El autor pone como ejemplo la comunicación de un cuadro o un fragmento musical que necesitan para su transmisión del despliegue de colores y sonidos.
56. *Ibid.*, p. 168.
57. Para Marleau-Ponty hay espacios antropológicos, en plural, y estos espacios «(...) se ofrecen ellos mismos como construidos en el espacio natural». *Ibid.*, p. 267.
58. *Ibid.*, p. 301.

vincula a las cosas que cuentan y existen para mí, y las vincula entre sí. Esta distancia mide en cada momento la "amplitud" de mi vida». La moderna neurociencia también alumbra interesantes derroteros si atendemos a lo que defienden figuras como el eminente investigador Antonio Damasio,[59] que asocia la conciencia con la posibilidad que tenemos de sentir (bienestar, dolor...), lo que, trasladado aquí, dota de sentido a la insistente apelación de cada vez mayor número de voces hacia la sobreatención que requiere el estadio prenatal. Se trata de reivindicar el entorno uterino como un «lugar», en contraposición a los «no lugares»[60] de Marc Augé.[61] Entonces, podríamos afirmar que el seno materno es el «Lugar» (el Santuario interior) donde los cuerpos físicos y vivos (*LeibKörper*) del bebé y la mamá se entretejen dándose vida embebidos en el «amor primario».

Cuando somos conscientes de la relevancia de esta perspectiva extendida y nos desprendemos de los encorsetamientos, entendemos mucho mejor lo que hay en juego en el embarazo y todo lo que le rodea, lo cual puede ayudarnos a sentirlo y vivirlo de otra manera. Así, cobra todo el sentido lo que sostiene Claude Imbert en *El futuro del bebé se decide antes de nacer*:[62] «Qué gran avance, para los padres y los niños venideros, el día en que los sistemas sociales, médicos y psicológicos propongan, incluso antes de la concepción, una verdadera preparación a la maternidad y a la paternidad».

> *«Muy ilusionada y muy en contacto con él. Estuve haciendo meditaciones, visualizaciones, antigimnasia y masaje metamórfico para hablarle y proporcionarle el mejor ambiente para crecer en la tripita»* (Mamá 3).

> *«Durante las clases de preparación para el parto en casa, aprendí cómo podría estimular y dar cariño al bebé tanto por dentro como por fuera: tacto, canto, alimentos... Todo positivo. En la clínica, la matrona me dio consejos sobre cosas prácticas como la alimentación, el ejercicio que debería tomar. Cosas positivas, pero sin afecto para el bebé»* (Mamá 4).

---

59. Nuevo informe del Future Trends Forum; *Neurociencia: Más allá del cerebro*, Madrid, Fundación Innovación Bankinter (Future Trends Forum), 2020, p. 34.
60. «Si un lugar puede definirse como lugar de identidad, relacional e histórico, un espacio que no puede definirse ni como espacio de identidad ni como relacional ni como histórico definirá un no lugar». Augé, M; *Los No Lugares: espacios del anonimato*, Barcelona, Gedisa, 2000, p. 83.
61. Somos conocedores de la crítica que se ha realizado a la noción («no lugar»), si bien aquí nos sigue pareciendo una herramienta muy útil para dimensionar la cualidad de los espacios. Korstanje M; «El viaje: una crítica al concepto de "no lugar"», *Athenea Digital*, n.º 10, p. 212.
62. Imbert, Cl; *Ibid.*, p. 43.

«Muy feliz, plena, recuerdo que no me agobiaba por preocupaciones, nada era tan importante como lo que me estaba sucediendo y quién estaba por llegar; hoy extraño esa sensación...» (Mamá 5).

«El embarazo fue deseado y la ilusión era el sentimiento que nos invadía. Buscaba la conexión con el bebé y vivir cada momento como especial» (Mamá 22).

«Me sentía muy cerca y conectada con mi bebé; cuando me sentía triste, notaba que se movía más y para mí era incómodo y me hacía salir del estado de ánimo que tenía, porque sentía que no le hacía bien» (Mamá 26).

«Me sentía responsable de mi bienestar y el de mi bebé» (Mamá 42).

Falta mucho por transitar para que el mundo prenatal sea considerado como merece. Por eso hemos querido arrancar desde aquí. Partiendo de las experiencias de las mamás de parto en casa.[63] Tanto por sus relatos como por la información recibida en los distintos encuentros con las parejas, podemos afirmar que tomaron la decisión «por su bebé».

«Mi existencia en el vientre de mamá»

3. UN RECORRIDO POR LA GÉNESIS DE LOS SENTIDOS

Muchas de las mujeres que se quedan embarazadas centran gran parte de la atención en el desarrollo físico de su futuro bebé: lo visibilizan a través de las ecografías, quieren conocer las dimensiones, el sexo, saber que todo va bien... Chamberlain nos alienta a mirar con mayor profundidad lo que la nueva tecnología nos brinda:[64] «El crecimiento del recién nacido ha dejado de tener lugar en una oscura matriz bañada de misterio y cubierta

63. Considérese que el parto en casa, aunque las estadísticas no sean muy precisas, es una práctica poco frecuente en España. Se estima que sólo 1 de cada 500 **partos planificados** se produce en el hogar (Educer, 2012). Claro que podemos encontrar importantes diferencias por CC.AA. y, además, las últimas cifras indican un repunte en el período de la pandemia provocada por el COVID-19. Posiblemente, con el nacimiento en casa, también se busque huir de escenarios potencialmente contagiosos (los paritorios hospitalarios). Todo esto habrá que seguirlo con detenimiento. Tan sólo es un apunte. Nuestro trabajo se circunscribe a un escenario previo a la pandemia.
64. Chamberlain, D; *Ibid.*, p. 17.

por un velo de ignorancia. Ahora, a través de las numerosas "ventanas" que la ciencia ha abierto, puedes ver lo que ocurre en su interior». Aberturas que facilitan a la embriología el seguimiento minucioso del *continuum*, de la gametogénesis hasta el nacimiento del bebé, permitiendo monitorizar detalladamente su desarrollo. Nuevas miradas (que tranquilizan y/o angustian) que en los últimos años se han hecho imprescindibles para las parejas en el seguimiento del embarazo.

> *«El primer trimestre empezó lleno de dudas sobre si estaba o no embarazada por una ecografía demasiado temprana que nos hizo creer que había sufrido un aborto natural. Y hacia el final, con la eco de la semana 12, que también resultó ser demasiado temprana por las medidas que se tomaron del feto, nos hizo desembocar en realizar la prueba del triple screening que nos llevó a unos resultados muy alarmantes con porcentajes altísimos de probabilidades de mutaciones genéticas graves, que resultaron falsas. Pero esto no lo supimos hasta la semana 20, en la que llegaron los resultados, por lo que el segundo trimestre me debatí entre la duda, la rabia, la culpa, la pena, el no querer separarme de mi bebé y el preguntarme si podría hacerme cargo de un discapacitado»* (Mamá 40).

Tal es así que tenemos las célebres ecografías en 5D, también llamadas «ecografías emocionales», que muchas parejas demandan hasta el punto de desplazarse de su localidad (a donde sea preciso) para obtenerlas. Sin embargo, se le suele dar un valor superficial (ver la cara del bebé, buscar algún parecido con alguien de la familia...).[65] Y no es que menospreciemos la valía de las potentes imágenes ecográficas, aunque también animamos a trascender lo meramente físico que revelan:[66] «Por medio de los sofisticados equipos de imagen y ultrasonido que emplea la neurociencia, hoy podemos observar y analizar el desarrollo fetal. Las imágenes ponen de manifiesto y ratifican la tesis reichiana: "el feto siente, huele, saborea y oye voces y ruidos externos". Y, sobre todo, se calma o se agita según el estado emocional de la madre». Esto también es sustantivamente útil en el buen desarrollo de las etapas previas al nacimiento para ambos protagonistas. No nos quedemos entonces en la epidermis de la imagen eco-

65. En este sentido, lo último lo presenta el hospital de Manises (Valencia) con la realización de ecografías en 3D a partir de la semana 32 de gestación a embarazadas ciegas o con graves problemas de visión. Tampoco se queda atrás un regalo que se le puede hacer a las gestantes y que se publicita así: «El (nombre del producto) es el regalo perfecto para las mujeres embarazadas. Este novedoso dispositivo permite escuchar en tiempo real y grabar los latidos y movimientos del feto en el ordenador (...) Una vez grabado, el archivo se puede transferir a otros dispositivos para compartirlo con familiares y amigos» (por 35 €). Sobran los comentarios.
66. Reichert, E; *Ibid*, 2011, p. 141.

gráfica. A fin de cuentas, todos convendrán el poco valor fotográfico de una ecografía.

Si no lo tenemos en cuenta, depararemos sólo en las mediciones, en la cuantificación..., obviando las múltiples vicisitudes que ocurren durante la gestación, y de las que, a pesar de su trascendencia, apenas se comparten con las madres y sus parejas, pues, como adelantábamos,[67] «a medida que el futuro bebé va creciendo, las experiencias (tanto positivas como negativas) penetran en él a través de los sentidos (el tacto, el olfato, el gusto, el oído y la vista), que se desarrollan con rapidez. (...) Para los padres, ser conscientes de que la genética no es equiparable al destino, de que el entorno es fundamental para el desarrollo, significa nuevas responsabilidades, pero también nuevas oportunidades».

De la mano de la ciencia estamos constatando que cuando un bebé se está desarrollando, no lo hace «mecánicamente», o si se prefiere, por el dictado exclusivo de los genes, porque todo lo que ocurre intraútero tiene motivo, y, por tanto, implicaciones futuras. Nada es caprichoso, cada acontecer se proyecta en el ser que se gesta. Sí que hay un proceso de maduración paulatino y ordenado, por ejemplo, como declara una ley embriológica general, «cuanto antes se desarrolla una función, más fundamental tiende a ser»,[68] de manera que lo que es importante para la supervivencia se desarrolla prioritariamente. Así, el latido del corazón se tiene que detectar ecográficamente en la octava semana de gestación; cuando no es así, o la gravidez es menos avanzada, o el bebé ha decidido «marcharse». Por el contrario, siguiendo este mismo principio, la madurez de los ovarios no se produce hasta la adolescencia. Pero ojo, si bien hay un orden natural que secuencia el transcurso, la influencia del contexto de la mamá embarazada es capital desde el primer instante para la potenciación de su correcto desarrollo.

Quien se sitúa en esta perspectiva, se verá concitado a conjeturar cómo es la vida del bebé dentro del vientre materno. Seguro que muchos de ustedes, en algún momento, se han preguntado por los procesos que se desarrollan desde el principio de la gestación, porque la vida intrauterina (de la concepción al nacimiento) siempre ha sido enigmática, cuando no misteriosa:[69] «A lo largo de la historia, mujeres y hombres de todo el mundo han ideado modos de entender la génesis de vida que brota de nuestro cuerpo. Al sentir los movimientos de la vida incipiente en su interior, la mujer embarazada se pregunta sobre el misterio y el milagro de la creación. En el mundo occidental no creemos que los niños provengan de la

---

67. Verny, T; Weintraub, P; *Ibid.*, pp. 47, 44, 15.
68. Montagu, A; *El TACTO. La importancia de la piel en las relaciones humanas*, Barcelona, Ediciones Paidós Ibérica, S.A., 2004, p. 25.
69. Dunham, C; Myers, F.; Barnden, N; *Ibid.*, p. 9.

tierra, como los aborígenes australianos, ni del cielo. Y, sin embargo, con toda nuestra avanzada ciencia sobre óvulos, espermatozoides y ADN, el intricado proceso de la concepción y germinación acontece en nuestro interior sin ser en absoluto conscientes de ello».

Lo podríamos imaginar igual que al Principito de Saint-Exupéry. Él en su pequeño planeta, cuidando de su rosa y sin más preocupaciones. Tendemos a considerar la estancia en el útero materno como feliz; el prototipo de seguridad, calidez y protección. Quizás también nos sugiera un estado de calma total, de tranquilidad absoluta, en una semioscuridad protectora, donde el útero proporciona una atmósfera en la que dispone de todo lo que se necesita, donde no es necesario respirar, no existe el hambre ni el frío, nada roza o comprime, y hay libertad de movimiento; todo discurre en el flotar del líquido amniótico, continuamente acariciado, plácidamente masajeado y mecido gracias a los movimientos que genera su mamá. Visto así, ¿es o no un «planeta diferente»? Ahora sabemos que ese idílico «mundo» es mucho más complejo. El entorno intrauterino no es silencioso y monótono, y esto sí que lo comparten todos los bebés:[70] «¿Alguien puede imaginarse este inmenso trasiego de información y actividad en un tranquilo universo de silencio y calma absoluta?» Porque[71] «en el vientre de la madre, la vida era de una riqueza infinita. Sin hablar de los ruidos y los sonidos, para el niño todo estaba en constante movimiento. (...) Cada cosa una ola, cada cosa es una sensación para el niño». ¡Qué descubrimiento!, ¿verdad?: «cada cosa es una sensación para el niño». Y todo esto tiene sentido porque ¡nuestro bebé ya siente en el útero! A medida que crece, sus sentidos se desarrollan desplegándose.

Con la intención de mostrar el sorprendente mundo intrauterino y certificar la compleja y potente interacción que allí se genera desde el inicio de la vida, en las líneas siguientes concretamos, con algunas pinceladas, cómo se gestan los sentidos humanos (tacto, oído, gusto, vista, olfato)[72] en el seno materno. Eso sí, teniendo en cuenta nuestro punto de partida, este recorrido no debe verse como una relación de elementos aislados, órganos que crecen sin más, porque si consideramos la novedosa (y cada vez más cuantiosa) información sobre la vida prenatal (sin olvidar las reflexiones ontológicas), se han de incluir irrenunciablemente aspectos más sutiles, como el sentir y la emoción maternofetal, por ejemplo. Porque, ¡cuánta vida hay antes de parir! Pasamos, entonces, a otear brevemente el desarrollo de los sentidos humanos.

---

70. Montero-Ríos Gil, M; *Ibid.*, p. 32.
71. Leboyer, F; 2008, p. 14.
72. Los presentamos en este orden por el interés de nuestro trabajo en prestar la atención al vínculo madre/pareja-bebé-entorno, si bien la cronología de la génesis de los sentidos es otra, a saber, tacto, olfato, gusto, oído y vista.

Empezamos por el tacto porque es el primero de los sentidos que se torna funcional en los seres humanos:[73] «A las tres semanas de la concepción se establecen las bases del sistema nervioso central y se desarrolla el cerebro y la médula espinal. (...) Los receptores nerviosos del tacto se desarrollan alrededor de la boca a las ocho semanas. Se producen reacciones al tacto en la cara, después, en las palmas de las manos y en todo el cuerpo a los seis meses». Es por eso por lo que[74] «cada sentido nos dice del mundo. Su mundo. Cada sentido extiende las fronteras un poco más lejos, haciendo al universo más vasto, más variado y más rico. Pero tocar: todo comenzó (muy simplemente) por esto. El lenguaje que sabe tantas cosas lo recuerda: "Me tocó en lo más hondo..."».

Si nos remitimos al término «tacto» del DRAE, las cuatro primeras entradas recogen las siguientes definiciones:[75] 1. *Sentido corporal con el que se perciben sensaciones de contacto, presión y temperatura*, 2. *Acción de tocar o palpar*, 3. *Manera de impresionar un objeto el sentido táctil*, 4. *Prudencia para proceder en un asunto delicado*. En ellas (fundamentalmente en las tres primeras), para el caso que nos ocupa, se puede escapar un aspecto clave y de sumo interés, a saber, la vinculación del tacto con lo emocional. Siguiendo a Montagu:[76] «La palabra operativa es sentir. Aunque el tacto no es en sí una emoción, sus elementos sensitivos inducen aquellos cambios neuronales, glandulares, musculares y mentales cuya combinación denominamos "emoción". Por tanto, el tacto no se experimenta como una simple modalidad física, como sensación, sino también como modalidad afectiva o emoción».

Este autor, en el mismo trabajo, también señala otras cuestiones reveladoras respecto al sistema nervioso, el tacto y la piel. Ésta última[77] «es el más antiguo y el más sensible de nuestros órganos, nuestro primer medio de comunicación y nuestro protector más eficaz. (...) La piel es el mayor órgano sensorial del cuerpo, y el sistema táctil, el primer sistema sensorial que se hace funcional en toda la especie humana y en las especies animales estudiadas hasta el momento. (...) El sentido más íntimamente asociado con la piel, el tacto, es el primero que se desarrolla en el embrión humano. (...) Por consiguiente, el sistema nervioso es una parte oculta de la piel, o bien ésta puede contemplarse como la parte expuesta

---

73. Imbert, Cl; *Ibid.*, pp. 342, 343.
74. Leboyer, F; 2008, pp. 22, 23.
75. DRAE. La quinta y última entrada se refiere al tacto como exploración.
76. Montagu, A; *Ibid.*, p. 150.
77. *Ibid.*, p. 22-23.

del sistema nervioso. Nuestra comprensión del tema mejoraría si considerásemos la piel y hablásemos de la piel como el sistema nervioso externo». Además,[78] «(...) la piel es el más importante medio de comunicación e intercambio en el período uterino. Es nuestra más primitiva y profunda experiencia de enraizamientos en el mundo. Durante la gestación, la piel ya está en contacto con las paredes uterinas y con la condición orgánica y emocional de la madre».

Sabiendo que éste es el órgano sensitivo más extenso del cuerpo, nuestro bebé, dentro del útero, se encuentra bañado por el líquido amniótico, mecido en las profundidades de su madre. Abrazado y sostenido por las paredes uterinas, su piel está continuamente estimulada y amorosamente acariciada. Caricias que al principio son suaves, pues hay mucho espacio en su claustro. Su mundo es muy grande, y la sensación, placentera. Pero a medida que avanza la gestación, los arrumacos maternos se intensifican gracias a las «contracciones de Braxton Hicks».[79] Así, poco a poco, su mundo se reduce a medida que él aumenta de tamaño, teniendo que adaptarse al espacio uterino. Todas estas caricias (en forma de contracciones) tienen un sentido, una finalidad:[80] «(...) Durante ese período, las contracciones del útero suministran estímulos masivos a la piel fetal. Esas contracciones uterinas tienen una función y unos efectos muy similares a los que se producen al lamer[81] al neonato en otros animales. (...) en la especie humana, las prolongadas contracciones uterinas del parto representan, además de otras funciones vitales, una serie de estímulos cutáneos masivos calculados para activar y asegurar el correcto funcionamiento de los sistemas básicos después del nacimiento».[82] Qué alivio y cuán tranquilizador sería para los padres advertir su misión durante la gestación. Porque preparan al hijo para el gran cambio que le espera, además de generar el último gran estímulo en los momentos previos al nacimiento. Con estas premisas es más fácil entrar en una atmósfera de calma, abrazada de paciencia y en mayor sintonía con las «temidas» contracciones.

---

78. Reichert, E; *Ibid.*, p. 138.
79. Se trata de los ejercicios de preparación del útero antes del parto. Tienen una duración aproximada de 30 segundos, si bien con el avance de la gravidez, aumenta su fuerza y frecuencia.
80. Montagu, A; *Ibid.*, pp. 66, 77.
81. Casilda Rodrigáñez vincula el lamido con la repercusión de la maternidad en el individuo, usando un dicho popular catalán, referido a lo que antiguamente se llamaban «niños difíciles»; de estos niños se decía: *Aquest no ha estat prou llepat (a éste no le han lamido lo suficiente)*. Rodrigáñez, C; *Ibid.*, 2012.
82. En otra parte del trabajo, Montagu relaciona el lamido con el amor y el afecto: «(...) cuando hablamos de "lamer y amar" o de estimulación de la piel (cutánea táctil), evidentemente nos referimos a un ingrediente fundamental y esencial del afecto (...). La estimulación cutánea es una *necesidad* biológica importante tanto para su desarrollo físico como conductual». Montagu, A; *Ibid.*, p. 51, 52.

«Gracias a contracciones regulares que tuve durante la segunda mitad de mi embarazo, agradecí poder descansar para conectarme mejor con mi embarazo y con mi bebé, y sobre todo para poder desconectar el pensamiento racional e intelectual y potenciar la parte instintiva de mi cerebro, respirar las contracciones y visualizar el parto. La relación con mi hija estuvo muy presente. Me sentí conectada con mis propias necesidades y con las de mi hija» (Mamá 41).

Es de gran trascendencia para una madre saber que, desde muy temprana edad, su hijo puede sentir a través de la piel. Y aunque no pueda palpar directamente a la criatura, sí puede relacionarse y «manosear» a su bebé uterino. ¡Claro que sí! En un buen número de culturas en distintas zonas del mundo, la mujer ha recibido, de otras mujeres, masajes con aceites y diferentes preparados. Frotaciones facilitadoras del cuidado del cuerpo y su preparación para el parto. Propiciando, además, la apertura de un tiempo y un espacio de convivencia y comunicación con el futuro bebé. En Occidente, en la actualidad, todo se hace con celeridad, apresuradamente. El cuidado del cuerpo es hedonista. En este marco, son comunes consejos como *«(...) ponte esta crema para que no te salgan estrías en el embarazo»*. Y está bien que la madre lo haga con este objetivo, pero sin desaprovechar el acto para vincularse con el ser que lleva dentro. Al masajear su cuerpo, su vientre, sus pechos o cuando toma un baño cálido para relajarse, aviva el contacto. Un momento idóneo para pensar en el bebé y hablarle con mensajes positivos: *«Estoy feliz de tenerte conmigo y deseo verte, acariciarte, besarte...»*. Potenciando estos hábitos, percibirá que el bebé se comunica mucho más, con pequeños movimientos, pataditas..., porque como manifiesta Mariana Caplan:[83] «(...) cuando la madre acaricia el exterior de su vientre, el feto siente la caricia, el interés y el cariño materno». Relación, por cierto, a la que se puede sumar la pareja, por ejemplo, frotando suavemente el vientre de la mamá como expresión de cariño y afecto hacia su hijo. Porque[84] «el masaje no sólo ayuda a unir a los compañeros, sino que también inicia el vínculo emocional con el niño en la matriz. El padre estimula al niño en el interior al presionar puntos específicos sobre el vientre de la madre». Y nos felicitamos porque ahora estos mensajes los sostengan los expertos, pero son muy obvios: ¿alguna vez nos hemos fijado en el rostro de una mujer embarazada, que no se siente observada, cuando masajea su vientre redondeado? Eso es la conexión.

83. Caplan, M; TOCAR ES VIVIR. *La necesidad del afecto en un mundo impersonal*, Vitoria-Gastéiz, Ediciones La Llave, 2004, p. 63.

84. Comentario de Dunham, Myers y Barnden al hacer referencia al masaje que reciben las mujeres japonesas de sus maridos durante el embarazo, denominado: *tai kyo*. Dunham, C; Myers, F; Barnden, N; *Ibid.*, p. 51.

«Soñaba con mi bebé. Estaba relajada, le cantaba, le hacía masajes, paseábamos» (Mamá 2).

«Oigo». EL OÍDO

Del término oír, el DRAE nos dice: 1. *Percibir con el oído los sonidos;*[85] y sobre *oído*: 1. *Sentido corporal que permite oír los sonidos.* Es importante considerar que[86] «(...) la región del tímpano aparece a las ocho semanas, el oído interno se forma quince días más tarde. Alcanzará su talla definitiva en el quinto mes y el oído medio se establecerá a los ocho meses». De manera que el oído está listo para funcionar desde la semana catorce, abriéndonos el camino hacia el sentido de oír. Pero ¿cómo oye nuestro futuro bebé?, ¿qué sonidos percibe?

Como decíamos, se halla en un entorno para nada tranquilo y silencioso. Alfred Tomatis[87] señala:[88] «Un oído adulto no lograría sobrevivir mucho tiempo en el entorno sonoro intrauterino. (...) Durante la digestión, el feto (...) percibe los borborigmos del intestino y del estómago en una especie de tormenta permanente. La respiración provoca una incesante resaca. (...) Encima de él resuena el tic-tac cardíaco. También todos los ruidos provocados por los movimientos de la madre. (...) Afortunadamente, todas estas frecuencias son de idéntica naturaleza y se componen de sonidos graves. El pequeño ser que está formado (...) se ha adaptado a la agresividad de ese ambiente sonoro cortando la recepción de las bajas frecuencias». Por tanto,[89] su universo está compuesto por sonidos filtrados al pasar por el líquido amniótico, que lo estimulan sensorialmente y lo preparan para la vida extrauterina, destacando las frecuencias agudas.

Y aún más, el hecho de ser un ambiente diferente, especial, no implica que no se produzca comunicación con el mundo extrauterino:[90] «De toda la información sonora que nos impacta durante el embarazo, habrá una que destaca por sus condiciones únicas e intrasferibles: la voz de la madre. La voz materna nos llega de una forma especial, desde fuera y por

---

85. DRAE. Primera acepción.
86. Imbert, Cl; *Ibid.*, p. 343.
87. Otorrinolaringólogo especialista en trastornos de la audición y el lenguaje, psicólogo, investigador e inventor del método que lleva su nombre, también conocido como Audio-Psico-Fonología.
88. Tomatis, A; *9 meses en el paraíso. Historias de la vida prenatal*, Barcelona, Biblària SCCL, 2001, p. 12.
89. Sánchez Pinuagua, M; Serrano Hortelano, X; *Ecología infantil y maduración humana. En la senda de Wilheim Reich*, Valencia Publicaciones Orgón de la Escuela Española de Terapia Reichiana, 1996, p. 59.
90. Montero- Ríos Gil, M; *Ibid.*, p. 44.

dentro. De cuantos sonidos percibimos durante estos nueve primeros meses de nuestra existencia, la voz de la madre es la única que tiene la particularidad de llegar a nosotros por un camino privado. Existe una vía interna, ósea,[91] que transmite el sonido de la vibración de las ondas sobre los huesos de la columna. Es, por tanto, una información sonora privilegiada y directa. Tras el nacimiento, cuando los otros sentidos tengan que adaptarse a tantos y nuevos estímulos, el oído actuará como un cordón de conexión reconociendo en esa voz a la madre que los ojos están descubriendo». Poéticamente expresado:[92] «El feto, en el corazón de la noche uterina, oye la voz de su madre...».

> *«Muy contenta, le hablaba, le cantaba...ilusionada»* (Mamá 6).

> *«Me sentí siempre muy conectada con mi bebé. Le he cantado y hablado a diario»* (Mamá 14).

Federico Gabriel ahonda sobre la cuestión señalando que[93] «la voz de la madre se diferencia de los sonidos que hay dentro del amnios porque, además de hacer vibrar al bebé cada vez que aparece, sus frecuencias son oídas por él, o sea, las siente y las oye (no decimos escuchar porque para esto hacen falta dos factores: uno, el aire (...), y dos, la intencionalidad que lleva la escucha, que el feto todavía no desarrolló completamente)». Y debemos insistir en el papel directriz de la madre, porque[94] «(...) si el padre desea dirigirse a su hijo "in utero", sólo puede hacerlo dirigiéndose a la madre. La voz paterna, desde el tímpano de la mujer, sigue el sistema óseo y el niño la recibe como una modulación, toda carencia y ritmo». Una «asombrosa» comunicación, que como contaba Thomas Verny en una entrevista en *El País*:[95] «Dentro de estas fases anteriores al nacimiento, uno de los aspectos que mejor se ha estudiado es el efecto del sonido en los fetos. (...) En ese tiempo, los futuros bebés ya están formados, y con técnicas de imagen se puede captar la reacción ante algunos estímulos. "Yo he visto por ultrasonidos a un feto sonreír al oír la voz de su padre", dice».

---

91. La transmisión ósea la pone en valor Alfred Tomatis: «(...) La única vía en que se puede pensar es la conducción ósea y, en particular, la columna vertebral, puente vibrante entre la laringe y la pelvis. Durante el embarazo, se refuerza la verticalidad de la mujer. El abdomen crece hacia delante provocando un enderezamiento de la columna vertebral. (...) La voz de la madre cambia. Es más bella, más cálida. (...) El vientre pesa tanto que empuja el diafragma hacia abajo, lo que confiere a la voz mayor riqueza en armónicos. Al vibrar la laringe, la columna vertebral reacciona como la cuerda de un arco. La pelvis se convierte en una enorme caja de resonancia». Tomatis, A; *Ibid.*, pp. 14, 11.
92. Tomatis, A; *Ibid.*, p. 30.
93. Gabriel Fabián, F; *Ibid.*, p. 107.
94. Tomatis, A; *Ibid.*, p. 14.
95. *El País*, 18 de mayo de 2010, Madrid; «Los fetos prefieren a Mozart; no les gustan el jazz ni el rock».

En la década de los setenta del siglo pasado, Maria-Lousie Aucher desarrolla la Psicofonía (promotora del Canto Prenatal),[96] y se interesa por explorar los efectos del sonido, particularmente, la voz de la madre sobre el bebé, e inicia estudios que avalan que las canciones escuchadas intraútero, producen vibraciones beneficiosas para el futuro bebé. Es más,[97] «(...) a diferencia de los sonidos externos, que se amortiguan hasta cierto punto, la voz de la madre se oye ligeramente amplificada. Si la madre canta, el sonido en el útero puede llegar a más de 80 decibelios, equivalentes al timbre del teléfono o al ruido de una aspiradora».

Sabiendo de estos trabajos, en los años ochenta, Michel Odent lo incorpora terapéuticamente en las sesiones con madres embarazadas:[98] «(...) Los cantos comenzaron cuando nos empezamos a interesar en la cuestión de lo que el bebé puede percibir *in utero*. Sospechamos que el feto desarrolla un sentido vibratorio difuso, mucho antes de que aparezca el mecanismo especializado en el oído. Quizás mucho antes, el feto podía percibir sonidos vibratorios, particularmente aquéllos de la voz de la madre que canta, pues tiene un cambio de frecuencia mucho mayor que el de la voz del que le habla».

> *«Durante el embarazo, tuve la oportunidad de asistir a un taller intensivo de "La voz en el parto" y canté todos los días durante las últimas semanas de mi embarazo»* (Mamá 41).

Don Cambell, en su afamado libro *El efecto Mozart*, apunta:[99] «Hablarle, leerle y cantarle al bebé antes del nacimiento aumenta su capacidad de distinguir entre los sonidos una vez que nazca. Esto se llama "localización auditiva". Aunque parezca de ciencia ficción, el feto comienza realmente a oír sonidos del mundo exterior entre el tercero y cuarto mes de gestación. Se sabe de niños que muchos años después reconocen canciones, nanas e incluso música clásica que se les cantó o tocó cuando todavía estaban en el útero. (...) Tal como lo sugerían los primeros trabajos de Tomatis, las investigaciones actuales indican que el bebé aún no nacido es sensible no sólo a la música, sino también al timbre emocional de la voz de su madre, y tal vez incluso al sentido de sus palabras». Estas evidencias nos obligan a recordar la sabiduría innata de mamás, abuelas..., pues ha sido práctica habitual desde tiempos remotos (y aún se sigue realizando), por ejemplo, al arrullar a los niños con las nanas, con las canciones de cuna.

---

96. http://lavozdelamaternidad.blogspot.com.es/p/canto-prenatal-y-perinatal.html
97. Chopra, D; Simon, D; Abrams, V; *Ibid.*, p. 34.
98. Odent, M; *Ibid.*, 1984, p. 47.
99. Cambel, D; *El efecto Mozart. Experimenta el poder transformador de la música*, Barcelona. Ediciones Urano, 1998, pp. 35, 37.

Al comprender su relevancia, toda esta iniciativa comunicativa desplegada por las mamás debiera ser potenciada. Además, para ponerla en práctica no necesitamos grandes artilugios, ni aparataje complejo, ni comprar audios de métodos de moda (efecto Mozart)...,[100] basta con dirigirnos a nuestro bebé (hablándole, cantándole, contándole un cuento o simplemente nuestras vivencias cotidianas) cuando caminamos, descansamos y/o hacemos las tareas diarias. Y lo que es primordial, no debe suponer un sobreesfuerzo para la madre, pues de ser así se perdería la esencia (hemos de huir del artificio):[101] «No se trata de fabricar artistas líricos o figuras de los 40 principales, sino de ayudar a la madre a comunicar su amor al bebé que está esperando. Si tiene costumbre o ganas de cantar, muy bien, que lo haga. Si dispone de un amplio repertorio de coplas y canciones, que lo utilice. Pero sin esforzarse, tiene que ser algo natural...».

> *«Me he sentido mentalmente tranquila, llena de paz y confianza en la vida que se estaba desarrollando dentro de mí. He aprovechado el tiempo que he tenido sin trabajar para expresar mis pensamientos y emociones a través de actividades artísticas, la cerámica, el canto prenatal... (...) Salía a caminar todos los días y aproveché el tiempo que estaba sola sin gente alrededor para cantarle a mi bebé y despedirme de él dentro de mí, contándole todas las cosas buenas y maravillosas que iba a poder experimentar al nacer. Le hablaba de los paisajes que yo veía y que él todavía no podía ver, de los colores de la naturaleza, de los familiares que estaban esperando conocerle»* (Mamá 9).

Y todavía más, y otra vez nada nuevo de lo hecho por muchas madres intuitivamente, nos referimos a lo positivo, que ya recomendó Tomatis y que refrenda Federico Gabriel, de *la vinculación del sonido con el movimiento*:[102] «Durante el embarazo, suelo aconsejar que la futura mamá utilice una silla mecedora mientras le canta a su panza. Esto, además de practicar el movimiento vestibular (el estímulo que uno provoca cuando balancea a un bebé en brazos), relaja mucho a la mamá y a su bebé por nacer (...). Los bebés necesitan estar en brazos, que los balanceen, que los mimen. (...) El movimiento de balanceo más el sonido rítmico del corazón de la madre le hacen asociarlos con su vida prenatal». Seguro que muchos de ustedes

---

100. Se denomina efecto Mozart a la serie de supuestos beneficios que produce el hecho de escuchar la música compuesta por Wolfgang Amadeus *Mozart*. En su conocido trabajo, Cambel afirma: «(...) los científicos sugirieron que escuchar a Mozart "organiza" la actividad de las neuronas en la corteza cerebral, reforzando sobre todo los procesos creativos del hemisferio derecho relacionados con el razonamiento espaciotemporal. (...) puede mejorar la concentración, aumentar la capacidad de dar saltos intuitivos...». Cambel, D; *Ibid.*, pp. 28, 35.
101. Tomatis, A; *Ibid.*, p. 71.
102. Gabriel Fabián, F; *Ibid.*, p. 63.

también fueron mecidos en el regazo materno al compás de una bella nana susurrada amorosamente. ¡Qué suerte!

Por tanto, hacemos hincapié en el valor de la comunicación de la madre (y su pareja) con el bebé desde el comienzo del embarazo. En este caso, evitando los sonidos estridentes que puedan afectarle. Buscando un espacio donde poder hablarle, cantarle una canción o una nana, contarle un cuento; y por qué no, usando el mismo repertorio que escuchamos nosotros; pues ahora sabemos que el bebé, antes de nacer, oye y responde a los sonidos de su entorno. Eso sí, y lo remarcamos, ha de realizarse desde el disfrute, la calma, la alegría, la felicidad..., en definitiva, desde el amor. Porque actuar en la dirección contraria, más que ayudar, empeora la situación. Si supone una carga añadida para la madre, le generará un estrés que a través de la secreción hormonal aqueja al bebé, invirtiendo el valor terapéutico.

«Saboreo». EL GUSTO

El DRAE contempla distintas entradas de *gusto*. Las tres primeras están relacionadas con lo tratado aquí (1. *Sentido corporal con el que se perciben sustancias químicas disueltas, como las de los alimentos*; 2. *Sabor que tienen las cosas*; 3. *Placer o deleite que se experimenta con algún motivo, o se recibe de cualquier cosa*), si bien son la segunda y la tercera las que aluden a lo que más nos interesa al relacionarse con lo que advierte Adolfo Gómez Papí sobre el bebé. Nos referimos, en concreto, a que éste está[103] «(...) bañado por fuera y por dentro por el líquido amniótico. (...) sabemos que presenta el reflejo de deglución del líquido y llega a tragar medio litro diario de líquido amniótico, que tiene el sabor de su madre. Se está preparando para ingerir otro líquido que también huele y sabe a su madre: la leche materna. (...) el líquido amniótico entra por sus fosas nasales y está en el árbol respiratorio y el tubo digestivo. El de cada mujer huele a ella y sólo a ella, y los recién nacidos distinguen el de su madre y lo prefieren a cualquier otro».

Y esta capacidad se desarrolla prontamente porque las papilas gustativas se empiezan a formar desde la semana 12. En un principio están por toda la boca, pero poco a poco se concentran en la lengua y el paladar. También se ha demostrado que a partir del cuarto mes de gestación, el bebé se chupa los dedos; y si se introduce sacarina en el líquido amniótico, deglute el doble de contenido. Lo que demuestra que le atrae el sabor

103. Gómez Papí, A; *El Poder de las caricias. Crecer sin lágrimas*, Madrid, Espasa Libros, 2010, pp. 24, 42.

dulce. Además, también es capaz de distinguir los sabores agrios y salados[104] porque[105] «(...) se está preparando para saborear el calostro y la leche materna». Deepak Chopra también sostiene que[106] «(...) la mejor forma de garantizar que la madre se nutra de manera óptima es incluyendo en la alimentación diaria los seis sabores principales. El feto no solamente se nutre de lo que la madre consume, sino que puede llegar a saborear lo mismo que ella». Llegados aquí, posiblemente se estén preguntando si se puede obtener mayor conexión que saboreando a la madre antes y después de nacer. La tradicional expresión «*te comería*» es una forma magistral de expresar cómo algo ajeno lo haces tuyo.

«Veo». LA VISTA

El DRAE define *ver* con más de una veintena de acepciones, nosotros seleccionamos dos: 1. *Percibir con los ojos algo mediante la acción de la luz*. 6. *Examinar o reconocer a alguien*.

La primera cuestión que hay que considerar es que, a diferencia de los sentidos anteriores, la vista se desarrolla más lentamente, ya que el entorno intrauterino no es el ideal. No obstante,[107] «(...) las vesículas ópticas, precursoras de las retinas, aparecen a las cuatro semanas, y los nervios ópticos, tres semanas más tarde». Además,[108] «(...) en el sexto mes de gestación (...) la retina está diferenciada y los párpados se abren». Se ha demostrado que a partir de la semana 16 el feto es sensible a la luz. Si se pone un foco de luz frente a la barriga de la madre, molesta al feto, que parpadea y gira la cara. *La Vanguardia*,[109] en un reportaje en la sección de Neurociencia, nos aporta datos muy significativos. Cita un estudio realizado en la Universidad de Lancaster (Reino Unido) que demuestra que durante el tercer trimestre de embarazo, los fetos son capaces de reaccionar a sombras con formas que recuerdan a caras humanas. El rotativo también recoge un experimento que publica la revista *Current Biology*, donde se proyecta luz a través de la pared del útero de mujeres embarazadas, observándose cómo los fetos de 34 semanas giran la cabeza sólo para seguir imágenes con forma de cara. Así se demuestra experimentalmente

---

104. Thomas Verny lo demostró en los años ochenta, asegurando que cuando el bebé nace es capaz de diferenciar cuatro sabores, y ello gracias a su práctica durante el período prenatal.
105. Gómez Papí, A; *Ibid.*
106. Chopra, D; Simon, D; y Abrams, V; *Ibid.*, p. 38.
107. Imbert, C; *Ibid.*, p. 343.
108. *Ibid.*
109. *La Vanguardia*, 8 de junio de 2017; «Antes de nacer, los fetos ya reconocen las caras».

que los fetos son capaces de distinguir entre distintas formas y que prefieren seguir aquellas que son similares a facciones humanas. En esta línea investigativa, también se ha constatado que a medida que avanza la gestación, los fetos cierran los ojos cuando duermen.

Siguiendo con la sexta acepción de *ver* que recoge el DRAE (*Examinar o reconocer a alguien*), no nos olvidamos de señalar que, al nacer, el sistema visual del bebé está inmaduro, consiguiendo la capacidad plena de visión unos meses después (en concreto, cuando madura el nervio óptico que liga los ojos con el cerebro), logrando enfocar entre 20-30 cm, es decir, la distancia desde el pezón a los ojos de la madre o la distancia a la que se encuentra la cara del padre cuando lo toma en brazos. Aún más, son capaces de diferenciar las variaciones emocionales del rostro que observan. Por tanto, podemos afirmar que ven. Y no es trivial en esos primeros instantes preguntarnos qué necesitan contemplar esos ojos, haciéndonos conscientes de la inmensa transcendencia de esa primera mirada y lo que puede suponer su ausencia. Volveremos sobre ello más adelante.

«Huelo». EL OLFATO

Si revisamos las acepciones de *Oler* (DRAE), varias de ellas son aquí pertinentes: 1. *Percibir los olores*; 2. *Procurar percibir o identificar un olor*; 5. *Exhalar y echar de sí fragancia que deleita el sentido del olfato, o hedor que le molesta*.

Quizás pueda parecernos una locura que el bebé intraútero huela en el interior del vientre materno. Todo el mundo advertirá que para poder oler, necesitamos la atmósfera. Entonces, ¿cómo es posible? Hemos de considerar que el aparato celular para percibir los aromas aflora en la cuarta semana de vida embrionaria,[110] y hacia la mitad del embarazo está completamente desarrollado, existiendo en el líquido amniótico gran cantidad de sustancias aromáticas que varían dependiendo de lo que ingiera la madre. Asimismo, hoy conocemos que el bebé posee[111] «(...) unos órganos específicos, denominados vomeronasales (un par de pequeñas cavidades a ambos lados del tabique nasal), que le permiten captar las moléculas olorosas a través del líquido amniótico (el bebé distingue entre 120 olores uterinos). Estos órganos (...) son los encargados de que el niño reconozca la leche de su madre», y gracias a su maduración, el recién

110. «La plagoda, primera estructura del olor, se construye en la cuarta semana de vida. Los neuroreceptores de la mucosa olfativa se forman a las seis semanas. El desarrollo completo del bulbo olfativo, que alcanza los 300 gramos, tiene lugar a los cuatro meses y medio». Imbert, C; *Ibid*., p. 342.

111. www.embarazo-online.com/2010/11/olfato-sentidos-vientre-materno.html

nacido está preparado para poder oler a la madre, lo cual es de vital importancia para la supervivencia y la impronta. De ahí la trascendencia del «contacto piel con piel con su mamá» desde los primeros minutos de vida, evitando en todo lo posible la utilización de sustancias químicas, lociones, perfumes... que interfieran el primer contacto olfativo y confundan al bebé. Para él y su mamá es un placer sensorial sublime olerse mutuamente. Nos lo recuerda Isabel Fernández del Castillo:[112] «Percibir el olor materno ejerce un efecto tranquilizador en el niño. El olor de la madre da seguridad al bebé, por ello, los recién nacidos que duermen en la cama de sus padres se muestran más tranquilos y confiados y lloran menos que los que duermen en la cuna. Y muchas madres, cuando cuentan su parto, recuerdan especialmente el olor de su bebé».

> *«En ese momento me sentía en otro mundo. La fuerza me salía de lo más profundo de mí. Fue precioso verla salir y tenerla en los brazos y olerla»* (Mamá 15).

Pero ¿por qué contar todo esto? Tras esta brevísima visita por la génesis de los órganos de los sentidos embrionariofetales, podrán constatar que cada vez se conoce más del bebé intraútero, lo que nos permite comprender y reivindicar la gran influencia de la etapa primal para el resto de la vida del nuevo ser. ¿Cómo hemos podido estar tan ciegos a la capacidad temprana del sentimiento del futuro bebé en el vientre materno?, ¿cuánto bienestar se puede proporcionar atendiendo estas necesidades? En el mundo de la información, de Internet, no tenemos excusas para decir que no estamos al corriente; debe caernos definitivamente la venda de los ojos para advertir que un bebé se puede sentir acompañado o abandonado en el útero materno y, por tanto, feliz o violentado. Las repercusiones posteriores pueden ser «incalculables»:[113] «(...) Es posible sufrir en el útero y almacenar ese sufrimiento como un discreto recuerdo que perdurará toda la vida. El feto hace gestos de gritar en el útero, puede hacer una mueca de dolor y apretujarse para apartarse del agente agresor. (...) La *impresión* significa grabar un recuerdo en cada aspecto de nuestro ser: en los vasos sanguíneos, en los músculos, en las células nerviosas y en las hormonas. Cada subsistema graba el recuerdo a su manera: como un cambio en las plaquetas de la sangre, menos células que segregan serotonina, etc. El hecho de aceptar la idea del recuerdo grabado cambiará la psicoterapia de una terapia basada en las *apariencias* (fenotipo) en una basada en los *orígenes* (genotipo). (...) El enfoque de la medicina también ex-

---

112. Fernández del Castillo, I; *La nueva revolución del nacimiento. El camino hacia un nuevo paradigma,* Tenerife, Editorial OB STARE, 2014, p. 48.
113. Janov, A; *La biología del amor.* Barcelona. Ediciones Apóstrofe, S.L. 2001, pp. 181, 182, 184, 191, 230.

perimentaría un cambio radical, ya que para explicar un infarto se observará no solo el estrés actual, sino el sufrido en la infancia. (...) La capacidad del cerebro para percibir y codificar el dolor empieza justo después del tercer mes de gestación, cuando ya existe un sistema nervioso primitivo. (...) El amor empieza en el transcurso de los nueve meses de vida uterina. (...) No se trata simplemente del desarrollo fetal, sino de que esta etapa es decisiva para el resto de nuestra vida».

David Chamberlain, experto en trauma prenatal, en esta misma dirección, puntualiza:[114] «Hay algunos ingredientes que, como sociedad mundial, o como cualquier sociedad o familia, tenemos que dar un paso adelante, y yo empezaría con el embarazo. Ahora sabemos muy bien, científicamente, la gran importancia de cada paso en el camino, de cada día del embarazo, porque todo el cuerpo se está creando alrededor de lo que está pasando, y si lo que está pasando a nuestro alrededor, en el útero de nuestra madre, es violencia, o peligro, o rechazo, o depresión, entonces nuestro cuerpo es construido para ese propósito. Muchos adultos lo ignoran. Piensan que quizás, después del nacimiento del bebé, tendrá suficiente poder mental para entender algo. Pero lo que el mundo necesita saber y entender, y parece que todavía no lo sabe, es que el bebé en el útero está *siempre* consciente, y una vez nazca ya no se puede volver a empezar. No hay modo de volver al principio».

Por fortuna este enfoque va permeando en otros foros públicos. Sale del exclusivo circuito de los expertos, teniendo cada día más eco en diferentes medios de comunicación. Es el caso de *Cuarto milenio*, programa de altísima audiencia, dirigido por Iker Jiménez;[115] o el de *Redes*, también de gran popularidad. En éste, el gran comunicador que lo dirigía, Eduard Punset, trató el asunto con la entrevista realizada a Sue Gerhardt,[116] psicoterapéuta y psicoanalista de la Universidad de Oxford. Punset, antes de presentar a la invitada, pone de lleno el dedo en la llaga, cuando, un tanto apesadumbrado, sostiene:[117] «Estamos descubriendo cosas realmente alarmantes; una, tema de este programa, es que la mejor manera de luchar contra las enfermedades mentales, contra la delincuencia y contra la violencia en nuestras sociedades es ocuparse de nuestros bebés, cuando sepamos cómo ocuparnos». Por supuesto que se refiere también al período intrauterino, lo cual hace más complejo, difícil, mis-

---

114. Extracto de la entrevista a David Chamberlain del vídeo *Cambiando la forma de nacer tras la evidencia científica* (Plataforma pro Derechos del Nacimiento). www.youtube.com/watch?v=-WqiPSWq69Q

115. Específicamente dedica dos espacios en sendos programas proyectados en 2018, invitando para ello al responsable del Servicio de Obstetricia y Ginecología del Hospital Álvaro Cunqueiro de Vigo, el obstetra y ginecólogo Carlos López Ramón y Cajal, quien en su primera intervención aborda la importancia del período prenatal para el futuro bebé, y en la segunda, unas semanas después, el efecto Mozart.

116. Autora de un trabajo reciente: Gerhardt, S; *Ibid.*

117. Punset, E; «El cerebro del bebé», *Redes*, n.º 447. http://tu.tv/videos/redes-447-el-cerebro-del-bebe

terioso (si se prefiere) el «cómo ocuparnos»; y tiene más sentido el «cuando sepamos cómo ocuparnos». Nosotros estamos intentando poner nuestro pequeño grano de arena. En definitiva,[118] «(...) podemos imaginar lo que nos dirá la investigación científica dentro de unas décadas... Teniendo en cuenta, además, que algunos ya hablan de los rasgos comunes con los animales, en los que se plantea un posible aprendizaje prenatal por el que adquieren ciertas competencias sensoriales que podrían favorecer la maduración, el desarrollo y el funcionamiento posterior de los sistemas».

Es así que tenemos que tomar muy en serio los embarazos de las mujeres. Qué gran responsabilidad para profesionales de la salud, familiares, amigos... Y éstos en primera instancia, porque el asunto no va dirigido únicamente a los que están más relacionados con las embarazadas, es cosa de todos, sin excepción. Por eso, como vimos, hemos de ocuparnos muy seriamente de cómo se encuentra, qué le preocupa, cómo descansa, qué le hace estar bien, si se siente amada y correspondida por su pareja, tranquila, acompañada... por la gran repercusión que su estado anímico proyecta en el desarrollo de su bebé y sus consecuencias *a posteriori*. Verán que la dimensión es planetaria. La sociedad del futuro está en juego. Y todavía queda mucho por hacer. Como demanda Ibone Olza:[119] «(...) Lo que la ciencia del apego nos enseña es fácil de resumir: hay que cuidar a las madres para que puedan vincularse eficazmente con sus bebés. Cuidar a las madres significa respetarlas, escucharlas, sostenerlas. Pero ese respeto a las madres que debería ser el punto de partida todavía brilla por su ausencia en muchas facetas de nuestra sociedad, incluida la ciencia». Por tanto, no hay tiempo que perder; así que ¡manos a la obra!

«Preparándome para llegar»

4. EL TIEMPO NECESARIO DE GESTACIÓN

Con lo visto hasta aquí, quisiéramos resaltar una premisa medular: el tiempo necesario de gestación es diferente para cada bebé. Y no es una nimiedad. Se apoya en que cada uno lleva su propio ritmo de desarrollo y se debe respetar al máximo, porque puede ser cardinal en su maduración y adaptación al entorno extrauterino para el que se está preparando.

---

118. Imbert, Cl; *Ibid.*, p. 344.
119. Olza, I; «El amor protege la salud mental», *Maternidad y ciudadanía*, Zaragoza, Prensa Universitaria de Zaragoza (Instituto Europeo de Salud Perinatal), 2016.

Como contábamos en el apartado anterior, el desarrollo de los sentidos se produce contextualmente y no de forma mecánica, robótica. De ahí que el tiempo de maduración intraútero no sea igual para todos. De la misma forma, y esto es más fácil de entender porque lo vemos, que cada niño inicia la deambulación o articula sus primeras palabras en un momento diferente. Por eso, tan adecuado es que un bebé «decida» nacer en la semana 38 como que otro lo haga en la 42. Lo importante es la espera hasta alcanzar el lapso oportuno. Maite Sánchez Pinuaga y Xavier Serrano Hortelano lo describen así:[120] «Llega un momento, en la estancia intrauterina del feto, en que su ecosistema (el organismo materno y sus condiciones vitales) empieza a no poder satisfacer sus necesidades y comienza a no sentirse cómodo en el útero materno. Su biosistema está maduro para vivir en un medio aéreo, en un espacio abierto y luminoso».[121] Pero este punto de inflexión, insistimos, no está únicamente relacionado con alcanzar un determinado peso o talla, situación que suele ser desconocida para muchas madres gestantes y sus familiares, que hacen que las últimas semanas de gestación se vivan con mucha angustia, sin entender por qué tienen que seguir embarazadas si su bebé «¡ya pesa más de tres kilos!». Y otra cosa, nacer no implica madurez absoluta. Lo destaca Ashley Montagu:[122] «(...) Al contrario de lo que suele creerse, la gestación no está completa al nacer, sino que pasa de la gestación uterina, uterogestación, a la gestación fuera del útero, o exterogestación». Por eso es tan importante la espera.

A lo largo de la historia de la evolución, el embarazo ha tenido que ir acomodándose al efecto que genera la bipedestación y el aumento del tamaño de la cabeza del bebé, adaptación que ha provocado un acortamiento de su duración. Como explica Juan Luís Arsuaga:[123] «El cerebro del feto no progresa durante más tiempo en el útero de una madre humana porque, si lo hiciera, la cabeza no podría atravesar el canal del parto al nacer». Meredith Small también lo manifiesta:[124] «(...) nuestros bebés deben nacer antes de lo que deberían, con cerebros subdesarrollados. Como resultado, los infantes humanos no tienen un sistema nervioso central maduro; eso explica que tardan mucho tiempo en caminar y hablar ya que no poseen la red neurológica necesaria para hacerlo. (...) Después del

---

120. Sánchez Pinuaga, M; Serrano Hortelano, X; *Ibid.,* p. 91. Unas líneas después nos explican que concretamente se trata de «(...) una experiencia que se desarrolla dentro del llamado por Reich "Período crítico biofísico" para el asentamiento de sus raíces y, por ello, una experiencia a cuidar. Es necesario emplear fuerza, sensibilidad, suavidad, dulzura y amor».

121. Por delimitar la última etapa, el mismo autor, apoyado en los trabajos de Bostock, sugiere «(...) que el límite de la exterogestación se hallaría en el estadio que marca el inicio del gateo». En: Montagu *Ibid.*, 10.

122. Montagu, A; *Ibid.,* p. 72.

123. Arsuaga, J; *El primer viaje de nuestra vida*, Madrid, Ediciones Temas de Hoy (Planeta, Madrid, S.A.), 2012, p. 180.

124. Small, M.F; *Nuestros hijos y nosotros*, Buenos Aires, Crianza Natural, S.L., 1999, pp. 35, 41.

nacimiento, nuestro cerebro crece más deprisa que el de ningún otro mamífero y esto continúa así durante 12 meses. (...) Martin, paleontólogo y anatomista de primates, asegura que los humanos tenemos, en realidad, una gestación de 21 meses: nueve dentro del útero y 12 más en el exterior. (...) Si nacen con el cerebro incompleto es, simplemente, porque la pelvis no puede ser más ancha ni más grande. Si lo fuera, las mujeres no podrían caminar». Por tanto, es tan corta la estancia intrauterina en la especie humana que los doce meses posteriores al parto debieran considerarse como parte del mismo, es decir, se tendría que hablar de ellos como de «exterogestación». Meses que, como veremos después, también necesitan ser valorados como merecen por la gran trascendencia que tienen para el bebé y la madre.

Entonces, ¿qué implicaciones puede tener para nuestro bebé una gestación reducida? Como adelantábamos, al ser tan limitada, el bebé nace muy inmaduro. Y aún con el peso suficiente, sus órganos, su sistema nervioso... todavía necesitan seguir madurando. Teniendo en cuenta este principio, es esencial que sea él quien tome la gran decisión, ¡elegir el momento de nacer! Por eso no hay que apremiar para que finalice, pues sabemos que permanecer el tiempo adecuado dentro del útero será un plus para hacer frente a las demandas de la vida extrauterina. Cada día que el bebé habita en el útero de su mamá, facilita y potencia la transición para la que se está preparando. De ahí la importancia del «momento del bebé», porque el tiempo posee dimensiones que a menudo están opacadas, y ello se hace especialmente patente en el proceso del embarazo y el parto.

Esto nos remite a caer en la cuenta y tomar en consideración las diversas formas del sentido del tiempo (lineal, cíclico, espiral...), sus múltiples direcciones (pasado, presente, futuro), los diferentes modos en los que éste se entiende (como algo real, subjetivo, aprendido...), y especialmente su variable perceptual (medición versus intensidad).[125] Esta última extensión temporal nos invita a incidir sobre el peso del *Krónos* frente al *Kairós*, matiz empleado en la Grecia clásica que permite establecer dos *tempos* de naturaleza diferente: el tiempo cronológico o *Krónos* (medible, contable matemáticamente), y el tiempo que identifica la importancia del momento vivido oportunamente, «como instante decisivo»,[126] es decir, el tiempo que requiere cada cosa (o *Kairós*). Remitiéndonos a esta apreciación, el tiempo del embarazo, del parto, del nacimiento y del alumbra-

125. Muchos autores han abordado la concepción del tiempo. Es el caso, por ejemplo, de Walter Benjamin (1892-1940), que citamos específicamente por su consideración del tiempo alejada de la imperante en la cultura occidental, a saber, como «estado inmanente de perfección», «como posibilidad aquí y ahora de transformación del mundo» o «como un instante decisivo». (Benjamín, W; *Libro de los pasajes*, Madrid, Akal, 2005). Un mensaje que, creemos, tiene muchísimo que ver con la filosofía leboyeriana y odentiana de concebir el nacimiento. Ambos de referencia para nosotros.

126. Ver nota anterior.

miento no puede concebirse únicamente desde la esfera cuantitativa[127] al estar tan presente el *Kairós*. Apliquemos la máxima de Leboyer,[128] «(...) quitaos los relojes, los cronómetros y guardadlos en el bolsillo».

Y nos empecinamos en esta idea a lo largo y ancho de las páginas de este libro porque conociéndola, la vivencia maternofilial puede adoptar otra óptica. Así, por ejemplo, en el final de la gestación, aunque la futura mamá esté cansada, se sienta pesada, duerma mal, esté impaciente por ese primer encuentro..., se puede tornar más paciente y esperar con otro talante el nacimiento, «escuchando» para ello a su bebé, confiando en que si está preparado (desde un lenguaje más frío o técnico se hablaría de madurez), enviará los mensajeros hormonales propiciatorios para desencadenar el parto. Como recoge el documento *Maternidad y salud. Ciencia, conciencia y experiencia,*[129] «(...) en los días previos al parto se dan los pródromos. La señal del inicio del parto parece que viene del cerebro fetal».[130] Señal que, si la madre se ha encontrado conectada con su bebé, sabrá descifrar. Como explican Mary Bertherat, Thérèse Bertherat y Paule Brung:[131] «La expresión "espero un hijo" adquiere toda su dimensión. Él está ahí y no está. (...) Los científicos se preguntan qué cosa desencadena el nacimiento. (...) En realidad, el misterio sigue planeando y es mejor así. ¿Hay tal vez un acuerdo tácito entre la madre y su hijo? Después de nueve meses de lazos fusionales, la decisión de una separación no puede ser tomada sin que los dos estén maduros para enfrentarla». Una espera, que entendida por la madre con-sentido, sin angustia ni prisa, no desmerece el fortísimo deseo de recibirlo en sus brazos.

> *«Tranquila, esperando, en casa haciendo muy poco, ya que tuve un toque de riñón que me obligó a guardar reposo. Leyendo, escuchando música, paseando y disfrutando de mi pareja. (...) la meditación y la visualización me mantenían tranquila y muy centrada en cómo quería yo que fuese todo»* (Mamá 3).

---

127. Este enfoque está enraizado en la Modernidad y su paradigma científico (newtoniano-cartesiano). Nos ocuparemos de éste en particular posteriormente.

128. Leboyer, F; *Ibid.*, 1998, p. 45.

129. Alba Romero, C; Aler Gay, I; Olza Fernández, I; *Maternidad y Salud. Ciencia, Conciencia y Experiencia,* Madrid, Informes, estudios e investigación, Ministerios de Sanidad, Servicios Sociales e Igualdad, 2012, p. 20.

130. Michel Odent afirma: «Hoy día hemos llegado a comprender que la participación del feto es importante para desencadenar el parto. Uno de los medios de que probablemente dispone es dar una señal liberando en el líquido amniótico una sustancia que indica que sus pulmones ya están maduros. Además, parece ser que las hormonas que la madre y el feto liberan durante el parto contribuyen a terminar esta maduración». Odent, M; *Ibid.*, 2006, p. 52.

131. Bertherat, M; Bertherat, T; Brung, P; *Con el consentimiento del cuerpo,* Barcelona, Ediciones Paidós Ibérica S.A., 1996, p. 126.

«Viví los días previos con tranquilidad e ilusión, haciendo prácticamente las mismas actividades que había hecho durante todo el embarazo. Fui a natación hasta el mismo día, la tarde de antes de romper aguas. Salía a caminar todos los días» (Mamá 9).

«Estaba tranquila, me sorprendió no sentir la necesidad de "preparar el nido", me sentía con muchas ganas de dar largos paseos, ir al campo, subir montes. El hecho de estar cumplida no me intranquilizó porque mi comadrona me hizo saber que era algo normal» (Mamá 23).

«Los días previos al parto los viví tranquila, con alegría y disfrutando mucho pese al dolor que sentía al estar mucho tiempo de pie y al peso y falta de movilidad de los últimos días» (Mamá 38).

«(...) ya habíamos empezado la preparación al parto en casa y nos enamoramos de la idea. Empezamos a confiar más en el bebé, sus decisiones y la necesidad de respetar su nacimiento cuándo y cómo él quisiera. (...) Cuando se desencadenó el parto, me sentí llena de ilusión, nervios y deseos de vivir la experiencia lo mejor posible. Feliz porque mi pequeño estaba listo y yo también» (Mamá 40).

En el parto en casa llegar a este punto de serenidad es especialmente deseable. Claro que estas mamás también viven en este mundo (rodeadas de su entorno) y, al igual que otras gestantes, no es nada fácil trascender el peso de la fecha de parto. Sintiéndose, incluso, doblemente presionadas: además de por la «fatídica» fecha, por la decisión de no parir en el hospital. Y ello no es infundado. De hecho, las mamás protagonistas nos relatan que recibieron presiones por parte de profesionales, familiares, amigos... a medida que se aproximaba o se rebasaba la «fatídica» fecha, sintiéndose muchas veces angustiadas cuando se avecinaba el día de la visita médica. La influencia del contexto puede ser tal que llegan a comunicar en su entorno otra fecha distinta a la «oficial», buscando así disminuir la coerción. Formas de proceder que están inmersas en el marco de un control prenatal normalizado donde prima la medicalización.

«Los días previos fueron un poco angustiosos, más que nada por la tiranía de las fechas previstas. Mi hija se retrasó nueve días con respecto a la fecha prevista por las ecografías. Estos nueve días fueron los más largos de mi vida. Además, no sólo yo estaba esperando parir, también mi familia, los amigos, la comadrona.... y todos te llaman, con la mejor intención, eso sí, para interesarse por si esa criaturilla quiere salir ya... Y no, la criaturilla no quiere salir todavía.... E inevitablemente comienzas a inquietarte un poco, ¿pasará algo raro? ¿Voy a tener que irme finalmente al hospital?... En fin, la espada de Damocles pende finalmente sobre ti cuando hay un retraso.

Pero logré en cierto modo ir llevando mi ansiedad, canalizándola hacia pensamientos más positivos... y salió bien. Finalmente salió estupendamente y esos días pasaron a la historia como algo más por lo que hay que transitar. Una vivencia más, un aprendizaje de ti y de tus emociones» (Mamá 1).

«Dejé de trabajar un mes antes de que naciera. Sabía que el bebé no llegaría para la fecha prevista del parto que me dieron en el hospital, pero la espera se hizo larga. (...) Empecé a sentir la presión de la gente también llamando por teléfono para saber si algo había ocurrido» (Mamá 4).

«(...) El problema fue el retraso, que causó un poco de presión por parte de los familiares. El día que me descargué de toda esa presión (rompí a llorar y pensé "mandar a todo el mundo a tomar viento") me puse de parto» (Mamá 14).

«Tranquila hasta que llegó la fecha indicada por la FUR,[132] *sabía que aún me quedaban dos semanas, pero sí sentía algo de miedo o inquietud por si no se desencadenaba en ese tiempo y hubiera tenido que ir a un hospital. Me relajó del todo el hablar con mi matrona y que me dijera las alternativas en el caso de que pasaran esas semanas»* (Mamá 16).

«Mi fecha de parto se había cumplido y cada día me sentía más estresada, ya que sabía que existía la posibilidad de tenerme que inducir el parto. A mi estrés se le añadía el ejercitado por la familia, aunque no fue exagerado. Me atrasé una semana y un día» (Mamá 26).

«Lo viví con una mezcla de ilusión y agobio, porque me puse de parto en la semana 41 y todo el mundo hacía comentarios al respecto, como si dependiera de mí el hecho de ponerme de parto ("¿a qué esperas?" y "¿todavía estas así?") y con la duda de si llegaría a tener que someterme a una inducción» (Mamá 29).

«Cuando cumplí, a los cuatro días, en la segunda sesión de monitores me dieron cita para un parto programado para la siguiente semana. Eso sí que me puso muy nerviosa, porque era como una cuenta atrás. Tampoco entiendo por qué se da esta cita sin haber llegado siquiera a las 42 semanas» (Mamá 36).

132. Fecha de la última regla (FUR).

«Con mucha angustia, presiones por parte de los sanitarios del sistema público de salud, ya que estaba en la semana 41, me venían recuerdos del parto de su hermano» (Mamá 37).

«Las semanas previas al parto estuvieron marcadas por la presión de mi ginecóloga para adelantar el parto porque el bebé venía haciendo bajo peso desde el séptimo mes. Y quería verme muy a menudo y hacerme monitores continuamente, y me hacía creer que mi hijo, y cito sus propias palabras, "no hacía nada en mi útero" si no ganaba suficiente peso (...) Por lo que esas últimas semanas las viví entre los miedos que me provocaban, la presión médica y la necesidad de ser valiente por mi bebé una vez más. Así que acabamos desconectando de la ginecóloga y dejando espacio y tiempo al bebé para que siguiera creciendo a su ritmo y que naciera cuando quisiera» (Mamá 40).

En el ámbito hospitalario, menos condescendiente con la espera paciente, se traduce en el incremento de las inducciones,[133] muchas veces no justificadas médicamente. Se suelen ceñir a la edad gestacional, apoyados en los resultados ecográficos de la semana 12, sin contar con la información que las futuras mamás dan sobre el día en el que quedaron embarazadas. La teoría médica estima que la duración del embarazo normal fluctúa entre las 37 y la 42 semana de gestación. Entonces, si no hay una causa médica que lo justifique, ¿por qué inducir el parto antes de la semana 42? Todavía más, recientemente se está barajando empezar con las inducciones en la semana 39 de embarazo con el objeto de reducir el número de cesáreas. ¡De locos! Una vez más es de veras irritante cómo se pretende forzar con números y estadísticas para proponer medidas del todo improcedentes en un acto tan fisiológico como el parto. Y todo ello a partir de los resultados de una investigación multicentro,[134] conocida como estudio ARRIVE. La publicación[135] compara a 3062 mujeres asignadas a la inducción del parto a las 39 semanas frente a 3044 incluidas en el grupo de manejo expectante. Los resultados obtenidos indican que la frecuencia del parto por cesárea fue significativamente menor en el grupo de inducción que en el grupo de manejo expectante (18.6% vs. 22.2%), concluyendo además que la inducción a las 39 semanas en mujeres nulí-

133. Para la OMS ninguna región geográfica debería tener un índice de partos inducidos mayor del 10%.

134. Realizada en 41 hospitales que participan en la Red de Unidades de Medicina Materno-Fetal del Instituto Nacional de Salud Infantil y Desarrollo Humano Eunice Kennedy Shriver.

135. William, A; Grobman, WA; *et al.*; «Labor Induction versus Expectant Management inLow- Risk Nulliparous Women», *N Engl J Med*, n.° 379, 2018, pp. 531-523.

paras de **bajo riesgo**[136] no tuvo una frecuencia significativa de resultados perinatales adversos. Sí, sí, después de leer lo que los expertos nos han ido revelando, es para llorar de impotencia.

Y como no podía ser de otra forma, estos resultados no han pasado desapercibidos en nuestro medio. Así, la SEGO (Sociedad Española de Ginecología y Obstetricia) recientemente ha lanzado una encuesta a sus asociados donde sondea la cuestión. Recogemos en el texto principal algunas de ellas:[137]

¿Considera adecuada la inducción del parto en una mujer gestante de bajo riesgo una vez ha alcanzado la denominada gestación cronológicamente prolongada (GCP)? En caso afirmativo, ¿en qué edad gestacional induciría el parto por GCP? ¿Cree que una inducción del parto en una gestación de bajo riesgo en un embarazo a término es más fácil de plantear en la sanidad pública o en la privada? Recientemente se han publicado múltiples estudios que proponen una inducción del parto a lo largo de la semana 39 de gestación en la mujer embarazada de bajo riesgo. ¿Cree que esta práctica contribuiría a reducir la tasa global de cesáreas? ¿Cree que la inducción electiva en la semana 39 puede ayudar a la gestión hospitalaria en nuestros paritorios? Conociendo a las mujeres embarazadas con las que habitualmente trata en consulta, ¿cómo considera que sería percibida una proposición de inducción de parto en la semana 39 de gestación? Llevamos varios años hablando de la vuelta a un parto humanizado o respetado. ¿Valoraría como una medicalización del parto una inducción en la semana 39 de gestación teniendo causas científicas justificadas para realizarla?; ¿Piensa que la inducción generalizada en pacientes de bajo riesgo en la semana 39 es económicamente rentable para un sistema sanitario público?

¡No damos crédito!, de veras. Claro que, ante este nuevo (e irritante) giro medicalizador, las voces críticas son múltiples, sobre todo las procedentes de las asociaciones de mujeres, como *El Parto es Nuestro*; que además de «contestar» al cuestionario anterior de una manera crítica[138] (y no menos

---

136. Este término se emplea en distintas partes del texto. Vaya por delante que para la medicina no existe un parto sin riesgo. Es por eso por lo que los clasifica en parto de bajo riesgo, parto de riesgo intermedio y parto de alto riesgo. Por supuesto que **el parto planificado en el hogar estaría indicado únicamente para las embarazadas de bajo riesgo**, es decir, y esto es lo que queremos subrayar, para *embarazos con* ***ausencia*** *de factores de riesgo*. Aunque pueda parecer contradictorio, la ausencia de factores de riesgo es catalogada por la medicina como bajo riesgo. Claro que no le queda otra si parte de la premisa de que «no existe parto sin riesgo».
137. Pueden ver el resto en: www.facebook.com/notes/ovo-españa/inducción-en-semana-39-en-partos-de-bajo-riesgo/138449350964776/. Destacar que en una de las posibles respuestas del cuestionario se recoge: «Explíquemelo en el simposio del 27 Congreso Nacional de la Sección de Medicina Perinatal de la SEGO 2020», congreso que, por cierto, patrocinan varios laboratorios médicos que fabrican los fármacos inductores del parto. Y no queremos ser pesados, pero no nos resistimos a incluir también ésta: *¿Cómo afrontar a la gestante que se niega a inducirse?*
138. www.facebook.com/notes/ovo-españa/inducción-en-semana-39-en-partos-de-bajo-riesgo/138449350964776/

irónica)[139] por la redes sociales, ha propuesto una encuesta propia[140] denominada *Consulta sobre inducción de parto en embarazos de bajo riesgo en la semana 39*, encabezada con el siguiente texto: «La Sociedad Española de Ginecología y Obstetricia lo ha vuelto a hacer. Ha planteado una encuesta a sus asociados para conocer su postura sobre la posibilidad de generalizar las inducciones en mujeres embarazadas de bajo riesgo en la semana 39. Por supuesto, no ha consultado y no parecen estar dispuestos a contar con las experiencias y perspectivas de las mujeres. Desde *El Parto es Nuestro* vamos a dar voz a las usuarias, cuya opinión sobre lo que pase en sus partos debería ser la primera consultada. Os agradecemos la difusión de esta encuesta».

Además de que todo esto sigue potenciando el alejamiento entre la Obstetricia y las mujeres (las verdaderas protagonistas), lo más grave es que, otra vez, el estudio que lo promueve tiene importantes debilidades metodológicas. Aunque son diversos los «peros» (como señalan Carmichael y Snowden),[141] lo más preocupante es el sesgo de selección, lo que supone carencias en su validez externa, es decir, la falta de representatividad de la muestra con la población a la que se refiere.[142] Por eso está más que justificado el malestar que ha provocado ARRIVE. En foros, como *Parto Activo Blog* (Embarazo sano, parto activo), matronas como Shiran Efraty evidencian su desazón. Allí, con el título «La SEGO busca ideas para acabar con el parto fisiológico», Shiran se manifiesta contundente al final, haciéndose una pregunta a la que responde a la supuesta intención de la SEGO que apoya en el estudio ARRIVE (reducir el número de cesáreas implementando la inducción a las 39 semanas de embarazo): «(...) ¿Queréis reducir las cesáreas? *Welcome*! Dejadme daros unas ideas que rebaten vuestros resultados: el apoyo continuo reduce en un 25 % el riesgo relativo de cesárea (Bohren *et al.* 2017). La monitorización intermitente en comparación con la continua las reduce un 39 % (Alfirevic *et al.* 2017). Andar durante el parto, beber y comer, usar la bañera... la reduce en más del 16 %. Y lo mejor: llama a la comadrona. Nosotras tenemos los mejores resultados: parto planificado en casa llevado por matrona, menos del 5 % de cesáreas (Cheyney *et al.* 2014). Parto en unidades de parto dirigidos por matronas, 6 % (Stapleton *et al.* 2013). Partos en hospitales que al menos el 40 % de los partos son atendidos por matrona, menos del 15 % de cesáreas (Attanasio y Kozhimannil, 2018). Toma ya». Ante esto, nosotros nos pre-

139. https://partoactivoblog.wordpress.com/2020/02/17/la-sego-busca-ideas-para-acabar-con-el-parto-fisiologico/
140. https://docs.google.com/forms/d/e/1FAIpQLSf0RTR-z1OidjxCOvYoXiDEuw76Cu6bUdGoDaa-KGn0YUxc2g/viewform
141. Carmichael SL, Snowden JM; «The ARRIVE Trial: Interpretation from an Epidemiologic Perspective», *J Midwifery Womens Health*, vol. 64, n.º 5, pp. 657-663, 2019.
142. Un análisis minucioso del estudio ARRIVE es el que realiza Henci Goer. www.lamaze.org/Connecting-the-Dots/parsing-the-arrive-trial-should-first-time-parents-be-routinely-induced-at-39-weeks

guntamos: ¿dónde ha quedado la Estrategia de Parto Normal y la evidencia científica que la soporta?[143] Así las cosas, sospechamos que se volverá a caer en la «trampa» de la *«epidemiología circular»* (de la que habló Michel Odent),[144] en la que la repetición constante de los mismos estudios, a pesar de las dudas de sus resultados, terminarán por imponerse. Una práctica, y esto es igualmente relevante, que no es única en Obstetricia o en otras especialidades médicas. ¿Tendrán algo que ver los intereses?[145]

Es alarmante que, manifestada la importancia de la maduración del bebé, una decisión tan influyente como adelantar la finalización de la fase intrauterina induciendo el parto dependa de criterios sin evidencia científica suficiente y contrastada, de la acomodación médica del calendario (evitar las noches, los fines de semana o los días festivos),[146] de si el parto se va a realizar en un hospital público o privado, o de criterios económicos. La dinámica de anticipar el parto por inducción (de hecho, la semana 41 ya se ha convertido en la fecha techo para parir) ha calado en buena parte de la población. El camino está despejado, ¡vayamos ahora a la semana 39! ¡Qué barbaridad! Y lo peor de todo es que estas prácticas se anuncian en pos de limitar el riesgo del bebé y, por extensión, asociadas a la seguridad del parto hospitalario. ¡Qué contradicción![147] ¡Qué desconocimiento!

Si tratamos de seguridad en relación a la fecha de parto, es más aconsejable atender a las sugerencias de Michel Odent[148] «(...) Se pueden combinar varios métodos para chequear el estado del feto. Primero, es fácil para una mujer contar la frecuencia de los movimientos de su bebé día a día. Un

---

143. Aunque luego lo retomamos con más detalle, este mismo año (2020) el Comité para la eliminación de la Discriminación contra la Mujer (CEDAW) de la ONU ha dictaminado de violencia obstétrica el caso de una mujer española *embarazada de 39 meses y 6 semanas* que tras acudir a un hospital de Lugo para recibir orientación sobre su estado (sufría contracciones irregulares) fue sometida a intervenciones médicas innecesarias durante el parto de su hija, incluida la inducción al parto sin aparente justificación. www.ohchr.org/SP/

144. Se trata de la tendencia habitual de repetir constantemente los mismos estudios, aun cuando existen dudas de sus resultados. Lo que contrasta con la *«epidemiología sin salida»*, que refiere a estudios que a menudo no son reproducidos, incluso por los primeros investigadores, a pesar de tratarse generalmente de temas de gran actualidad y de ser publicados en diarios científicos y médicos de gran autoridad. Concluye Odent su reflexión de esta manera: *«(...) Llegué a la conclusión de que cuando un estudio es políticamente correcto, conduce a la epidemiología circular»*. Odent, M; *El granjero y el obstetra*, Creavida, Buenos Aires, 2002, p. 63.

145. La misma denuncia se proyecta, por ejemplo, en ámbitos como la Cooperación al Desarrollo. Por ejemplo, William Easterly denomina al mismo fenómeno el «ciclo regular en la bibliografía». Easterly, W; *La cara del hombre blanco. El fracaso de la ayuda al desarrollo*, Barcelona, Debate, 2015.

146. www.lavanguardia.com/vida/20180108/434165725190/denuncian-que-los-medicos-fuerzan-partos-entre-semana-para-evitar-festivos.html

147. Por cierto, Michel Odent habla de «prematuridad iatrogénica» y nos reporta que «(...) en la Reunión Anual n.° 61 del *American Congress of Obstetricians and Gynecologists* (ACOG) en mayo del 2013, se presentaron informes sobre el movimiento nacional para eliminar las inducciones de trabajo de parto antes de las 39 semanas, que no estuvieran indicadas medicamente». (https://ecologiadelnacer.cl/debieramos-prohibir-la-induccion-del-trabajo-de-parto/ Midwifery Today, 2013, pp. 22-23). ¿Cómo se puede explicar esto?

148. En: https://ecologiadelnacer.cl/debieramos-prohibir-la-induccion-del-trabajo-de-parto/. Y Odent, M; *Ibid.*, 2011, pp. 76-79.

cambio dramático es una advertencia. (...) Hoy, las ecografías se pueden repetir diariamente. Mientras haya suficiente cantidad de líquido amniótico en el útero, es casi una garantía de que el bebé estará bien. (...) Paradójicamente, muchos doctores se resisten a repetir las ecografías cuando un bebé puede estar pasado de fecha. Es precisamente ahí cuando las ecografías entregan datos críticos con muchísimas implicancias prácticas. Las estrategias individualizadas selectivas pueden fomentar el uso de exámenes bioquímicos después de la "fecha de parto": la bajada repentina de los niveles de estriol en la orina (y otras hormonas como la "placental lactogen" humana) son signos de insuficiencia placentaria. (...) ¿Qué tal si repentinamente el bebé pareciera estar en peligro antes de que se inicie el trabajo de parto? En mi opinión, es más sabio hacer una cesárea inmediatamente para evitar el riesgo de una intervención de última hora. Con una estrategia como ésta, las inducciones de trabajo de parto se transformarán finalmente en algo excepcionalmente raro y el número de cesáreas relacionadas con posmadurez serán muchas menos que si todos los trabajos de parto se inducen rutinariamente a las 41 semanas». Como vemos, no se trata de esperar a ciegas. Ahora, con los avances de la ecografía, se puede hacer un seguimiento con ecodóppler cada 24-48 horas a partir de la semana 41 para observar el estado de la placenta y del líquido amniótico, además de los flujos sanguíneos del bebé, y así, junto al apoyo analítico sanguíneo (cuando se estime oportuno), monitorizar los cambios del final de la gestación. Lo que no se puede es propiciar el adelantamiento de un nacimiento sin verificación. Venimos alertando del grandísimo valor del tiempo intraútero en la especie humana. Su brevedad convierte en vital no cercenarlo así porque sí. Antaño, escuchando las historias de nuestras abuelas, era común la espera. Nos hablan de embarazos de «diez meses». Seguramente, en estos casos, y al contrario que ahora, por carencia de seguimiento médico. Ambas situaciones, por defecto (esperar a ciegas sin control) o por exceso de medicalización (inducir en la semana 39), son muy mejorables.

Entendemos que la inducción no es mala *per se*, pero sí que tiene que estar bien justificada médicamente,[149] porque su fracaso potencia las cesáreas innecesarias (más del 50 %, tal como rezan las estimaciones),[150] así como un mayor riesgo de hemorragia postparto. Este acontecer suele generar en las mujeres sentimientos de frustración y fracaso, expresado con frases como: «Yo no me pongo de parto, me lo tienen que provocar», «Mi cuerpo no dilataba y me lo tuvieron que sacar». Y de cara a una siguiente

149. Así: «La oxitocina exógena, la usada en la inducción, altera el funcionamiento de los mecanismos bioquímicos, alterando la respuesta a nuevos estímulos de la oxitocina. Este mecanismo de saturación de receptores puede estar relacionado con el aumento del riesgo de hemorragia materna grave que conlleva la administración de oxitocina sintética en el parto (...). Las posibles consecuencias a largo plazo de ésta (...) no han sido estudiadas exhaustivamente». Alba Romero, C; Aler Gay, I; Olza Fernández, I; *Ibid.*, p. 28.

150. www.elpartoesnuestro.es/blog/2012/09/22/induccion-al-parto

gestación, esta experiencia la marcará profundamente, llegando, en ocasiones, a no desear un nuevo embarazo. En el futuro puede costarle mucho más creer y confiar en su cuerpo, que, por supuesto, sabe cómo parir; a veces tan sólo requiere del tiempo necesario para abandonarse a la experiencia. Esta situación se agrava, por ejemplo, con las inducciones fallidas anteriores a la semana 42, que abocan, como dijimos, a la realización de cesáreas. Donde se suma, a la frustración de no parir por vía vaginal, la sinrazón de no haber entrado al quirófano antes, lo que hubiera evitado el dolor y las molestias en las horas previas. Tiempo de inducción que no entienden ni los padres ni los familiares, ya que finalmente el proceso acaba en cesárea. Es común oír comentarios del tipo: «¡No sé para que esperaron tantas horas, si al final fue una cesárea, se la podían haber hecho al principio y ahorrarme el sufrimiento!».

El *continuum* del buen nacer (a término, cuando el bebé lo «decide») se complementa con acentuar los beneficios del parto vaginal versus cesárea. La evidencia científica reciente corrobora la necesidad de la vía vaginal como la adecuada por naturaleza para el parto en nuestra especie. Es la que permite que se ponga en juego la simbiosis perfecta entre la madre y su bebé:[151] «(...) El paso de la cabeza del bebé por el canal del parto se acompaña de una liberación masiva de catecolaminas que van a hacer entre otras cosas que los bebés pasen las dos primera horas de vida en estado de alerta tranquila. (...) en el útero el feto permanece sedado por la baja tensión de oxígeno de la sangre fetal y por el efecto anestésico e hipnótico de los neuroesteroides, pregnanolona y la prostaglandina D2 (respectivamente) (...) Esa descarga tan alta de adrenalina ha sido llamada por algunos autores el "estrés del parto", (...) que además han aclarado que se trata de un estrés beneficioso y necesario para los recién nacidos».

Por tanto, las innecesarias inducciones y cesáreas programadas dinamitan los beneficios de los que nos dota la naturaleza. En el segundo caso, cuando la cesárea es programada, el daño es aún mayor. Incluso el «padre» de la cesárea moderna (menos traumática),[152] Michael Stark, se hace eco de ello al aseverar que[153] «(...) la cesárea planificada debe hacerse sólo después del comienzo del trabajo de parto. Eso significa que el bebé está maduro, y que él mismo decide cuándo empieza el nacimiento». Asimismo, como también denuncia Michel Odent:[154] «En el momento en

151. Alba Romero, C; Aler Gay, I; Olza Fernández, I; *Ibid.*, p. 21.

152. Se trata de aplicar una técnica que usa la incisión horizontal (de entre 14 y 18 centímetros por encima del pubis), y a partir de ella, los dedos del cirujano son los que abren el camino para acceder al útero. Así se lesionan menos vasos sanguíneos, hay menor sangrado, a la vez que disminuye el dolor y la recuperación de la paciente es más rápida.

153. Vídeo: *Cambiando la forma de nacer tras la evidencia científica* (Plataforma pro Derechos del Nacimiento). www.youtube.com/watch?v=-WqiPSWq69Q

154. Odent, M; *La cesárea. ¿Problema o solución?,* Barcelona, La liebre de marzo S.L., 2006, p. 6.

que la cesárea se ha percibido como una manera habitual de dar a luz, se ha reivindicado el derecho a elegir, y hemos entrado en la era de la cesárea a demanda, sin tenerse en cuenta las consecuencias que ello implica, tanto para el bebé como para la madre», porque[155] «en una cesárea programada la transición neurohormonal es absolutamente brusca, de forma muy diferente a como sucede en un parto fisiológico o vaginal. Así en el recién nacido los niveles de catecolaminas y de cortisol son relativamente bajos tras una cesárea programada. Se ha comprobado cómo esta ausencia de catecolaminas se relaciona con una complicación relativamente frecuente y conocida en las cesáreas programadas: el distrés respiratorio. Además estos bebés (...) que no han tenido esa descarga de adrenalina a menudo tienen hipoglucemia e hipotermia». Siendo así, cada vez es más popular el mensaje contrario, la «creencia» de que los bebés nacidos por cesárea sufren menos, lo que se explica porque se pone la mirada en la duración del parto (el tiempo en el que se practica una cesárea) y en la apariencia de la cabeza del bebé (redondeada), obviando aspectos como la inmadurez respiratoria, la hipoglucemia, las dificultades en el inicio de la lactancia de los bebés nacidos por esta técnica... Lo que se acompaña, la mayor de las veces, con sentimientos de frustración y pérdida vividos por la madre y el bebé tras la separación en el quirófano.

Y todavía nos falta mucho por escudriñar sobre las secuelas a medio y largo plazo en los bebés nacidos por cesárea programada. Desde luego que lo que sabemos por lo estudiado en animales nos pone el bello de punta.[156] El autor principal del estudio citado en nota al pie, Tamas Horvath, llega a afirmar que[157] (...) el aumento del número de cesáreas practicadas sin motivos reales podría tener consecuencias graves a largo plazo para la humanidad». Luego cabe preguntarse[158] «(...) si habrá alteraciones en la infancia en otras funciones reguladas por la oxitocina, como puede ser la sociabilidad o la conducta alimentaria, o la vasopresina (enuresis)».[159] Seguro que comparten con nosotros que no podemos pasar por alto el sin fin de evidencias presentes, ¿a qué estamos esperando entonces?

---

155. Alba Romero, C; Aler Gay, I; Olza Fernández, I; *Ibid.*, p. 26.

156. Es el caso del estudio con ratones nacidos por parto natural versus los nacidos por cesárea. Se compara el tamaño y función del hipocampo midiendo la generación de proteína Ucp2, clave para la formación de ácidos grasos en las neuronas adultas. Esta proteína estimula el desarrollo del cerebro en las primeras semanas de vida y es responsable del funcionamiento de la memoria, la orientación en el espacio y la participación en el mecanismo de la formación de las emociones. Su carencia reduce la cantidad de neuronas, son más pequeñas y disminuye el número de conexiones, lo que provoca desviaciones en el comportamiento. Simon AJ; Dietrich, MO; Hermes, G; García-Segura, LM; Arévalo, M; Horvath, TL; «Ucp2 induced by natural birth regulates neuronal differentiation of the hippocampus and related adult behavior», *PLoS ONE* (Public Library of Science), vol. 7, n.º 8, 2012.

157. https://actualidad.rt.com/ciencias/view/51171-cesarea-afecta-cerebro-bebe

158. Alba Romero, C; Aler Gay, I; Olza Fernández, I; *Ibid.*, p. 27.

159. Incontinencia urinaria.

«Estoy casi listo para abandonar mi primer hogar»

5. DE LA PREPARACIÓN PARA ABANDONAR EL ÚTERO MATERNO AL ENCUENTRO CARA A CARA CON SU MADRE

Entendiendo que la feliz estancia uterina no puede ser eterna pero sí suficiente y personalizada (por ser tan limitada y vital para la maduración; somos pesados por insistir, lo sabemos), cuando el bebé desencadena su nacimiento, entra, ahora sí, al mundo donde ya nada es conocido para él. Tendrá que lidiar con un ambiente nuevo, el del espacio extraúterino. Lo que le espera son ¡cambios y más cambios! Aunque sería más acertado relacionar el nacimiento con un pasaje más que con una ruptura. Ésta no debiera producirse si fuéramos lo suficientemente respetuosos con el *continuum* intrauterino-extrauterino, manteniendo la simbiosis madre-bebé, que hace que[160] «pasamos de estar dentro a estar fuera, de estar solos a estar con los otros, de estar calientes a sentir frío, de flotar a experimentar el peso de la gravedad, de pertenecer a un universo de continuo balanceo y movimiento a conocer la quietud. El proceso del desarrollo sigue hacia delante, dejando atrás formas inservibles, al igual que luego dejaremos de mamar, gatear o chuparnos el dedo. El parto, que tan asociado lo tenemos como sinónimo de radical ruptura y separación, no debería romper nada, de hecho nada corta». De manera que en el mismo tránsito podemos distinguir dos períodos: el preparatorio, para dejar el hogar intrauterino, y el del encuentro cara a cara madre-bebé. A continuación los presentamos.

«Quería que mi bebé naciera respetando sus tiempos»

EL TIEMPO QUE PRECEDE AL ABANDONO DEL PRIMER «HOGAR»

Ya adelantamos que la vida intrauterina nos revela su potente alcance para el futuro, y el nacimiento, como pasarela del *continuum* intra/extraútero, es un asunto de primer orden. Razón que nos impele a hacernos múltiples interrogantes: ¿de verdad importa la manera de nacer? ¿Este pasaje/viaje es realmente tan crucial? ¿Tiene el nacimiento trascendencia para el resto de la vida?... Leboyer reflexiona sobre el acontecimiento:[161]

160. Montero-Ríos Gil, M; *Ibid.*, p. 83.
161. Leboyer, F; *Ibid.*, 2008, p. 13.

«¿Crees que el acto de nacer resulta agradable? Nacer... ¿algo agradable? Sí. ¿Te parece que los niños son felices al venir al mundo? ¡Los niños... felices de venir al mundo! ¡Vaya pregunta! ¿No lo dirás en serio? ¡Ya lo creo! Muy en serio. Bueno, después de todo, si son recién nacidos... ¿Qué pasa con los "recién nacidos"? No pueden ser felices ni desgraciados. ¡Ya! Dime por qué, ¿quieres? El recién nacido no siente nada...».[162] Y claro que siente porque[163] «(...) lo que constituye el verdadero horror de nacer es la intensidad, la inmensidad de la experiencia, su variedad, su sofocante riqueza. Se dice que el recién nacido no siente nada. Lo siente todo. Todo, absolutamente, sin elección, sin filtro, sin discriminación. (...) Nacer es así. Éste es el suplicio, el calvario, el tormento de un inocente que no sabe hablar. ¡Creer que de un cataclismo así no va a quedar ningún vestigio! ¡qué candidez, qué simpleza! Por doquier vemos sus huellas: en la piel, en los huesos, en el vientre, en la cabeza, en la locura, en nuestra enajenación, nuestras torturas...».

También Thomas Verny y John Kelly hacen un llamado sobre el impacto que comporta el momento:[164] «(...) el nacimiento es el primer choque físico y emocional prolongado que experimentará el niño, y nunca lo olvida. Vive momentos de inenarrable placer sensual, momentos en que cada centímetro de su cuerpo es bañado por los cálidos líquidos maternos. No obstante, estos momentos se alternan con otros de gran dolor y miedo. Incluso en las mejores circunstancias, el nacimiento resuena en el cuerpo del niño como una sacudida sísmica que alcanza las proporciones de un terremoto. (...) Simultáneamente, su mente registra toda sensación, ademán y movimiento. Ahora, nada escapa a su atención. Hasta los detalles más insignificantes dejan imborrables huellas en su memoria». Todos estos posicionamientos, y podríamos recoger muchos más, suponen el inicio de un cambio de perspectiva en la asistencia a los nacimientos, lo que torna en negligente que los releguemos. A este gran «acontecer» se le ha de prestar también muchísima atención. Como impele Ibone Olza sobre este instante irrepetible:[165] «Uno se abre, el otro desciende lentamente en el viaje más corto, más intenso y tal vez más peligroso de nuestra vida. (...) El único viaje en el que nunca se puede regresar al lugar de salida. Nacer deja una huella duradera, puede que definitiva, que tal vez llegue a condicionar el resto de la vida». Asimismo, Ina May Gaskin abunda sobre ello, teniendo en cuenta a los dos protagonistas cuando nos da la clave sobre este momento tan especial, y afianza a las madres en la decisión

---

162. Como referimos en una nota anterior, se debe tener presente que el autor dialoga con otro personaje.
163. Leboyer, F; *Ibid.*, 2008, pp. 32, 52.
164. Verny, Th; Kelly, J; *Ibid.*, pp. 99, 100.
165. Olza, I; *PARIR. El poder del parto*, Barcelona, Ediciones B, 2017, pp. 41, 68.

que han tomado, pues, como ellas, entiende que[166] «el nacimiento importa. Importa porque es la manera de comenzar nuestra vida fuera de la matriz, fuera del cuerpo de la madre. Es el proceso a raíz del cual salimos al mundo exterior y vivimos nuestras primeras impresiones. Es una experiencia que estremece y transforma a cada madre en lo más íntimo. La percepción de su cuerpo y de las capacidades de los bebés estará profundamente influenciada por el cuidado que se ha recibido en los momentos cercanos al parto».

La ciencia todavía tiene mucho que decir en el estudio de la repercusión que tendrá todo lo que acontece en la vida antes del nacimiento, incluso en la etapa final, el parto. Como indica el documento *Maternidad y Salud. Ciencia*:[167] «Los resultados obstétricos tradicionalmente se han medido a corto plazo y en términos de morbimortalidad materna y neonatal, indicadores que posiblemente no sean válidos para estudiar las hipotéticas consecuencias de las alteraciones de la neurofisiología del parto en el cerebro infantil o adulto». Por eso, no se puede hacer a la ligera una tarea tan grandiosa. Este continuo requiere el tiempo suficiente, su *kairós*; así como un acompañamiento adecuado, porque ¡no todo vale!, no nos podemos conformar únicamente con que sobre la madre se coloque un bebé «sano» y darnos por satisfechos con nuestra labor. Hay muchas más variables en juego.

Así, una vez iniciado el nacimiento y siendo conscientes de su significado, es pertinente hacer una profunda reflexión sobre cómo debería ser el acompañamiento, los cuidados del bebé que nace, así como el recibimiento que merece. Se trata de dar al momento, de una vez por todas, la verdadera dimensión que amerita. Valgan las entrañables palabras de Leboyer para mostrarnos poéticamente la importancia del respeto al recién llegado:[168] «Quienes asisten un parto deberían, pues, adscribirse a la escuela del silencio. Prepararse así a recibir dignamente al niño. Semioscuridad, silencio... Una profunda paz se instala, casi sin darnos cuenta. Y un gran respeto. El necesario para recoger al mensajero que nos llega: el recién nacido. Oscuridad, silencio. ¿Qué más necesitamos?».

> *« (...) Se generó un ambiente muy íntimo, muy apropiado para un parto, con música suave, luz de velas y el silencio de la noche»* (Mamá 1).

---

166. May Gaskin, I; *Nacimientos. Memorias de una comadrona pionera del parto natural*, Barcelona, Integral, 2012, p. 29.
167. Alba Romero, C; Aler Gay, I; Olza Fernández, I; *Ibid.*, pp. 13, 15.
168. Leboyer, F; *Por un nacimiento sin violencia*, Barcelona, Ediciones Daimon, 1974, pp. 65, 66.

> *«Tras la experiencia del primer parto en el hospital, me di cuenta que en mi casa iba a tener el espacio de intimidad necesario para que mi hija naciese segura y feliz»* (Mamá 19).

> *«Quería que mi bebé naciera en un ambiente tranquilo, respetando los tiempos, quiero decir sin prisas, dejando que cada cosa ocurra cuando tenga que ocurrir. Ahora entiendo la importancia de eso y la veo»* (Mamá 28).

Los *verbatim* recogidos contrastan con lo expresado por otras mamás. No pocas veces, la vorágine propia del trabajo en el hospital (los timbres, alarmas, el entrar y salir de las habitaciones de las parturientas), los rígidos protocolos al uso en nuestros dispositivos de salud, o la información desenfocada sobre cómo debe ser un parto (la deformada imagen que muestran las películas y series de TV, o los medios de comunicación, por ejemplo) hacen difícil escuchar vivencias como las anteriores.

> *«La televisión confunde totalmente, sólo aparecen representaciones de partos con mucho dolor, madres recién paridas con su bebé en una cuna a dos metros de la cama del hospital, por supuesto ningún bebé tomando el pecho y todos con biberones... En fin, una mentira detrás de otra, enseñando como "normal" lo que es anormal y aberrante»* (Mamá 42).

Técnicas como la anestesia epidural pueden romper también este momento cuando se busca únicamente no sentir nada, dejarse llevar como una simple espectadora. Lo observamos en el paritorio con madres que se desvinculan totalmente del proceso, llegando a usar el móvil (mandando *whatsapp* durante la dilatación, haciendo fotos en los primeros instantes de contacto con su bebé, prestando más interés a cómo han salido las fotos que al niño...) como si el escenario fuera el de su cotidianidad más ordinaria.

Por el contrario, la mayor complicidad de la madre y el bebé permite trascender lo que convencionalmente se nos presenta como «normal» en el parto. Siendo así, otra vez, cabe reparar en la implicación del tiempo. Como siempre, Leboyer nos adelanta el pasaje:[169] «¿Qué más necesitamos? Paciencia. (...) Para conseguirlo, es preciso comprender, una vez más, de qué extraño mundo llega el bebé. Recordemos cómo avanza, centímetro a centímetro, en su bajada a los infiernos. Con movimientos cuya fuerza aumentaba al tiempo que perdían amplitud, acumulando así en cierta forma una energía considerable. (...) Nuestro tiempo y el del bebé son irreconciliables.

---

169. Leboyer, F; *Ibid.*, 1974, p. 68.

Uno es de una lentitud rayana en la inmovilidad. El otro, el nuestro, es de una agitación cercana al paroxismo. (...) Bien. Todo está listo: penumbra, silencio, recogimiento. El tiempo se ha detenido. El niño puede llegar».

> *«Pensaba que tenía que hacer algo para favorecerlo, y sin embargo sólo tuve que relajarme y dejar que el trabajo lo hicieran mi cuerpo y mi bebé»* (Mamá 13).

> *«El día que ya notaba que venía, sentí mucha alegría, emoción, con ganas de vivir el momento, con dolor, pero con ganas de vivirlo, me gustó y para mí fue perfecto como transcurrió todo el día hasta que tuve en brazos a mi bebé. Fue como lo imaginé»* (Mamá 21).

> *«En los momentos previos, el tiempo se detiene, calma, el viaje está llegando a su fin. Inmensa paz, felicidad»* (Mamá 45).

Pues sí, ¡no hay que acelerar para terminar antes! Ya no valen los tópicos mensajes que continuamente reciben las embarazadas: «¡Que tengas una horita corta!». Realmente, ¿una «hora corta» es lo mejor para la madre y el bebé?[170] Lo venimos subrayando, el tiempo posee sentido y razón de ser por su extrema relevancia. Como señala Montagu:[171] «(...) las prolongadas contracciones uterinas del parto representan, además de otras funciones vitales, una serie de estímulos cutáneos masivos calculados para activar y asegurar el correcto funcionamiento de los sistemas básicos (...) Estos estímulos se intensifican de gran manera durante el proceso del parto a fin de preparar los sistemas de subsistencia para el funcionamiento posnatal, de una forma algo distinta a la requerida en el entorno acuático que el feto había habitado hasta entonces. Esta intensificación de estímulos cutáneos es especialmente necesaria en el feto humano». ¡Otra vez, actuando la sabia naturaleza!

Quizás la anterior aseveración nos pueda parecer de sentido común, además de estar justificada en la literatura científica, pero pocas veces se respeta. Sigue primando el *Krónos* frente al *Kairós*. Consuelo Ruiz Vélez-Frías hace la siguiente reflexión en relación a la inquietud que suele estar presente en el momento del parto: «(...) no sé quién demuestra en el parto más impaciencia, si la parturienta o el profesional que asiste el parto, porque da la casualidad de que todos, o casi todos los inventos, tanto antiguos como modernos relativos al parto, están encaminados a aligerar a costa de lo que sea y ni siquiera la eventualidad de que acelerar

---

170. Recomendamos la lectura del testimonio de Francisca Fernández Guillén sobre su nacimiento de gemelos en casa, llamado: «Una horita corta».

171. Montagu, A; *Ibid.*, pp. 64-67, 72, 77.

un parto pueda perjudicar al feto se tiene, generalmente, en cuenta. No es de extrañar que en un tiempo en el que todo se hace deprisa, la impaciencia tenga un lugar preeminente en un acontecimiento tan pesado, tan parsimonioso como es el parto, y esa impaciencia está, indudablemente, reforzada por la supina ignorancia que se tiene sobre lo que es y en qué consiste verdaderamente, el trabajo del parto».[172]

Todos tendríamos que aceptar que el intervalo/duración del parto de una mujer **de bajo riesgo** es el tiempo que el bebé y su mamá necesitan para que se abandone el primer hogar,[173] dotando así de sentido su duración. Por supuesto que la futura mamá desea que finalice, pero cuando el proceso se alarga, no debiera bloquearse ni impacientarse. Siendo consciente de que cada contracción (que se convierte en un hálito), además de provocar y favorecer el parto, recuerda al bebé el gran cambio al que se va a enfrentar, y lo prepara para ello, anunciando que el encuentro está más cerca. Todos conocemos casos de partos precipitados en los que al recién nacido le ha costado adaptarse al ambiente extrauterino, teniendo dificultad respiratoria durante algunas horas, aunque son más los partos «prolongados» donde el bebé nace totalmente aclimatado al medio.

> «*Me resulta difícil recordar alguno de los momentos del parto. Las sensaciones se me mezclan. Sé que me asusté con el expulsivo. Esa fuerza tan grande me impresionó mucho. Cuando noté la bolsa de aguas asomando, le hablaba al bebé para darle ánimos (para dármelos a mí también); le decía que ya quedaba poco, que llegaba a este mundo, que lo estábamos esperando, que su mamá estaba ahí, y que era fuerte, que le ayudaría a salir, que no tuviese miedo... porque yo lo tenía*» (Mamá 6).

> «*Me sentí feliz por haber aguantado tanto tiempo de trabajo de parto. Emocionada porque era como vivir la experiencia por primera vez y agradecida por poder haber tenido la oportunidad de crecer como mujer. Sentía ganas de terminar, pero no impaciencia*» (Mamá 15).

> «*Estaba deseando que el bebé saliera para terminar con el dolor y descansar, sobre todo tumbarme en la cama, porque, como he dicho, estuve toda la dilatación en pie y moviéndome. Me dolían las piernas. Pero también visualizaba a mi bebé saliendo y quería que el ritmo lo marcase él*» (Mamá 36).

---

172. Ruiz Vélez-Frías, C; *Parir sin miedo: El legado de Consuelo Ruiz Vélez-Frías*, Tenerife, Editorial OB STARE, 2009, p. 82.

173. Por supuesto que la otra protagonista (la madre) también necesita de su tiempo para despedirse y dejar salir al bebé, separación que trataremos en el próximo capítulo.

«En silencio la mirábamos, fue un momento mágico»

EL TIEMPO EN EL QUE SE DEJA EL PRIMER «HOGAR» Y EL ENCUENTRO CARA A CARA MADRE-BEBÉ

El bebé ya quiere salir. La escena siguiente es común. Las mamás se preguntan desconcertadas: «¿Cuánto queda?», «¿mucho todavía?». Impera el raciocinio, la tiranía del cuándo, del porqué... Todo va mudando después, a partir de la conexión con su ser más profundo, lo que provoca una mixtura de emociones múltiples generadas al sentir la presión del bebé en la vagina, lo que anuncia el encuentro inminente. Esta fase se conoce como la de expulsivo, pero ¡no se trata de expulsar! si todo el proceso está adecuadamente ligado. Una madre, cuando rememora el nacimiento de su hijo, nunca lo referirá de esta manera. No siente que haya expulsado a su bebé, que lo haya arrojado.

Leboyer fue el primero que reparó en ello:[174] «¿Cómo se hace... para empujar al niño?, ¿empujar... al niño? ¿Te gusta a ti que te empujen? ¿Quieres hacer caer a este niño? ¿Quieres arrojarlo fuera, expulsarlo desnudo a la calle? (...) ¿Empujar al niño? ¡No, no, nunca! (...) ¿Hazlo salir? No. Déjale pasar, irse de ti, dejarte. ¿Empujar, forzar? No, abrirse. No luchar. Ceder, abandonarse, rendirse, ofrecerse por última vez a la tormenta».

> *«Cuando empecé a sentir presión hacia abajo, recordé la palabra que la matrona me dijo semanas antes: "permítelo", y lo permití. Sólo una hora después de haberme metido en la piscina, llegó una contracción que empezó cantada y terminó aullada, una contracción brutal que me sacó de la meditación y me trajo a la realidad. "Ya está aquí", dijo la matrona; la cabeza estaba saliendo, así que avisó a mi marido, que estaba calentando agua para la piscina»* (Mamá 41).

Casilda Rodrigáñez lo recoge sabiamente cuando afirma:[175] «El nacimiento no es la expulsión del cuerpo materno, sino una nueva forma de simbiosis, un cambio de lugar. Olfateamos, sentimos las vibraciones y reconocemos el cuerpo materno. Estamos llen@s de emoción; el sonido de la voz materna ahora nos llega de otro modo, más clara y más directa; la emoción crece y sentimos un fortísimo anhelo que pone en movimiento todo nuestro cuerpo, el cual concentra su energía y sus capacidades para ayudar a que la boca encuentre el pezón materno y pueda empezar a suc-

---

174. Leboyer, F ; *L'Art du Souffle*, París, Ed. Albin Michel, 1983, pp. 174, 177.

175. Rodrigáñez, C; *El asalto al Hades. La rebelión de Edipo* (1.ª parte), Madrid, Traficantes de Sueños, 2002, p. 210.

cionar: ¡qué bueno es esto!, dice nuestra sonrisa, y seguimos en ese estado de beatitud y de abandono a la caricia, al olor, al sonido, a las vibraciones y al sabor materno».

Y una vez con nosotros, todo está adecuadamente dispuesto:[176] «¡Aquí lo tenemos! (...) ¿Qué mejor sitio para recibir al niño? El vientre de la mujer tiene la forma, el tamaño exacto del bebé. Convexo hace unos instantes, deprimido ahora, para aguantarle, como un nido. Aparte de suavidad, de su tibio calorcito, el hecho de que oscile al ritmo de la respiración, su elasticidad, su cálida textura de piel viva le hace lugar de elección donde depositar al recién nacido».

> *«Sorpresa tras sorpresa, las emociones eran vertiginosas. Pasa la cabeza y el resto salió escupido con todos sus líquidos, qué velocidad... y ya tenía a Duna en mis brazos, y una felicidad enorme, y un poco de miedo por su fragilidad o por todo lo que estaba comenzando. Mucha alegría también, David a mi lado rodeándonos con todo su amor»* (Mamá 5).

> *«En cuanto salió Mara, no sabía bien como cogerla, tuve un momento de pocos reflejos y me ayudaron a sostenerla en mis brazos. Ella se acurrucó en mi regazo y fue en ese momento en que su piel y la mía se tocaron cuando sentí una enorme felicidad, nunca antes había imaginado cómo sería y cómo reaccionaría»* (Mamá 11).

> *«(...) Cuando sentí que salió la cabeza fue un placer inmenso, el cuerpo del bebé resbaló rápidamente sintiendo un gran alivio, todo había ido bien. La comadrona puso el bebé en mis brazos y no tengo palabras para expresar la emoción que sentí»* (Mamá 28).

> *«¡Suave y viscosa, como un pez, frágil, tierna y preciosa, aunque nació con la nariz chata! Ya estaba con nosotros, había decidido quedarse, una vida confiada a nosotros»* (Mamá 42).

Se trata de ser acogido en el lugar que ha previsto la naturaleza durante miles de años, el regazo de mamá, esfera que proporciona al futuro bebé lo que necesita para su correcto despliegue: protección, calor, alimento, movimiento, seguridad, presencia, dulzura, amor... Por eso lo que hemos de hacer es muy simple,*«nada»*. Ahora bien, esto no es sencillo en este mundo apresurado e hiperintervencionista, donde siempre hay que estar urdiendo tareas para sentirnos mejor. Pues sí, apartémonos de esta tenta-

176. Leboyer, F; *Ibid.*,1 974, p. 69.

ción, porque es tiempo de permitir que se produzca el encuentro,[177] acto que no se tiene que perturbar. Recordando, eso sí, que no existen reglas de oro, porque el tiempo se relativiza.

Generalmente el *face to face* se inicia con el tacto. Claude Imbert (y también lo corroboran muchas de nuestras entrevistadas), en sintonía con los planteamientos de Leboyer, puntualiza que[178] «para que hoy en día la primera visión directa del bebé le ancle en la armonía para el resto de su existencia, necesita reencontrarse inmediatamente con el cuerpo, con el contacto de la piel, con el tacto exterior de la madre, su calor y su olor a fin de evitar sentimientos de alejamiento o de abandono tan frecuentes en los bebés de antaño».

Ese primer contacto tiene que ser suave, sin celeridad. No son de recibo los movimientos bruscos que derivan de las prisas y los protocolos de nuestros dispositivos de salud. El mimo es básico en la relación.[179] «Durante la gestación, la piel ya está en contacto con las paredes uterinas y con la condición orgánica y emocional de la madre. En el parto, la piel pasa por un momento delicado, de fuerte impacto con el mundo externo. Por ello, es fundamental la calidad del tacto y del contacto corporal del cuidador del bebé durante el parto y tras el nacimiento». Basta fijarse en la mamá y observar cuán diferente son los primeros cambios de ropa, de pañal y/o el baño que da a su bebé. Parece que sostuviera el mayor y más frágil tesoro del mundo. Se sabe el valor de desplegar esta delicadeza. La madre, tímidamente, toca al bebé, lo acaricia,[180] mira sus manos, la perfección de los deditos... El bebé, mediante el olfato, busca el pecho e inicia la lactancia a la vez que se encuentran las miradas. Para ella, su retoño se hace visible por fin; para él, también es necesario, imprescindible, ese primer contacto visual[181] que busca en los ojos de su mamá. Eso lo afianza, dándole la seguridad de que este nuevo lugar (extrauterino) es ahora su sitio.

> «*Oh, my God!! What have we done? ¡Dios!, ¿qué hemos hecho?; mi marido es inglés y recuerdo tener ese pensamiento en inglés, muy raro. Recuerdo una sensación enorme de irrealidad al coger al bebé, y un silencio muy grande, mucha paz a pesar del miedo súbito de tener un ser tan chiquitito e indefenso a mi cargo. ¡Pero al poco me*

---

177. Que no es el primero. Ése fue en las trompas de Falopio, tras la concepción.
178. Imbert, Cl; *Ibid.*, p. 303. Ver también Liedloff, J; *Ibid.*, p. 45.
179. Reichert, E; *Ibid.*, p. 138.
180. Caricias que serán básicas para el desarrollo: «El contacto y las caricias son cruciales desde muy temprano. El contacto físico produce precursores o reservas básicas de los tranquilizantes que nuestro cuerpo produce, como la serotonina. (...) Una de las consecuencias de esta falta de contacto en la primera infancia es que nos hace más propensos a la ansiedad...». Janov, A; *Ibid.*, p. 48.
181. Casi todos los bebés nacen con los ojos muy abiertos y en alerta tranquila, gracias, como se indicó, a las hormonas del estrés durante el parto.

miró y supe que todo estaba bien, por fin nos veíamos! Sentí mucha calma alrededor. Mi bebé no lloró nada. Mi marido se sentó a mi lado sin decir nada...» (Mamá 3).

«Nuestra primera mirada se hizo esperar más de una hora, fue precioso, nuestro primer saludo, ¡Qué saludo tan bonito! (...) Era como esperar la llegada de una persona que conoces de toda la vida, pero no sabes cómo es físicamente, era una persona muy familiar y conocida» (Mamá 11).

«Estaba en el suelo a cuatro patas y finalmente sentí una sacudida fuerte en el abdomen. Cuando me giré y miré a mi bebé por primera vez, ella estaba a medio metro de mí. Me sorprendió ver tanto pelo oscuro en su cabeza y sobre todo cómo tenía los ojos, tan abiertos y redondos mirándome fijamente. La toqué con un dedo estirando el brazo y creo que dije: "qué bonita"» (Mamá 23).

«En silencio mirábamos a Sara, cuánto amor, no puedo describirlo, fue un momento mágico. David, Sara y yo, abrazados. Ya había pasado el peligro, me relajé aún más y sentí el calor y la fragilidad de mi niña. Mi vida había dado un vuelco, había cobrado un nuevo sentido. Dejé de ser hija para convertirme en madre» (Mamá 28).

Y no sólo entran en juego estos sentidos (tacto y vista), como vimos atrás, el resto también están muy desarrollados (sin olvidar que, en las madres, igualmente se agudizan algunos de ellos). Como ilustra Michel Odent:[182] «Experiencias simples han demostrado que durante la hora que sigue al nacimiento, los recién nacidos humanos están particularmente interesados por el olor del líquido amniótico. (...) para el recién nacido, el olor de la madre ya es familiar y juega un rol fundamental en la adaptación a la vida extrauterina. (...) el sentido del olfato de la madre parece agudizado durante el período cercano al nacimiento. (...) Todo permite pensar que la madre y el bebé utilizan el sentido del olfato para identificarse mutuamente inmediatamente después del nacimiento».

«La voz me acariciaba hasta el fondo de mi alma. ¡Y qué decir de su olor! Como un perfume sin fin, tenue y embriagador. No paraba de beberlo a besos. No me nació ningún juicio (que bebé más guapo o feo), no me lo esperaba de otra manera. Me sentí infinitamente feliz y orgullosa» (Mamá 8).

182. Odent, M; *La cientificación del amor. El amor en la ciencia*, Buenos Aires, Editorial Creavida, 1999, p. 56.

«Fue como si el tiempo se parara. Abrazados. Había una mezcla de olores en la habitación...olor a vida. Una paz...» (Mamá 28).

No nos cansaremos de repetirlo (puede seguir llamándonos pesados), huiremos de la prisa y de la urgencia en la separación. Para bañar al bebé, vestirlo con las mejores galas, ponerle el gorrito, hacerle fotos para enviar a nuestros familiares y conocidos..., tendremos tiempo, ya lo haremos. Lo apropiado es mantener el contacto, propiciar el fluir de los olores del recién nacido y de la madre. Es lo que los vincula, recordándole de dónde viene y que ahora sigue estando en un lugar seguro, con mamá. Dejemos que actúe la orquesta hormonal. Y no es menos importante que el encuentro sea igualmente respetado por los que acompañan el nacimiento, siendo necesario mantener el mismo clima que se consiguió durante las primeras etapas del parto (silencio, calma, paciencia), porque no nos podemos olvidar de un hecho altamente relevante, ¡el nacimiento aún no ha terminado!, la placenta todavía no se ha desprendido del útero.

Pero por supuesto que mamá y bebé están preparados para encontrarse, y para hacerlo en perfecta sincronía. Y así debe ser, porque lo que acontece en esos instantes es magistral:[183] «A nivel del sistema nervioso central nada más nacer el recién nacido tiene el cerebro con niveles altos de oxitocina y catecolaminas, lo que produce ese estado de alerta tranquila descrito que dura unas dos horas. Esto se ha correlacionado con la existencia del llamado período sensitivo (...). Dejados en contacto piel con piel ininterrumpido con la madre, los recién nacidos guiados por el olfato, (...) buscan el pezón e inician espontáneamente la lactancia en la primera hora de vida en la mayoría de los casos. (...) El olor del pecho materno ayuda al bebé a iniciar la lactancia. Previamente suelen establecer contacto visual con la madre, mirándola fijamente y escuchándola con atención, lo que es indicador de altos niveles de oxitocina intracerebral, que presumiblemente va a quedar grabado dado el efecto en la memoria de los también elevados niveles de catecolaminas cerebrales en la criatura recién nacida».

Estas explicaciones científicas no deben asustarnos, al contrario, son aliadas del cambio:[184] «La comprensión de los efectos de las neurohormonas nos permite deducir que el recién nacido sano probablemente experimente una intensa sensación amorosa en las primeras horas de vida que quedará profundamente grabada en varias áreas de su cerebro. Y algo similar debe de suceder en la madre, como nos demuestran los relatos de las madres, las observaciones realizadas en sala de partos y la interpretación de los hallazgos neurobiológicos». De la mano de las hormonas (la

---

183. Alba Romero, C; Aler Gay, I; Olza Fernández, I; *Ibid.*, p. 22.
184. *Ibid.*

oxitocina, las endorfinas y otras) se han preparado para que se produzca el apego,[185] la dependencia y el enamoramiento mutuo tan necesario para su supervivencia. Jean Liedloff lo llama[186] «(...) el trascendental acontecimiento de la imprimación[187] (...). Este impulso fundamental (...) está tan arraigado en la madre humana que tiene prioridad sobre cualquier otro deseo que ella pueda tener». Nosotros la entendemos como el puente de conexión entre el regazo interno (intraútero) y el externo (extraútero) que posibilita el transitar del *continuum*. Como impulso aislado no tendría este efecto, pensemos en el viaje que han compartido durante nueve meses.

> «*Cuando sentí que su cuerpo húmedo resbalaba a través del mío... sentí un placer, un gozo inmenso. (...) Mucho placer, mucho gozo, mucha paz porque al fin había llegado... una alegría inmensa y un agradecimiento infinito*» (Mamá 16).

> «*Me temblaba todo el cuerpo, estaba feliz y emocionada, tenía en mis brazos a un bebé precioso y limpísimo (había atravesado el canal del parto en su bolsa). Recuerdo que aún tenía yo unos suspiros muy intensos. Enseguida me trasladé a la cama con mi bebé*» (Mamá 17).

> «*En aquel momento se me fueron todos los dolores y tuve un sentimiento de ternura y felicidad que no se puede describir. (...) ¡¡¡Hermoso!!! Solo para revivir este momento daría a luz mil veces más*» (Mamá 26).

> «*(...) mi bebé llegó al mundo sin apenas llanto, con los ojitos abiertos, recibido en los brazos de la matrona, que lo trató con todo el cariño del mundo los dos segundos que lo sostuvo para inmediatamente pasarlo a mis brazos. Mi marido estaba a mi espalda, el bebé nos miró y enseguida se acurrucó en mi pecho*» (Mamá 36).

---

185. Teoría propuesta en los años setenta del pasado siglo por el psiquiatra infantil John Bowlby, donde se subraya el vínculo madre/bebé como un instinto biológico. Como señalan Vargas y Chasquel: «La teoría de la conducta de apego está basada en la premisa de la existencia de una motivación aprendida, que se codifica genéticamente y permite al infante formar un vínculo con una figura específica para obtener de ella una base segura que le permita la exploración de su propio mundo externo». Vargas-Rueda, A; Chaskel, R; «Neurobiología del apego. Avances en Psiquiatría Biológica», *Revista Avances*, vol. 8, 2007, p. 44.

186. Liedloff, J; *El Concepto del Continuum. En busca del bienestar perdido*, Tenerife, Editorial OB STARE, 2003, p. 67, 68.

187. Ya en el año 1953, John Bowlby, el padre de la teoría del apego, indicó: «Consideramos esencial para la salud mental que el bebé y el niño pequeño experimenten una relación cálida, íntima y continuada con la madre (o sustituto materno permanente), en la que ambos hallen satisfacción y goce. (...) la derivación materna parcial se traduce en ansiedad, necesidad excesiva de amor, intensos sentimientos de venganza y, como resultado de todo ello, culpa y depresión». www.youtube.com/watch?v=W565rNayzw

«Fue una explosión de sentimientos: amor, gratitud, felicidad, alegría, satisfacción. Sólo quería decirle a mi hija lo mucho que la amaba una y otra vez, acariciarla, abrazarla; era incapaz de apartar la mirada de su cara, de su cuerpo. Era consciente de que para mí era un parto, pero era su nacimiento y tuve la certeza de que estábamos conectadas por un mismo fin, y que lo habíamos logrado y que además había sido bello» (Mamá 41).

Por si acaso queda alguna duda del error de mancillar el momento (de romper el puente), recogemos las palabras pronunciadas por Neils Bergman en una entrevista en *La Vanguardia*:[188] «Los mil primeros minutos de vida determinan la salud y el desarrollo para toda la existencia. La separación madre-bebé después del parto y durante el primer período crítico (incluso con grandes prematuros) crea un estrés tóxico que provoca cambios hormonales, metabólicos y cognitivos que afectan a la salud y la duración de la vida. (...) Si el cerebro del bebé percibe que este mundo es un lugar difícil, en lugar del circuito de la oxitocina conecta el del cortisol». Alfred Tomatis describe la situación como[189] «(...) un verdadero sentimiento de abandono». Pero además, y esto no debe pasar desapercibido, dicha «orfandad» es bidireccional. Porque es del hijo, pero también[190] «(...) la madre necesita del bebé casi tanto como el bebé necesita de ella». Mucho cuidado entonces con importunar el *continuum*.

«(...) estos deseos se convirtieron en necesidad al entender lo importante que es, para el bebé y su futuro desarrollo, nacer de manera tranquila y con la menor intervención posible, sin separarlo de mí durante las primera horas» (Mamá 3).

«Simplemente la tenía en mis brazos mientras lloraba y se manifestaba, y ese acto me producía felicidad, tranquilidad y seguridad. Ahora entiendo la importancia de no separar a los bebés de sus madres, es una situación difícil» (Mamá 11).

«Energía renovada, ausencia del cansancio y del dolor. Felicidad absoluta, ternura, deseos de pegarlo a mi pecho y protegerlo. Necesidad de tenerlo junto a mí. Agradecimiento» (Mamá 40).

«Estaba exhausta, deseaba descansar, pegada a ella» (Mamá 42).

188. *La Vanguardia*, 30 de marzo de 2015. (www.lavanguardia.com/lacontra/20140403/54404666955/los-mil-primeros-minutos-de-vida-determinan-la-existencia.html).
189. Tomatis, A; *Ibid.*, p. 52.
190. Montagu, A; *Ibid.*, p. 91.

Para propiciar el mejor escenario para dar la bienvenida al bebé, asociaciones como *El Parto es Nuestro* ha creado una campaña llamada *Que no os separen*,[191] donde se defiende que[192] «la unión piel con piel del bebé con la madre cuando acaba de nacer es importante. No es un asunto sólo de moda (...) Una madre y un recién nacido son un solo ser, el ambiente normal de un recién nacido es su madre y ningún otro».

El excesivo celo de nuestra medicina por «poner a salvo al bebé» del proceso del parto (basta recordar que hasta fechas relativamente recientes, eran separados rápidamente de sus mamás para realizarle la aspiración de secreciones orofaríngeas, el lavado gástrico con suero fisiológico, el sondaje rectal para la comprobación de la permeabilidad del ano, la profilaxis oftálmica, la administración de vitamina K, las mediciones antropométricas, el baño, la aplicación de perfumes y otros aceites...) propició que el acercamiento madre-bebé no fuera favorecido. Al parecer, la ciencia, a veces constreñida por su propia racionalidad, tarda en reconocer lo que la naturaleza provee.

Sin desestimar ni un ápice la importancia de la higiene (pieza angular, como sabemos, del éxito de la Obstetricia moderna),[193] no se ha de ocultar que nuestra medicina abraza con fuerza el paradigma bacteriológico, basado en la teoría microbiana de la enfermedad, donde a una enfermedad concreta le corresponde un determinado microorganismo patógeno, y viceversa. Razón que, llevada al extremo, ha privado de beneficios como el aportado por el contacto madre-bebé. Odent recoge tal controversia en estas líneas:[194] «(...) la aparición de los estudios que revelaron la eficacia de la placenta humana, en comparación con la de otros mamíferos, para transferir las inmunoglobulinas G (IgG) hacia el feto, nos permitió entrar en una nueva etapa de nuestra comprensión del nacimiento desde la perspectiva bacteriológica. (...) En los seres humanos la principal preocupación es otra: ¿cuáles van a ser los primeros microbios que colonicen el cuerpo del recién nacido? (...) Hoy día resulta evidente que, desde la perspectiva bacteriológica, la madre es la única persona con la que idealmente el recién nacido tiene que estar en contacto inmediatamente después de nacer. También es evidente que el mamífero humano ha sido programado para llegar al mundo a través de una zona del cuerpo bacteriológicamente rica: nacer por la vía vaginoperineal es una especie de garantía de que el recién nacido (particularmente su tubo digestivo y su piel) sean

191. La Campaña «*Que no os separen*» (2008) pretende difundir información sobre la importancia del vínculo entre madre y bebé, la NO separación rutinaria al nacer y los derechos de los niños hospitalizados. El Comité de Lactancia Materna de la Asociación Española de Pediatría y UNICEF apoyan la realización de este proyecto.

192. www.quenoosseparen.info/articulos/profesionales/emilio.php

193. De la medicina sería más genérico, por eso lo acotamos al ámbito que aquí se trata.

194. Odent, M; *Nacimiento y la evolución del homo sapiens*, Barcelona, La Liebre de Marzo S.L., 2014, p. 33.

inmediatamente colonizados por una gran diversidad de gérmenes amigos aportados por la madre».

Sabidos los beneficios del contacto, y siendo éste el escenario propio del parto en el hogar, creemos muy ilustrativo, por contraposición, preguntarnos por la situación de los niños nacidos por cesárea programada.[195] Éstos, al encontrarse en un entorno libre de bacterias y al no haberse iniciado el parto,[196] carecen del microbioma que proporciona el atravesar el canal del parto y que potencia su sistema digestivo, metabólico e inmunológico. Teniendo presente el creciente número de cesáreas programadas, es destacable el estudio de Domínguez Bello *et al.*,[197] denominado «Restauración parcial de la microbiota de los recién nacidos por cesárea mediante transferencia microbiana vaginal», donde se pretende (a partir de incubar gasas esterilizadas en la vagina de la madre unas horas antes de dar a luz por cesárea) impregnar después con ellas la boca, la cara y el cuerpo de los bebés en los dos minutos posteriores a su nacimiento por cesárea y así aportarles los microorganismos maternos.[198] Es un interesante estudio preliminar que, de validarse sus resultados, pudiera compensar la iatrogenia que en este particular generan las cesáreas programadas; pero da mucho que pensar, ¿no creen?

Como vemos, la ciencia polemiza consigo misma y, a veces, como es el caso aquí, da (casi siempre a regañadientes por parte de los actuantes en su nombre) valor al hacer de la naturaleza. No hay duda, una vez más, de que la unión entre los protagonistas, además de reclamada, es capital para el propicio desarrollo del bebé. El exdirector del Departamento de Salud Materno Infantil de la OMS, Marsden Wagner, lo resume perfectamente en el siguiente extracto al revisar la deriva de algunas de las prácticas obstétricas modernas más comunes:[199] «(...) El examen del recién nacido en los primeros 20 minutos sustituyó al contacto materno sólo para que la ciencia reconociera la necesidad de crear un vínculo en ese tiempo. El nido central sustituyó a la madre para que la ciencia encontrara que permanecer con ella es, por supues-

---

195. Insistir en que la cesárea programada se fija y realiza con antelación al trabajo de parto; a diferencia de la cesárea urgente, que se lleva a cabo durante el trabajo de parto para acometer algún problema que pudiera poner en riesgo la salud de la madre o del bebé.

196. Si se ha iniciado el parto y la madre tiene la bolsa rota, de alguna manera el bebé se colonizará con las bacterias de la vagina materna.

197. Dominguez Bello, MG *et al.*: «Partial restoration of the microbiota of cesarean-born infants via vaginal microbial transfer», *Nature Medicine*, vol. 22, n.º 3, 2016, pp. 250-253.

198. «Cuando el parto es vaginal, el/la recién nacid@ estará colonizad@ principalmente por los microorganismos del canal vaginal que son principalmente lactobacilos. (...) Mientras que si el parto es por cesárea, el neonato estará colonizado por microorganismos de la piel de la madre, del entorno hospitalario y de la microbiota autóctona de los profesionales sanitarios que asistan el parto (*Klebsiella*, *Enterobacter* y *Clostridium*)». https:// ndreuprados.com/restauracion-la-microbiota-nins-nacids-cesarea/

199. Wagner, M; *El nacimiento en el nuevo milenio*, Jerez de la Frontera, I Congreso Internacional de Parto y Nacimiento en Casa, 2000.

to, lo mejor. La incubadora sustituyó al cuerpo de la madre en el cuidado de los niños de bajo peso, para que finalmente la ciencia llegara a la conclusión de que el método canguro[200] resulta mejor en la mayoría de los casos». Atender así las necesidades del contacto, aunque demanden tiempo, presencia y paciencia; tampoco creemos que nos tiranicen. ¡Hagámoslo!, merece la pena.

Pero esta sincronía que la naturaleza provee a nuestra especie, puede seguir resquebrajándose por la desmesura de la práctica médica. Nos referimos ahora, e igualmente vinculado a la dolorosa separación, al corte prematuro del **cordón umbilical**. Isabel Fernández del Castillo nos invita a reflexionar sobre ello cuando se pregunta:[201] «Si la naturaleza prevé un tiempo para cada cosa, ¿qué nos hace pensar que el bebé debe pasar de la fase acuática del vientre materno a respirar de forma normal en el corto intervalo de unos segundos? ¿A qué obedecen esas prisas por separar al bebé de su fuente segura de sangre oxigenada?». Para Leboyer,[202] «cortar el cordón umbilical apenas salido el niño del vientre de su madre es un acto de crueldad. Y cuyas consecuencias para el niño han sido mal consideradas. Conservarlo intacto mientras late es tanto como transformar el nacimiento. (...) Oxigenado por este cordón, sin peligro de anoxia, el niño puede irse adaptando a la respiración pulmonar sin peligro y sin daño. A su aire. Sin precipitación».[203] Se puede decir más alto (gritar, si cabe), pero no con mayor claridad y tino. Es pues una responsabilidad de todos los profesionales que acompañan a un nacimiento, el favorecer este tránsito sin dañarlo, por lo que supone. Obligándonos a ser escrupulosamente delicados con su eslabón final, con la separación de facto, con la ruptura del último nexo encarnado. Por eso la desconexión debe ser mimada. *Kairós* y más *Kairós*. Lo contrario es adelantar el choque en los momentos de mayor desprotección del bebé, cuando todavía está más dentro que fuera. Por eso, el corte prematuro del cordón es contrario al clima adecuado que requiere el primer encuentro y, por supuesto, perjudicial para el bebé, no habiéndose encontrado ningún beneficio en su realización.

---

200. Para conocer más sobre el método Madre Canguro, recomendamos los trabajos del pediatra neonatólogo e investigador en neurociencia perinatal, Neils Bergman, así como el vídeo *Somos mamíferos. Recuperando el Paradigma Original.*
201. Fernández del Castillo, I; *Ibid.*, 2014, p. 171.
202. Leboyer, F; *Ibid.*, 1974, pp. 69, 79, 88.
203. Evânia Reichert, abundando sobre la importancia para la oxigenación del bebé en relación al corte del cordón umbilical, señala: «(...) Según Eva Reich, se operan de ocho a diez grandes cambios durante estos primeros breves instantes en que el aire entra en los pulmones. Cuando el bebé está en doble sistema, no sufre *shock*. Pero si súbitamente cortamos el cordón umbilical, estaremos retirando este suplemento extra de oxígeno en un momento en que los pulmones aún no están a pleno funcionamiento». Reichert, E; *Ibid.*, p. 163.

«Lo tenía en brazos. Pensé, Dios mío, esto es mi bebé. Ha llegado a este mundo. Es perfecto. Tiene brazos y piernas. Está calentito y mojado. No pesa mucho. El cordón está todavía atado por dentro. Quiero darle pecho» (Mamá 4).

«Me sentí exhausta y tranquila de que el dolor más fuerte hubiera cesado y emocionada y sorprendida de ver a mi hijo y tenerlo encima, aún unido a mí por el cordón umbilical» (Mamá 7).

«Una tremenda alegría. Estaba asombrada de la naturaleza, de la belleza de mi pequeño, de sus rasgos, de su llanto vivo. Me impresionó que saliera del silencio de mi interior y escuchar su llanto, y sentir el calor de su piel húmeda, su cordón unido a mí» (Mamá 9).

«Un momento inolvidable, sentirla encima de mí fue hermoso, sentir cómo respiraba y se movía; le toqué el cordón umbilical y se lo desenredé de la pierna y el cuerpo» (Mamá 26).

La unión total en esos primeros minutos continúa. La placenta sigue nutriendo a la criatura y oxigenándolo a través de la respiración de su madre; el cordón umbilical es la conexión con la placenta surtidora, que dejará de latir espontáneamente entre cinco o veinte minutos después, según necesite el bebé. Esta conexión garantiza que, en este tránsito, el bebé siempre esté oxigenado. A pesar de conocerse todos los beneficios que reporta, todavía es común su corte prematuro en muchos centros hospitalarios, sin atender, una vez más, las recomendaciones de la evidencia científica. Robin Lim delibera sobre ello cuando se cuestiona su negativa a hacerlo:[204] «Cuando me preguntan: "¿Por qué no cortas los cordones umbilicales de los bebés?", yo les digo: "Ésa no es la pregunta real, sino ¿por qué los cortas tú?". Es interesante que a los que estamos en el camino de la no-violencia se nos requiera justificar nuestras pacíficas no-intervenciones por parte de los autores de protocolos poco probados».

Teniendo en cuenta que esta práctica nunca se realiza en el nacimiento en el hogar (salvo muy rarísima excepción, cuando el cordón no se puede liberar por sus múltiples vueltas), cabe detenernos en el conocido debate científico sobre cuál es el momento más adecuado para realizar el corte. Los que defienden su cesura prematura (*modus operandi* usado frecuentemente en muchos de nuestros centros hospitalarios) sostienen que de no hacerse así, parte de la sangre materna que se encuentra en la placenta pasaría al feto y produciría poliglobulia, con las posibles complica-

204. Lim, R; *La Placenta. El Chakra olvidado*, Tenerife, Editorial OB STARE, 2014, p. 64.

ciones derivadas, además de originar ictericia en el recién nacido;[205] la versión contraria apuesta por demorar el corte, asida a lo beneficioso del mayor peso del bebé al nacer, el aporte extra de sangre al feto y el consiguiente incremento de la concentración temprana de hemoglobina y de las reservas de hierro hasta los seis meses después del nacimiento, además de la mejora en el desarrollo posnatal. La evidencia científica más reciente se posiciona por ésta última.[206] Luego parece difícil entender cómo todavía es una práctica generalizada.

En el parto en casa, el pinzamiento siempre se realiza después de que el cordón deja de latir. E incluso, con el objetivo de ser respetuosos con la decisión de la pareja, se puede proponer el conocido como Nacimiento Lotus completo,[207] «(...) que implica dejar el cordón umbilical intacto hasta que se seque y se desprenda naturalmente (normalmente entre 3 y 9 días),[208] (...) como modelo ideal de no-intervención y de no-violencia». De hecho, tres de nuestras mamás lo realizaron y quedaron muy satisfechas con la experiencia. Dos de ellas nos lo refirieron oralmente y la tercera lo dejó reflejado por escrito (su relato está íntegro más abajo).[209] En definitiva, lo que nos han trasmitido (*of the record*) es que con la elección del Nacimiento Lotus querían dar el tiempo necesario para que el bebé se despidiera de la vida intrauterina sin interferencias externas. Así,[210] «este contacto prolon-

---

205. Situación que no se da porque la sangre que queda en la placenta es del bebé, llegando a representar casi un tercio de su volemia total, que será necesaria e imprescindible para evitar la posible anemia en la infancia, siendo a la vez la primera transferencia de células madre al niño. Insistimos en ello más adelante.
206. Es el caso de la *Cochrane Database of Systematic Reviews* (McDonald, SJ; Middleton, P; Dowswell, T; Morris, PS; «Effect of timing of umbilical cord clamping of term infants on maternal and neonatal outcomes», *Cochrane Database of Systematic Reviews*, n.º 7, 2013) o de artículos posteriores como los de Dong, XY; Sun, XF; Li, MM; Yu, ZB; Han, SP; «Influence of delayed cord clamping on preterm infants with a gestational age of <32 weeks», Zhongguo Dang Dai Er Ke Za Zhi, vol. 18, n.º 7, 2016, pp. 635-638, Busellato, L; Bayes, S; «The benefits of optimal cord clamping», *Pract Midwife*, vol. 19, n.º 1, 2016, pp. 10-12, Garabedian, C *et al.*; «Benefits of Delayed Cord Clamping in Red Blood Cell Alloimmunization», *Pediatrics*, vol. 137, n.º 3, 2016, Bayer, K; «Delayed Umbilical Cord Clamping in the 21st Century: Indications for Practice», *Adv Neonatal Care*, vol. 16, n.º 1, 2016, pp. 68-73, Katheria, A; Rich, W; Finer, N; «Optimizing Care of the Preterm Infant Starting in the Delivery Room», *Am J Perinatol*, vol. 33, n.º 3, 2016, pp. 297-304, Backes, CH; Huang, H; Iams, JD; Bauer, JA; Giannone, PJ; «Timing of umbilical cord clamping among infants born at 22 through 27 weeks' gestation», *J Perinatol*, vol. 36, n.º 1, 2016, pp. 35-40, Song, D; Jegatheesan, P; DeSandre, G; Govindaswami, B; «Duration of Cord Clamping and Neonatal Outcomes in Very Preterm Infants», *PLoS One*, vol. 10, n.º 9, 2015, Chien, PC; Yang, CC; Gau, ML; Liu, C; Lee, T; «The Impact of Late Umbilical Cord Clamping on Neonatal Jaundice and Postpartum Hemorrhage: A Randomized Controlled Trail», *Hu Li Za Zhi*, vol. 62, n.º 4, 2015, pp. 41-53, o Bora, R; Akhtar, SS; Venkatasubramaniam, A; Wolfson, J; Rao, R; «Effect of 40-cm segment umbilical cord milking on hemoglobin and serum ferritin at 6 months of age in full-term infants of anemic and non-anemic mothers», *J Perinatol*, vol. 35, n.º 10, 2015, pp. 832-836. Para más información recomendamos visitar la página *Plataforma científica en defensa del pinzamiento óptimo del cordón umbilical* (En: https://pinzamientoptimo.org).
207. Lim, R; *Ibid.*, p. 75.
208. Por cierto, durante ese tiempo, la placenta se mantuvo entre sal y las hierbas elegidas por la madre (romero, lavanda, tomillo...), envuelta en una tela de algodón y dentro de un bolso preparado para la ocasión, que facilitaba su transporte.
209. La pregunta no estaba incorporada en el listado de ítems de la entrevista.
210. Lim, R; *Ibid.*, p. 148.

gado se puede ver como un período de transición, permitiendo que el bebé deje marchar sus ataduras con el cuerpo de la madre lenta y suavemente». Además,[211] «(...) dejar el cordón umbilical unido al bebé hasta que se cae naturalmente ofrece al bebé y a la familia la oportunidad única de mantener un espacio sagrado de paciencia y no-violencia». No queremos perder la oportunidad de denunciar lo publicado por algunos medios de comunicación sobre el Nacimiento Lotus, que, desde el desconocimiento, desacreditan sin más tratando de chiflados a las madres y parejas que lo practican.

> *«No tenía muy claro si hacer "Nacimiento Lotus". Pero vino solo. Fue, como dice mi amiga Sedna: "una decisión del bebé, no nuestra". Lo esperaba más sucio, pero fue muy limpio, muy poca sangre, ningún olor desagradable. Realmente fue muy fácil»* (Mamá 24).

Decíamos que esta elección había sido muy satisfactoria para las tres mamás que lo experienciaron (una, en dos de sus partos). Lo relatado por una de ellas (que preferimos, por reforzar el anonimato, no identificar numéricamente a pesar de haberlo hecho de forma sistemática a lo largo de este trabajo) permite extraer una idea clara de cómo fue su vivencia:

> *«A modo de conclusión, en este apartado quiero contar un par de cosas que no entran en las preguntas. La primera quizás sea la más controvertida. Es algo que mi marido y yo no se lo hemos contado a nadie, ni creo que lo hagamos, porque ya tenemos bastante con los comentarios acerca del parto en casa o con la cuestión que comentaré después de ésta. En una de las sesiones preparatorias para el parto, la matrona nos habló del tratamiento posterior de la placenta. Era algo que yo también necesitaba saber, pues no estoy muy de acuerdo en tirarla a la basura y ya está.*
>
> *Como digo, lo más controvertido de este tema es la ingesta de la placenta por parte de la madre, entera o sólo un trozo. Yo opté por ingerir un trozo licuado en un batido, por dos razones: se apunta a que las madres que toman placenta después del parto se recuperan antes, y porque para mí era como cerrar un círculo con mi bebé. La matrona nos informó sobre este asunto y fui yo la que tomó la decisión. Nadie me presionó. Y tengo que decir que, sea por la placenta, sea por los cuidados y consejos de la matrona, sea porque mi cuerpo ha respondido así, en este segundo puerperio la mejoría está siendo asombrosa con respecto al primero.*

---

211. Lim, R; *Ibid.*, p. 133.

La otra cuestión sí que la saben los familiares más allegado, pues no había manera de ocultarlo cuando querían tomar al bebé en brazos. Y es que hemos hecho un Nacimiento Lotus. Ni mi marido ni yo lo conocíamos, fue la matrona la que nos habló de él. Yo tuve claro, enseguida, que era lo que quería, pues era el tratamiento especial que se merecía el órgano que había sido creado junto a mi bebé, que lo alimentó, oxigenó y cuidó durante nueve meses y que nació con él. Mi marido era más reticente, pero al final cedió.

Así que nuestro bebé ha estado unido a su placenta hasta que se le ha caído el cordón umbilical, al igual que todo, cuando él ha querido. Sobre la experiencia física, no voy a engañar, es un poco engorroso tener que tirar de la bolsa y curar cada día la placenta (se envuelve en una gasa y se le pone sal, tomillo, romero, etc.). Pero lo que ha hecho es que nos tomemos los primeros días con mucha calma, con más cuidado. También sirvió para alejar al bebé de ese "de brazos en brazos", de las visitas y familiares, que esos primeros días sólo tuviese constancia del olor de su padre, madre y muy pocos más (abuelas, podemos resumir, pues a ellas no les importaba la bolsa, ¡aunque nos tomaron por locos!, como los demás).

Sobre la experiencia espiritual, para mí ha sido maravilloso poder darle este tratamiento de cuidado a la placenta. Tengo que confesar que cuando se cayó el cordón, sentí alivio por poder tener mayor movilidad, pero lo que más sentí fue cómo se cerraba el ciclo. Se me cayeron las lágrimas, abracé y besé la bolsa en la que iba guardada y le di millones de gracias por haber nutrido a mi bebé. Y todo eso me salió de forma natural, no había imaginado que tendría esa reacción. Ahora está congelada a la espera de ser plantada para volver a nutrir una vida, esta vez la de un árbol en honor a nuestros pequeños».

La actitud precautoria (de no-violencia)[212] respecto al corte del cordón umbilical es extensible al tiempo de expulsión de la **placenta**. Ésta es el órgano defensor a ultranza del bebé intraútero, ya que lo protegerá ante posibles infecciones y le pasará los nutrientes que necesita para su correcto desarrollo, realizando el trabajo que más tarde llevarán a cabo otros órganos (como el hígado, el aparato digestivo, los órganos excretores, el corazón y los pulmones) que apenas trabajan durante la vida intrauterina. Como indica Lim:[213] «La placenta, la raíz de tu origen, es un órgano milagroso que comparte y protege tu vida. Es el hilo conductor que te une con tu madre y hace de panel de control del vientre-buque que te mantiene hasta que naces. Fue concebida en el momento de tu creación.

212. Lim, R; *Ibid.*, p. 64.
213. Lim, R; *Ibid.*, p. 17.

Tu placenta es genéticamente exacta a ti». Y sí, como sugerimos, también debe transcurrir un tiempo oportuno (*Kairós*) para que se desprenda del útero materno. Este lapso se sitúa en la tercera fase del parto: el alumbramiento. La espera de su salida es un momento delicado. Un exceso de apremio puede provocar una hemorragia (razón a la que se suelen adherir los defensores del manejo activo de esta fase del parto):[214] «La mayoría de las muertes se deben a hemorragias en la tercera fase del parto, después de que haya nacido el bebé, durante el proceso de expulsión de la placenta o inmediatamente después. Este hecho debería ser suficiente para convencer a los que asisten los partos de que se debe considerar el nacimiento de la placenta como un suceso físico y espiritual de la máxima importancia. El problema es que, una vez que ha nacido el bebé, incluso comadronas y médicos muy conscientes tienden a tratar el nacimiento de la placenta como un proceso meramente mecánico».

Por eso, en el alumbramiento tenemos que actuar de igual manera que en el parto, pues es la oxitocina (la hormona «tímida»)[215] la que va a permitir el desprendimiento placentario con nuevas contracciones uterinas. Sin oxitocina es imposible, lo que refuerza el desacierto en festejar con excesivo alborozo el nacimiento hasta que se haya producido su salida. Así,[216] «cuando acaba de nacer el bebé, la madre tiene aún necesidades específicas. (...) inmediatamente después del nacimiento, la madre tiene la capacidad de alcanzar un pico de oxitocina más alto que durante el parto propiamente dicho. Este pico es vital, puesto que es necesario para el fácil alumbramiento de la placenta con una mínima pérdida de sangre». Por ello,[217] «(...) lo primero que hay que tener en cuenta es que la madre no tenga frío. (...) El segundo aspecto a tener en cuenta es que nada ni nadie distraiga a la madre mientras que está sumergida en el proceso de descubrir a su bebé». De manera que[218] «(...) mientras no seamos capaces de comprender la noción de protección frente a las distracciones, deberemos aceptar las prácticas habituales consistentes en administrar sustitutos farmacológicos a fin de facilitar el alumbramiento de la placenta». Efectivamente, las claves anteriores las hemos podido constatar en nuestra experiencia de parto en casa, y se las mostramos después de primera mano, contadas por las protagonistas.

---

214. *Ibid.*, p. 104.
215. El término «hormona tímida» es un ejemplo simplificado de la terminología creada por la doula londinense Liliana Lammers: «En el caso concreto de los minutos que siguen al nacimiento, la "hormona tímida" puede aparecer a condición de que el entorno sea suficientemente cálido y a condición de que la madre no se distraiga en el momento de descubrir a su recién nacido mediante el contacto piel con piel, el cruce de miradas y también el sentido del olfato». Odent, M; *Las funciones del orgasmo. La vía rápida hacia la trascendencia*, Tenerife, Editorial OB STARE, 2011, p. 40.
216. Odent, M; *Ibid.*, 2014, p. 103.
217. Odent., M; *Ibid.*, 2014, p. 104.
218. *Ibid.*, p. 105.

Con lo visto hasta aquí hemos tratado de exponer la importancia de respetar el ritmo del bebé durante su gestación, su nacimiento y el primer encuentro con la madre. El maltrato a elementos tan esenciales como el cordón umbilical o la placenta son muestras del «mal nacer» que se denuncia, y potencian las voces que abogan por la importancia del afecto, del apego, del vínculo, y no sólo del cuidado físico:[219] «Hay mucha preocupación por la alimentación y la salud física de los pequeños, pero muy poca conciencia aún de los daños emocionales y físicos que genera una mala calidad de contacto afectivo». Leboyer ya lo advirtió:[220] «Los bebés tienen necesidad de leche, sí. Y de recibir caricias. Pero más todavía de ser amados. (...) Ser cargados, acunados, acariciados, tocados, masajeados; cada una de estas cosas es alimento para los niños pequeños, tan indispensable, si no más, que vitaminas, sales minerales y proteínas. Si se lo priva de todo eso y del olor, del calor y de la voz que tan bien conoce, el niño, aunque esté harto de leche, se dejará morir de hambre».[221]

Es tal la importancia de la no separación, que Graciela Liliana Ball sugiere que[222] «(...) la única prevención que conozco para la salud mental de la infancia es la posibilidad de que se pueda sostener el vínculo profundo entre el bebé y la madre. (...). Creo que esta separación es la máxima expresión de la violencia a la que el ser humano es sometido durante el instante de nacer». Nils Bergman también es tajante cuando responde en una reciente entrevista realizada por el diario *El País* en relación a lo que necesita un bebé de sus padres cuando nace:[223] «Después del nacimiento, un bebé no necesita nada de los padres, excepto a los padres mismos. (...) necesita cada pieza posible de la presencia, la atención y el amor de los padres». ¡Nada más y nada menos!

Como ilustraremos en extenso en el siguiente capítulo, las mamás que tuvieron una experiencia previa de parto hospitalario contraponen éste (caracterizado por el impersonal protocolo del hospital, la cuantificación del proceso...) con al nacimiento en el hogar (donde prima el respeto de los ritmos singulares, la tranquilidad y la paciencia de los intervinientes).

---

219. Reichert, E; *Ibid.*, 2011, pp. 41, 42.
220. Leboyer, F; *Ibid.*, 2008, pp. 21, 23.
221. La carencia extrema del contacto provoca el riesgo de *marasmo* que: «(...) significa "consunción" y se refiere a una enfermedad que provoca la muerte de los niños que no reciben un adecuado contacto. (...) René Spitz descubrió que más del 30 % de los niños recluidos en orfanatos y despojados del contacto, el cuidado y el afecto de un cuidador no sobrevivieron a su primer año de vida a pesar de que se hallaran en un entorno materialmente higiénico, de que estuvieran bien alimentados y de que percibiesen excelentes cuidados médicos» (Caplan, M; *Ibid.*, p. 49). En la misma dirección, Arthur Janov sostiene que «(...) si un bebé después de nacer no es depositado en los brazos de su madre sino en la cuna, el prototipo podrá ser la resignación. Al bebé se le graba un estado de languidez y apatía. Los niños de los orfanatos que reciben muy poco amor desarrollan este patrón conductual de letargia y pasividad». Janov, A; *Ibid.*, p. 111.
222. Liliana Ball, G; Prólogo de *La cientificación del amor. El amor en la ciencia,* en: Odent, M; *Ibid.*, 1999, p. 14.
223. *El País*, 3 de junio de 2019. https://elpais.com/elpais/2019/06/03/mamas_papas/1559551086_801391.html

Con todo lo expuesto, entendemos que haya posiciones muy críticas sobre el enfoque del nacimiento en nuestra sociedad:[224] «Todo lo que hemos aprendido en la última década nos demuestra que, aunque lo hubiésemos intentado, no habríamos desarrollado un modo peor de nacer. Sin embargo, en el mundo occidental, muchos niños siguen naciendo en un escenario que quizás sea adecuado para una computadora, pero que es profundamente inadecuado para el nacimiento de un ser humano».

La importancia del «buen nacer» reclama imperiosamente la implicación de toda la sociedad a partir de una nueva cultura del nacimiento. Los aportes científicos sobre salud primal lo avalan;[225] aunque todavía nos quede mucho por escudriñar del «misterio de la vida». Michel Odent ya lanzó un mensaje de muy largo recorrido al sostener que[226] «cuando el proceso del nacimiento se vea como un período de suma importancia en el desarrollo de la capacidad de amar, ocurrirá la revolución de nuestra visión de la violencia», y añade:[227] «Al mirar los antecedentes de aquellas personas que han demostrado una dificultad en la capacidad de amar de distintas maneras (ya sea amarse a sí mismo o amar a otros) pareciera que la capacidad de amar está determinada, en un buen grado, por las primeras experiencias durante la vida fetal y el período cercano al parto». Finalmente termina preguntándose por[228] «¿cuál es el futuro de una humanidad nacida sin las hormonas del amor?». ¡Ahí es nada!, quedamos enmudecidos.

Con esta potentísima reflexión de Michel Odent y con la siguiente cita de David Chamberlain cerramos estas líneas. Ambos autores concretan el porqué de nuestro interés por considerar al bebé como gran protagonista del nacimiento:[229] «Los bebés que son bienvenidos al ser concebidos, cuidados desde la gestación y dulcemente recibidos por unas amorosas manos al nacer, empiezan la vida de una manera positiva, contemplan el mundo con un inmenso interés y curiosidad, actúan como si se sintieran seguros y establecen sólido contacto con sus padres».

---

224. Verny, T; Kelly, J; *Ibid.*, p. 113.
225. Basta echar un vistazo a los trabajos de Emerson, Chamberlain, McCarty, Reich, Imbert, Janov, Grof, Gerhardt, Leboyer, Odent, Rodrigáñez, Olza, Fernández del Castillo...
226. Odent, M; «El nacimiento y los orígenes de la violencia», *Revista OB STARE*, n.º 7, 2002, pp. 46-50.
227. Odent, M; *Ibid.*, 1999, p. 19.
228. https://ecologiadelnacer.cl/michel-odent/
229. Chamberlain, D; *Ibid.*, 2002, p. 11.

«Miedos,
amenazas,
ningún apoyo…,
más bien,
culpabilidad».

CAPÍTULO 2

PARIR EN EL HOGAR

2

PARIR EN EL HOGAR

Al primer capítulo lo denominamos *Nacer: «redescubriendo» al niño como el otro gran protagonista*, y lo hicimos con el ánimo de hacer hincapié en que son dos los participantes de este acontecimiento paritario: madre y (futuro) bebé. Como al tratar el nacimiento, lo común es hacerlo desde la perspectiva de la madre; nosotros invertimos el orden para dar mayor equilibrio a esta dualidad, de manera que el niño, de partida, abriera la relación del tándem.

Así las cosas, es ahora el momento de poner de lleno la mirada en la mujer embarazada que decide optar por el parto en el hogar. En las siguientes páginas nos ocupamos de las múltiples incertidumbres epocales en las que se produce la toma de la decisión; y a partir de aquí, entramos en cuestiones más concretas como la confrontación parto hospitalario/parto en el hogar, abriendo otros interrogantes como el de la seguridad o el dolor en el parto en casa. Si anteriormente nos tomamos la licencia de «hablar» por el bebé que estaba por nacer, ahora son los relatos de las madres los que nos guían.

«Mi tiempo, mi libertad, mi relación de pareja y con las inseguridades al respecto»

1. INCERTIDUMBRES EPOCALES

Son múltiples los dilemas que confrontan las parejas al decidir que quieren ser padres. Y esta decisión es más singular y compleja cuando el deseo es parir en el hogar y no en el hospital. Como se suele decir, las cosas han cambiado mucho. Somos más incrédulos al respecto de las referencias que guiaron a generaciones anteriores, de manera que los grandes relatos guía se han disipado y se carece de un norte nítido. Sin esos mimbres, para bien o para mal, desde las últimas décadas del siglo pasado, empieza a dibujarse una nueva epocalidad[1] (que recibe distintas denominaciones)[2] en la que hoy nos hallamos instaurados de pleno y que diverge de la extinta modernidad.

Ahora nos erigimos a partir de pequeñas narrativas, en una realidad de incertidumbres[3] (y aceleradísima), donde predomina un individualismo pertinaz que propicia una ética hedonista, del deseo, al punto que se ha producido una segunda revolución individualista, un proceso de personalización que supera el anterior «individualismo limitado» (el de la modernidad) para albergar ahora al «individualismo total», donde cada uno debe hacerse responsable de su propia vida, gestionando de la mejor manera posible su capital estético, afectivo, psíquico, libidinal..., para encontrar así una vida auténtica,[4] que exige, como señalan Beck y Beck-Gernsheim,[5] identidades construidas «desde dentro», es decir, edificadas por cada uno y desde cada uno. Hoy nos forjamos de influencias archipielaguizadas (múltiples y «pequeñas»), muchas veces contradictorias, sin que por eso dejen de dar sentido a nuestra existencia. Con todo, si bien han perdido protagonismo los relatos totalizantes de la modernidad, como seres sociales elaboramos y reelaboramos representaciones sociales que compartimos.[6] Así, como venimos sosteniendo, esta multiplicidad no genera rupturas vitales; al contrario, se convierte en materia constitutiva de nuestras vidas.

Francois Dubet lo explica al establecer la unidad de la experiencia social a partir del trabajo que cada uno hace sobre sí mismo, lo que le permite percibirse como autor de su propia vida,[7] de manera que no habría nada de peculiar en asistir a clases de yoga para embarazadas, a sesiones de canto prenatal, estar con medicación homeopática durante el embarazo, y luego exigir con ahínco la epidural en el parto y permanecer

---

1. Jean-François Lyotard defiende que la modernidad estaba guiada por los grandes metarrelatos (el del cristianismo, el marxista, el iluminista y el capitalista), si bien a partir de las últimas décadas del siglo pasado se despliega la incredulidad de esos discursos, iniciándose una nueva etapa que denomina posmodernidad. Lyotard, JF; *La condición postmoderna. Informe sobre el saber*, Madrid, Cátedra, 1984; Lyotard, JF; *La postmodernidad explicada a los niños*, Barcelona, Gedisa, 1986.
2. Muchos, como Lyotard, le llaman posmodernidad, aunque otros científicos sociales utilizan otras denominaciones (*modernidad líquida, modernidad tardía, modernidad reflexiva...*).
3. Como trataremos después al ocuparnos de la seguridad en el parto, muchas de ellas son «incertidumbres fabricadas» por las propias instituciones que pretenden evitarlas. Anthony Giddens. En: Giddens, A; «Riesgo, confianza, reflexividad», en Beck, U; Giddens, A, Lash S (Edit.); *Modernización reflexiva. Política tradición y estética en el orden social moderno*, Madrid, Alianza editorial, 2001, p. 220.
4. En: Rico Becerra, JI; Cayuela Sánchez, S; *Ibid.*, pp. 122, 123.
5. Beck, U; y Beck-Gernsheim, E; *La individualización. El individualismo institucionalizado y sus consecuencias sociales y políticas*, Barcelona, Paidós, 2003.
6. «(...) constituyen modalidades de pensamiento práctico orientadas a la comunicación, la comprensión y el dominio del entorno social, material e ideal». Jodelet, D; «La representación social: fenómenos, concepto y teoría», en Moscovici, S. (Dir.): *Psicología Social. Vol. 2, Pensamiento y vida social. Psicología social y problemas sociales*, Barcelona, Paidós, 1986, p. 474.
7. Dubet, F; *Sociología de la experiencia*, Madrid, CIS, 2010.

anestesiada todo el tiempo que se requiera («para no sentir nada»), pretender que todo el proceso sea lo más rápido posible («que me lo saquen») y, posteriormente, vivir un puerperio (tiempo en el que poco se suele pensar durante el embarazo), donde la «recomendación» del común por aplicar se ciñe a que «te pongas maquillaje y tacones, presentes públicamente a tu bebé, te reincorpores al trabajo...» cuanto antes,[8] aunque tengas grietas en los pezones, puntos en la vagina o en el abdomen, y/o estés pasando noches en alerta continua para atender las constantes necesidades y demandas propias de la crianza. Porque todas las incongruencias que podamos imaginar, y podíamos incluir otras muchas, son ahora factibles. Presentan una realidad fragmentada, donde casi todo puede encajar, ya que en esta hiperveloz contemporaneidad, se impone el «yoísmo». Por eso, y por encima de cualquier cosa, he de hacer aquello que me satisfaga, seguir siendo yo y gozar el presente. Claro que este amplio ámbito de libertad en el que se transita genera nuevas incertidumbres porque se despliega en un presente de opciones tan variadas que te pueden dirigir a futuros con múltiples consecuencias.

Según lo visto, nos movemos entre dilemas. Y nuestras protagonistas son buena prueba de ello. A las vacilaciones con las que tienen que lidiar las féminas del siglo XXI:[9] «¿Cómo voy a organizar mi vida personal? ¿Prefiero vivir sola o formar una pareja? (...) Y si tengo pareja, ¿cómo vamos a vivir?, ¿separados, juntos, casados? (...) Y además otra cosa, ¿quiero tener hijos? ¿Cuándo, cuántos? ¿Cuándo me voy a decidir? Porque si tengo hijos, tendré que dejar muchos planes, será un *hándicap* para mi trabajo, además tendré que poner de antemano las cosas claras con mi pareja porque el cuidado de los hijos hay que compartirlo; tampoco estoy dispuesta a que los hijos hagan que me enfade con mi pareja...» se suma optar por el parto en casa.

Entre las disyuntivas también está ¿qué significa ser madre?, y su correlato, ¿cómo se vive la maternidad? Porque[10] «no se puede hablar de una maternidad en sentido único. Cada vivencia depende del contexto social, las capacidades económicas, la mochila personal. No es lo mismo la maternidad biológica que la adoptiva; criar en solitario que contar con un entorno que te apoye; tener una criatura que criar a dos o tres; o volver al trabajo dieciséis semanas después del parto, cuando finaliza la baja, que cogerte una excedencia si lo que quieres es estar con tu bebé (...) Incluso una misma mujer puede tener experiencias distintas en función del

8. Por poner un ejemplo, ¿recuerdan a la vicepresidenta del Partido Popular (PP) Soraya Sáenz de Santamaría?, seguro que sí. Pues diez días después de dar a luz a su hijo, se incorporó a la primera línea de la política para gestionar, ni más ni menos, el traspaso de poderes (PSOE-PP) de la nueva legislatura.
9. Alberdi, I; *Ibid.*, 1999, p. 122.
10. Vivas, E; *Mamá desobediente. Una mirada feminista a la maternidad*, Madrid, Capitán Swing Libros S.L., 2019, p. 21.

momento vital por el que pase. No hay modelos universales». Nuestras mamás protagonistas viven de pleno las incertidumbres. Como otras, no son *superwoman*.[11] La hondura del acontecimiento las invade. Todo su mundo se trasmuta (muda) en unos pocos meses que pasan rapidísimos, y donde ya no hay marcha atrás, en breve «él estará aquí». En buena medida, la mujer ya nunca volverá a ser la de antes:[12] «El hecho es que (con conciencia o sin ella, despiertas o dormidas, bien acompañadas o solas, incineradas o a salvo) el nacimiento se produce».

> *«(...) Sí que al final del embarazo tuve unos días de nostalgia por esa despedida a la vida que había tenido hasta ahora: mi tiempo, mi libertad, mi relación de pareja y con las inseguridades al respecto, si iba a ser capaz de dejarlo todo de un día para otro»* (Mamá 3).

> *«(...) En algún momento, cuando me imaginaba que era para toda la vida, o que ya nunca más volveríamos a estar solos mi pareja y yo, o si nos poníamos a pensar en la adolescencia y se nos iba la cabeza un poco, tenía sensaciones de agobio o un poco de miedo a la responsabilidad»* (Mamá 6).

> *«Supe que estaba embarazada al segundo mes. Durante las dos primeras semanas me costó adaptarme a la idea. La viví con emociones que variaban desde la alegría y la felicidad a la tragedia más absoluta. A partir del tercer mes lo viví con felicidad, aunque me asaltaban miedos acerca de los cambios que experimentaría a nivel individual, de pareja y social cuando naciera el bebé»* (Mamá 7).

> *«El embarazo estuvo repleto de toda gama posible de sensaciones: euforia, miedos (de no poder hacer de madre, no saber criar, me adelantaba mucho en futuro), placidez, mucha calma, intranquilidad, irritabilidad sobre todo al principio, reviví la necesidad de revalorar y reenfocar mi sexualidad, culpabilidad de no poder estar conectada con el bebé todo el tiempo...»* (Mamá 8).

> *«Este embarazo ha sido distinto al primero, con dificultades, estrés, pero intentaba desconectar por mi bebé y por mí. Tenía días de todo, días con miedo y días con incertidumbre, curiosidad, alegría, tenía de todo»* (Mamá 21).

---

11. *Ibid.*, p. 23.
12. Gutman, L; *PUERPERIOS y otras exploraciones del alma femenina*, Buenos Aires, Del Nuevo Extremo, 2004, p. 24.

«Desde el principio, aparecieron miedos, no quería perder al bebé. (...) también me preocupaba el cambio, el no poder mantener mi ritmo de vida, tenía que echar el freno y no encontraba la manera, sobre todo con el trabajo. Ahora lo recuerdo y no sé cómo podía hacer tantas cosas, ahora que vivo en un tiempo ralentizado, los días pasan más rápidos, pero puedo hacer mucho menos, no me cunde. Sí que tenia miedo por todos los cambios que se iban a producir, pero a la vez mucha esperanza, cada día iban desapareciendo unas dudas y surgiendo otras» (Mamá 28).

«Se suponía que el embarazo es una etapa maravillosa de la mujer y pude descubrir que en la mayoría de los casos nunca se confiesa lo mal que se puede llegar a pasar. Durante el embarazo me surgieron todo tipo de pensamientos y sentimientos, en muchas ocasiones contradictorios entre sí. Creo que nunca había sentido tanto miedo e inseguridad, y tanta vulnerabilidad. Llegué a percibirme en muchos momentos como si no fuera la misma» (Mamá 34).

«Estas sensaciones se alternaban, estaba muy feliz, fantaseaba con ese momento, tenía muchas ganas de conocer a mi bebé, íbamos a pasar de ser pareja a ser una familia, era un paso muy importante y un gran acontecimiento. A veces también me desbordó la responsabilidad, ¿estaba realmente preparada? ¿Era el momento? ¿Íbamos a ser capaces de hacerlo bien? Éstos fueron algunos momentos puntuales que no trascendieron más, pero alguna vez sentí que no estaba preparada» (Mamá 42).

Las experiencias relatadas también tienen mucho que ver con las implicaciones que genera el tránsito de los nuevos patrones familiares.[13] Se ha pasado de la familia tradicional institucional o amplia (la familia extensa o compleja) a la familia nuclear o conyugal funcional.[14] Ésta última, en Occidente hoy la más común, al estar conformada por un único grupo familiar (los padres y su/s hijo/s), siempre está al albur de los acontecimientos y genera una red limitada de apoyo.

Este formato familiar también ha ido dejando fuera muchos acontecimientos vitales (nacimiento, muerte...) que sí eran contemplados por otras tipologías familiares precedentes. Si nos remontamos suficiente-

13. Tomamos aquí la denominación de los modelos de: Torío López, S; «Hacia nuevos modelos de familia. Análisis de la morfología familiar en el Principado de Asturias», *Aula abierta*, n.º 78, 2001, pp. 143-148.
14. No hemos de olvidar otras fórmulas de familia cada vez más presentes, como las monoparentales. El incidir en la familia nuclear es porque, al tiempo de ser la más habitual, es la generalidad entre las mamás entrevistadas.

mente en el tiempo, los «ritos de paso»,[15] especialmente los que tienen que ver con la mujer y sus ciclos vitales (la primera menstruación,[16] el embarazo, el parto, la maternidad, la menopausia...), facilitaban los cambios de lugar, de estado, de posición social, de edad, de orden vital... de los individuos, favoreciendo la asunción del nuevo rol, tanto a nivel individual como social. Así, en las sociedades tradicionales podemos encontrar múltiples ejemplos de la puesta en práctica de rituales[17] que ayudan a la mudanza vital que supone, para la madre y el grupo social, el nacimiento del nuevo ser.[18] Obviamente esta ritualidad no es trasladable a nuestros días,[19] si bien lo que queremos señalar es que no se han cubierto con otras fórmulas sustitutorias tan necesarias en una sociedad hiperindividualista como la nuestra.[20] Michel Odent lo plantea a partir de la siguiente paradoja:[21] «En nuestra sociedad, las embarazadas y las madres lactantes, que necesitan un gran apoyo social, se ven aisladas; en cambio, las parturientas, que necesitan intimidad, son observadas por varias personas y, en ocasiones, por alguna máquina». El resultado es que muchas de las futuras mamás (y sus parejas) están más huérfanas que nunca. Un buen número de ellas no han convivido con niños ni con mujeres embarazadas y/o con madres que amamantan. En Occidente, seguramente cuando más se necesitan, los ritos de paso han quedado relegados.[22]

---

15. Van Gennep, A; *Los ritos de paso*, Madrid, Alianza Editorial, 2008.
16. Miranda G; *LUNA ROJA. Los dones del ciclo menstrual*, Madrid, Gaia Ediciones, 1999.
17. Algunos de ellos son de gran complejidad y van mucho más allá de lo que se desprende de un primer análisis. Eliade, M; *Nacimiento y renacimiento. El significado de la iniciación en la cultura humana*, Barcelona, Editorial kairós, 2001.
18. Van Gennep afirma que los rituales mejor estudiados en esta materia son los de separación durante el embarazo y el parto. Van Gennep, A; *Ibid.*, p. 67.
19. Además, algunos de ellos no soportarían el actual escrutinio de los Derechos Humanos. Nosotros también los repudiamos y aborrecemos, como es obvio. De hecho, nos referíamos a aquéllos de mujeres para mujeres y que refuerzan positivamente el rol de la mujer.
20. Sui géneris, en el ámbito anglosajón existen, por ejemplo, el *blessingway* o fiesta del embarazo. No nos referimos a los *baby shower* (popularizados por la televisión estadounidense, que son algo así como un gran cumpleaños), sino a una celebración más compleja, cuyo objetivo es verdaderamente el ritual transicional (www.bebesymas.com/embarazo/blessingway-un-ritual-para-honrar-a-la-futura-mama). Con todo, son excepcionales y debieran ser potenciados por su gran utilidad social, en especial para las nuevas mamás. Seguramente su desarrollo podría ayudar a disminuir las inseguridades y a enfrentarse mejor a lo desconocido de la nueva etapa.
21. Odent, M; *El agua, la vida y la SEXUALIDAD*, Barcelona, Ediciones Urano, 1991, p. 35.
22. En otro contexto, aunque algunas cosas no han cambiado tanto, el movimiento Feminista Radical de finales de los años sesenta y los setenta supo ver la importancia de la creación de centros de ayuda y autoayuda para las mujeres potenciando espacios propios para estudiar y organizarse, a la vez que promocionaron y desarrollaron una salud ginecológica fuera de las normas del patriarcado, animando a las mujeres a conocer su propio cuerpo, fundando guarderías, centros de mujeres maltratadas, centros de autodefensa... Por cierto, aquí también se ha de incluir la sororidad o hermandad de las mujeres (Varela, N; *Feminismo para principiantes*, Barcelona, Penguin Randon House, 2019, pp. 110, 250).

> *«En los primeros cuidados (me sentí totalmente insegura acerca de cómo iba hacerlo todo) no sabía ni poner el pañal, ni bañarlo, nada. (...) Al despojarme de tantos miedos (infundados o inspirados por la gente), me sentí mejor»* (Mamá 8).

Además de las incertidumbres que a todos nos aquejan, las parejas de parto en casa tienen las suyas propias. Empezando por las discusiones y desencuentros con la familia cuando comunican su intención, *¡vamos a tener a nuestro hijo en casa!* Surgen de inmediato temas controvertidos como la seguridad, pues[23] «el parto es tratado como un acontecimiento médico que no sólo tiene lugar por lo general en un hospital, (...) además está pensado casi exclusivamente en términos de riesgo», por lo que[24] «si decides dar a luz en casa, lo más seguro es que tengas que enfrentarte a un montón de obstáculos establecidos por el sistema médico. Los comentarios de las familias y los amigos van desde "¡eres muy valiente!" hasta "¿no te preocupa que algo vaya mal?", pasando por "estás siendo egoísta" o "no estás pensando en el bebé"».

> *«La mayoría de gente, amigas, mis compañeros del trabajo... no lo comprendían, decían que habiendo hospitales...»* (Mamá 2).

> *«El tío de mi pareja intentó convencerme de que no era buena idea. Advirtió que si pasara algo, la culpa sería mía. Dijo que era ridículo querer sentir el dolor del parto, que el hospital es más seguro. Yo no le dije nada. Me afectó, pero no me hizo dudar»* (Mamá 4).

> *«Yo estoy segura de que mis miedos a que el niño no saliera bien (aparte de que es normal planteárselo en algún momento del embarazo) estaban relacionados con lo que todo el mundo me decía del parto en casa: que el niño podía quedar mal por cinco minutos de no tener oxígeno y que eso sólo te lo solucionaban en el hospital. Que mi niño podía quedarse mal por una inconsciencia mía de querer un parto en casa...»* (Mamá 6).

> *«Con mi madre lo compartí en un primer momento, pero tenemos ideas muy diferentes al respecto, de modo que a ella no le gustó para nada la idea. Es más, me dijo que quería estar conmigo durante el parto en el hospital. Viendo su actitud muy nerviosa al respecto, le dije repetida y sutilmente, desde el comienzo hasta el final del embarazo, que el parto lo haría acompañada de la matrona y de mi pareja»* (Mamá 7).

---

23. Kitzinger, S; *Ibid.*, 2012, p. 30.
24. *Ibid.*, 2012, p. 30.

«Una negación completa, miedos, amenazas, ningún apoyo, más bien carga de culpa» (Mamá 8).

«Lo tomaron como una autentica temeridad hacia mi bebé e intentaron convencernos y hacernos ver que la ciencia avanza por algo y no es necesario retroceder de siglo, los hospitales son respetuosos y mucho más seguros que antes» (Mamá 11).

«Asimismo reflexionaba sobre la seguridad para el bebé en el caso de que se complicara el parto, porque más de una vez dijeron lo imprudente que sería no ser asistida por un médico en el nacimiento de un hijo. Pensaba sobre el sentimiento de culpabilidad que sentiría si algo saliese mal. Mi madre se opuso rotundamente; eso me apenó, pues tuvimos una discusión al sentir ella que no valoraba su experiencia. Mi hermana pensaba que era una irresponsable por poner la vida del bebé y la mía propia en peligro.(...) pensaban que Alex (mi pareja) me había "comido el tarro"» (Mamá 23).

«Nadie me apoyó, al contrario, dijeron que era peligroso. No se volvió a hablar más del tema. Y yo no lo decía mucho para no tener que afrontar comentarios negativos» (Mamá 33).

«Cuando lo comuniqué a la gente, la mayoría de personas me decían "lo loca que estaba", argumentando lo que duele y el peligro que corríamos tanto el bebé como yo; incluso me narraban historias de partos complicados y trágicos» (Mamá 34).

«Al principio tenían miedo de que pudiera pasar algo, después me dejaron tranquila, y posteriormente me han echado en cara que lo haya hecho en casa» (Mamá 37).

«A mi familia se lo dejé caer y no les hizo mucha gracia, de hecho, una vez tuve a Ana y todo había salido bien, lo único que decían era: "¡Cómo se te ha ocurrido tenerla en casa!, ¿y si hubiera pasado algo?"» (Mamá 39).

«Fue un secreto entre mi pareja, yo y dos o tres personas de confianza. Mis familiares directos y amigos no lo supieron hasta que el nacimiento concluyó. Mi madre no lo hubiera apoyado y quise ahorrarme que me contagiara sus miedos, que minaran la confianza que tenía en mi capacidad y la de mi hijo» (Mamá 40).

«Por otro lado, me daba miedo que el parto no fuese como nosotros esperábamos o que hubiese algún "problema" con el bebé. Yo estaba tranquila, pues estaba siendo responsable y coherente conmigo mis-

ma y estaba dispuesta a aceptar lo que ocurriese; mi pareja también, pero ¿y los demás? ¿Familia, amigos, el resto de la sociedad? Nos culparían directamente y esto hubiera sido muy duro. Mi familia muy bien, sobre todo mi madre, que tuvo malas experiencias en sus partos. El resto se mostraron bastante sorprendidos, incrédulos, y nos miraban como si fuésemos unos inconscientes o que si "pasaba algo" sería culpa nuestra» (Mamá 42).

Verán que están solas, ¡muy solas! Pero también convencidas, ¡muy convencidas! ¿Qué ha pasado para que sea tan unánime el rechazo social al parto en el hogar? Casilda Rodrigáñez lo explica en relación a los cambios epocales de los que hablamos:[25] «Las mujeres han perdido tanto la conciencia de su propio cuerpo y de sus funciones sexuales como la experiencia y el conocimiento que antes se trasmitía de madre a hija, de unas generaciones a otras; se ha destruido el tejido social (el apoyo mutuo) que incluía la posibilidad de recibir en la intimidad la ayuda necesaria en el parto: las madres, las hermanas y las abuelas de las actuales mujeres han parido ya en hospitales, con anestesia, con goteo, con cesáreas, y han perdido ese conocimiento. No sólo hay miedo a eventuales complicaciones, hay miedo también al dolor, el cual se acrecienta en proporción directa al grado de robotización del parto. Entonces la mujer renuncia definitivamente al deseo y a la conciencia y reclama la anestesia. Se invierte el *continuum humano*. La destrucción de las relaciones humanas basadas en el apoyo mutuo lleva a la paradoja de parir y nacer entre desconocidos».

Pero los desencuentros no cesan cuando el parto ha concluido, porque la «soledad» de la mujer se sobredimensiona después, con el inicio de la crianza.[26] Por un lado, está la distancia geográfica entre la parentela, y se hace complejo el soporte y la ayuda cuando más se necesita. Si bien hasta aquí nada es diferente de lo que acontece al resto de parejas, lo que singulariza a nuestras protagonistas es la forma diferente de plantear la crianza. Por lo que hemos observado, muchas de las abuelas se enojan con sus hijas, chocando por lo que cada parte entiende como «mejor forma de criar»: lactancia a demanda (*¿otra vez a la teta?*); colecho *(¡se va acostumbrar a los brazos!, ¿vas a tener todo el día al bebé pegado, también por la noche? ¡Que duerma en la cuna! ¡Cualquier noche lo aplastas!*; visitas (*¿no puedo visitar a mi nieto recién nacido? ¡Ya tendréis tiempo de estar solos!)*...

---

25. Rodrigáñez, C; Cachafeiro; *La represión del deseo materno y la génesis del estado de sumisión inconsciente*, Madrid. Nossa y Jara ediciones, 1995, p. 240.
26. La actual ampliación del permiso paterno, al margen del grado de tino de su planteamiento, lo corrobora.

«Me sentí muy enfadada porque media hora después de que se fuera la matrona, los padres de mi pareja llegaron a la casa y se quedaron allí. Nada más entrar en la casa dijo su madre: "Esto es bestial". Entró en la habitación donde estuvimos con el bebé desnudo en nuestra cama y en seguida quería ponerle ropa y pañal. Al rato, se lo puso ella y me quitó ese momento. Inmediatamente empecé a sentir que ahora que ha salido, "me lo quieren quitar". No entendieron la situación y la importancia de los primeros momentos y horas que tuvimos para conocer a nuestro bebé. Habiendo parido en casa, yo quería que estuviéramos solos en nuestra casa, con nuestro bebé, por lo menos hasta que nos hubiéramos recuperado un poco. (...) No estaba preparada para ver a la gente, cuando ni siquiera había visto casi a mi bebé. Yo tenía miedo e inseguridades con los primeros cuidados del bebé, pero quería hacerlo yo. Cuando alguien lo quiere hacer por ti, te hace perder confianza en ti misma. Ves que otra persona lo hace mejor y piensas, ¡para qué lo voy hacer yo!, entonces, mi hijo no necesita de mí. He sentido mucho resentimiento hacia mi suegra por estas razones. Creo que es muy importante dejar que la madre haga las cosas y asegurar que lo está haciendo bien o enseñarle de una forma sensible. Personalmente aprendo mejor sola o con alguien de mi propia familia» (Mamá 4).

«He tenido la necesidad de llorar y he llorado cuando hemos recibido alguna visita estresante que me desconectaba de mi bebé. Esto nos ha llevado a poner límites a los horarios de visitas y a no juntar a mucha gente en casa. Tanto mi marido como yo nos damos cuenta de que al bebé le va bien la tranquilidad, mamar y dormir cuando él lo necesita, no cuando el ambiente se lo impone» (Mamá 9).

«Para mí, lo más difícil ha sido la lactancia. (...) Yo me había preparado mucho y a conciencia para no fallar con la lactancia (porque traigo tradición familiar de mujeres "sin leche"), y cuando comprendí que no daba resultado, me hundí. Los comentarios de algunos familiares también se hacen "pesados", y en esos momentos yo no sabía gestionar muy bien, menos mal que tuve mucho apoyo de mi pareja, que se encargó de todo lo relacionado con el mundo exterior. Tal vez había más comentarios de lo normal porque nosotros llevamos un modelo crianza diferente (más natural)» (Mamá 14).

Hay veces que es tal el desencuentro que la abuela ha llegado a enfermar, teniendo que guardar varios días de reposo. Cuando esto sucede, además de que no echa una mano, sobrecarga y preocupa a la hija. Todo esto termina provocando que se vayan distanciando de sus familias. De ahí el peso de la pareja, todo recae en sus espaldas. Por eso la gran trascendencia de que el tándem esté en sintonía en las decisiones que se adoptan.

«Me sentí muy cansada y con muy poca ayuda por parte de mis familiares, madre, padre y hermanos» (Mamá 17).

Las mamás se sienten solas. Como nos dicen, uno de los soportes mejor considerados son los grupos de apoyo a la lactancia, que además de ayudar en las posibles complicaciones iniciales, propician encuentros entre iguales. Las madres pueden hablar de tú a tú, sin sentirse juzgadas por las opiniones de familiares, profesionales sanitarios o del entorno más reacio; y compartir, saliendo de estos encuentros reforzadas y ampliando el círculo de amistades (que puede tornarse en grupo de crianza). Como en otros ámbitos, las redes sociales están haciendo cada vez más acto de presencia en la resolución de los problemas y las dudas de las madres.[27] Esto es muy positivo, sin duda; pero también provoca que se reduzcan los encuentros personales (semanales, mensuales) entre gestantes y/o puérperas, quedando el vínculo limitado a la fría respuesta a través de un mensaje. En una sociedad donde el tiempo es un don tan preciado, estas nuevas formas de comunicación son de gran utilidad, si bien potencian el individualismo y tienen como resultado la soledad de la mujer.

«(...) a los pocos meses, conocí a un grupo de nuevas mamás dentro de la crianza natural, donde nos ayudamos con dudas, cansancios, desahogos y risas, y ha sido de gran apoyo tener gente en tu misma situación cerca. Las redes de mujeres son importantísimas. A mí me ayudó mucho no tener expectativas sobre mi bebé, sino dejarle ser lo que es, respondiendo a sus demandas y sabiendo que la mayoría de situaciones más molestas (despertares por la noche, dolores de tripita, demanda de teta sin parar, demanda de presencia continua, etc.) son temporales, se pasan al poco tiempo, no son para toda la vida, por muy eternas que se puedan sentir. Fue un gran consejo de mamás con más experiencia, tuve suerte de escucharlo muy al principio» (Mamá 3).

«(...) Con el tiempo conecté con un grupo de lactancia (más que nada para observar cómo llevaban la maternidad otras madres) y eso me ayudó también (creer más en mí cómo madre), ya que ése era mi miedo más grande, que no iba a ser capaz de poder con todo y que me iba a desbordar el postparto y los cuidados intensivos del bebé» (Mamá 8).

---

27. Es el caso de *LactApp*: «(...) la primera app dedicada a la lactancia y maternidad que resuelve tus dudas de manera personalizada», y además «(...) las madres no pagan nada». https://lactapp.es

«Vivir mi parto, sentirlo y disfrutarlo junto a mi pareja»

2. LA DECISIÓN

Parir hoy en España es parir en un hospital. De ahí la valía de estos particulares relatos preñados de inmenso sentido. Y traerlos a este texto se debe, sobre todo, a que es primordial que las mujeres lean experiencias íntimas de otras mujeres. Seguimos el consejo de Ina May Gaskin:[28] «Durante todo el tiempo que he dedicado a escribir y a hablar sobre el parto, me he dado cuenta de que es útil, e incluso necesario, contar historias positivas. Es una de las mejores maneras que existen para que las mujeres conozcan todo lo que puede ayudar o dificultar el parto. Las historias enseñan de manera memorable. En este sentido, tienen mucho más valor que el aprendizaje mecánico y la memorización. (...) Aunque las historias no hacen posible que las mujeres sepan cómo será su propia experiencia, sí pueden ilustrar cuán amplios pueden ser los rangos de comportamiento», porque[29] «las historias positivas de mujeres con experiencias de partos maravillosos son una forma insustituible de transmitir el conocimiento sobre las verdaderas capacidades de una mujer en el embarazo y el parto».

Al valor de lo narrado también se suma Ibone Olza al referirse a la obra de Callister:[30] «Sus trabajos demuestran que mujeres de todo el mundo y de culturas muy diferentes necesitan contar la historia del parto con todo tipo de detalles numerosas veces en los días y semanas que siguen al parto para poder integrar psicológicamente el evento. Las historias del parto que relatan las mujeres son ricamente descriptivas y merecen ser escuchadas. Los beneficios de compartir las historias de parto, (...), incluyen, además de la oportunidad para la integración de un gran evento en el marco de la vida de la madre, poder debatir y discutir los miedos y las preocupaciones, así como recuperar las "piezas perdidas"; (...) Cuando una madre reciente narra su parto al resto de las personas de su comunidad, va integrando la experiencia y adquiere un sentimiento de pertenencia al colectivo universal de madres, transgeneracional. Las historias de parto pueden ser relatos de crecimiento, competencia o fortaleza, pero también de fracaso, miedo, derrota».

En nuestro caso, un numeroso grupo de mujeres que han dado a luz en el hogar nos ceden sus voces para hacérselas llegar a ustedes, las/los lecto-

---

28. May Gaskin, I; *Nacimientos. Memorias de una comadrona pionera del parto natural*, Barcelona, RBA Libros S.A., 2012, p. 39.
29. May Gaskin, I; *Guía del nacimiento*, Madrid, Capitán Swing Libros, S.L., 2016, p. 20.
30. Olza, I; *PARIR. El poder del parto*, Barcelona, Sipan Barcelona Networks S.L, 2017, p. 38.

ras/es de estas páginas. Como Olza, también apostamos porque no sólo deben salir a la luz las experiencias felices. Aunque sean las menos, tienen que ponerse en valor las otras historias, las frustradas (por ejemplo, las de mamás derivadas al hospital cuando no ha sido posible el parto en el hogar), porque sin ser aquí nuestro objetivo, también son parte de esta realidad.[31]

> *«Para dar a luz en casa, es necesario conocer las experiencias de otras madres, que muchas veces han sido negativas. Estas vivencias influyeron mucho en que decidiera tener un parto en casa. Por otro lado, las vivencias positivas de partos felices en casa me dieron fuerza y ánimo para intentar traer a mi niña en un ambiente diferente, tranquilo y sosegado, como es mi casa»* (Mamá 1).

El parto es un acontecimiento que deja en la madre una huella persistente. De hecho, ni se olvida ese momento tan especial ni a los que estuvieron en él. Para Raquel Schallman,[32] «el nacimiento de un hijo responde a una profunda necesidad vital. (...) Tiene que ver con la vida, el placer, la alegría, las esperanzas, las emociones internas». Y[33] «al margen de dónde y cómo den a luz, su experiencia tendrá consecuencias para sus emociones, su mente, su cuerpo y su espíritu durante el resto de su vida». Sheila Kitzinger lo apostilla:[34] «Para cada una, las historias de sus partos pasan a formar parte de sus vidas y un importante elemento de su identidad», de hecho[35] «en un estudio sobre los recuerdos a largo plazo de las mujeres en relación a sus primeros partos, Penny Simkin reveló que "las memorias de las mujeres sobre los acontecimientos de sus partos son generalmente más precisas años después, a pesar de los lapsus o errores de la memoria en algunos detalles específicos. La trascendencia que dan a los acontecimientos negativos parece intensificarse y aumentar con el tiempo, mientras que los aspectos positivos permanecen constantemente positivos en la mayoría de los casos"».

---

31. Si tradujéramos nuestros datos, aproximadamente el 9 % de las mamás se derivaron al hospital; y de ellas, al 60 % se le realizó cesárea, y el 40 % restante tuvo un parto vaginal con algún apoyo médico. Así, de 100 mujeres, 91 dio a luz en casa. No conseguir el objetivo puede provocar una gran decepción, un «desempoderamiento» que deviene de la «culpa» por no haber sido «capaz». Y suele crecer a medida que trascurren los días, acompañado de tristeza, que se agrava con la incomprensión del entorno más cercano (*el hospital es el lugar donde se tiene que parir, es el sitio más seguro, ¡ya te lo decía yo!*). Por eso, este tipo de situaciones se tienen que tratar en los encuentros con el/los profesional/es que acompañan en el parto en el hogar, y en caso de que se produzcan, aconsejar (y apoyar) en el posparto a estas mamás para que si fuera necesario, se pongan en manos de un terapeuta que les permita afrontar la situación. Y no exageramos, en nuestro medio las mujeres que optan por parir en el hogar son heroínas, son dignas de admiración, sin duda, pero en la medida que se «sublevan», si sale mal, suelen «pagar» cara su rebeldía.
32. Schallman, R; *Parir en Libertad. En busca del poder perdido*, Buenos Aires, Grijalbo, 2007, p. 39.
33. May Gaskin, I; *Guía del nacimiento*, Madrid, Capitán Swing Libros, S. L., 2016, p. 11.
34. Kitzinger, S; *La crisis del parto*, Tenerife, Editorial OB STARE, 2015, p. 20.
35. Kitzinger, S; *Ibid.*, p. 21.

Es así que las mujeres tienen la necesidad de contar su experiencia, y dependiendo de cómo haya sido, la expresará distintivamente en tiempo y forma. Habrá quien la recuerde y la verbalice desde el primer momento sin trabas; en otros casos se requerirá más tiempo (quizás meses, años... o puede que quede, inconscientemente, en el olvido) para poder tratar y relatar cómo se sintió antes, durante y después; inclusive, para otras mamás, el parto se evoca como una película que no deja de reproducirse sin poder desconectar. Suele ser habitual que una vez que se tiene en el regazo al bebé (sano), lo vivenciado negativamente quiera olvidarse. En estos casos, el mecanismo que se potencia es primar la racionalidad frente a los sentimientos: *¡No se entiende que estés así, si a todas nos lo hacen!; ¡mira lo guapo que es tu bebé!; ¿no sé de qué te quejas?, ¡a mí me dieron más puntos!, ¿no estarás otra vez con lo mismo?...* Parece que[36] «nadie indaga acerca de las emociones vividas en un parto hospitalario y, por supuesto, pocas embarazadas cuentan los sentimientos que las atravesaron en el transcurso del mismo. Lamentablemente, a las mujeres se las ha educado para concebir el nacimiento como un acto corporal y médico, un trámite necesario para tener a su hijo en brazos, y no el acontecer vital que marcará las vidas de ambos y su mutua relación de afecto. Resulta sospechosa la carencia de emociones que poseen las palabras de una mujer tras su sumisión en un alumbramiento medicalizado. Sus monosílabos. Sus puntos suspensivos. Sus silencios. (...) Las mujeres que han sufrido el trío epidural-episiotomía-fórceps suelen emplear el mismo tipo de términos evasivos a la hora de hablar de su parto, días después de éste. "Todo fue bien: mi niña está sana" o "Genial, mi niño está bien"».

> *«Ya embarazada, cuando preguntaba a mis amigas sobre cómo les había ido el parto, siempre comentaban lo mismo: "Bien, lo normal..., epidural, episiotomía, gotero, fórceps...". No lo entendía, si todas eran mujeres sanas y jóvenes y sus bebés estaban sanos, ¿por qué tanto rollo? ¿Había efectos secundarios de todo eso?* (Mamá 42).

Pero no siempre esto nos conforma (ni debe hacerlo) y se busca avanzar, porque[37] «un buen parto no sólo es cuestión de seguridad, ni de alcanzar el objetivo de que madre e hijo estén vivos y físicamente sanos. Queremos que el parto sea todo lo seguro que podamos, pero no deberíamos dar por hecho que dar a luz en un quirófano sea necesariamente el mejor modo de conseguirlo.[38] (...) Un buen parto es aquel en que la mujer vuelve la

---

36. Galán, S; *Adiós cigüeña. El placer de parir*, Madrid, Oberón (Grupo Anaya) S.A., 2009, p. 109.
37. Kitzinger, S; *Ibid.*, 2012, pp. 8, 9.
38. Eduardo Menéndez (1990) denomina al parto hospitalario intervencionista «ceremonia quirúrgica».

vista atrás, sucediera lo que sucediera, con satisfacción y plenitud. El parto también puede ser positivo incluso cuando, por razones imposibles de evitar, hay muchísimo dolor físico, hasta tristeza a veces».

> *«Para mí, un parto normal es aquel en el que se ha intervenido lo menos posible, en el que se respeta y se tiene plena fe y confianza en el proceso, en el que se aceptan los riesgos y se aprende de la experiencia con honestidad y responsabilidad, pero sin culpa, como de cualquier experiencia vital en la vida»* (Mamá 38).

Así[39] «todo lo que ocurre durante un parto influye en cómo se percibe después la mujer a sí misma. Puede afectar la relación entre ella y el bebé, y entre ambos padres y el bebé, durante años después del parto». En otro trabajo, Kitzinger nos apunta un dato que es de sumo interés para nosotros, al reparar en que[40] «(...) no quiere decir automáticamente que una mujer que tenga una intervención vaya a estar angustiada después del parto. La calidad de las relaciones con sus asistentes es lo que más importa. Cuando ésta es pobre, incluso una dilatación aparentemente sencilla y un parto vaginal normal pueden ser traumáticos. (...) Así que la percepción de la mujer sobre su cuerpo y su habilidad para dar a luz es alterada, su relación con aquellos que la asisten es alterada, y la fisiología del parto es alterada completamente. Es la interacción entre estos tres elementos lo que da como resultado el trauma y la angustia». De manera que la biología y la fisiología del parto está empapada de emotividad, razón por la que la experiencia queda grabada para la posteridad. Quedarnos en la parte orgánica del proceso sería muy simplista. El parto es único, individual, imborrable e irrepetible y está rodeado de afectividad, formando parte también de la vida sexual de la mujer que lo vivencia. Pero su trascendencia no se queda ahí:[41] «Incluso la expresión o activación de por vida de algunos de nuestros genes depende exclusivamente del ambiente celular en el momento del parto, como explica la epigenética».[42] Parir es un acto complejo y, como una pieza musical bien interpretada, exige afinación y engranaje de todos sus elementos, razón por la que los aspectos anatomofisiológicos, por mucho empeño que se ponga en ello, no son las únicas cuerdas de la sinfonía.

Desde estos supuestos, quizás entendamos mejor el: «¡Quiero parir en casa, sentirlo y disfrutarlo con mi pareja!». Y cuidado, que quien decide

39. *Ibid.*
40. Kitzinger, S; 2015. pp. 17, 61.
41. Olza, I; *Ibid.*, 2017, p. 25.
42. Como Michel Odent aclara: «El fenómeno de la expresión de los genes está influenciado por los factores del entorno, particularmente durante (...) "el período primal" (la vida fetal, nacimiento y año siguiente al nacimiento). (...) En la era de la epigenética (...) observamos que los marcadores epigenéticos ("epigenoma") en cierta medida pueden ser transmitidos a las siguientes generaciones». Odent, M; *Ibid.*, 2014, p. 9.

hacerlo no toma esta decisión a la ligera. Hay una profunda reflexión. La elección no es un arrebato. No está mediada por un simple consejo («porque una amiga me lo ha recomendado») o por un esnobismo. Por el contrario, detrás hay un serio y sereno planteamiento de cómo y dónde quiere que nazca su hijo.

> *«Algunas amigas me han preguntado si lo recomendaría. Yo sólo puedo decir que volvería a hacerlo, pero es una cosa muy difícil de recomendar. Cada una sabe hasta dónde está dispuesta a aguantar el dolor, qué supone para ella un parto en casa, si le compensa la intimidad, los beneficios para el bebé. Es una experiencia muy bonita, pero muy dura. Yo creo que no se puede recomendar ni desaconsejarlo. Cada parto es tan diferente que las madres tienen que ser conscientes de eso y de todo lo que puede suceder, de lo que puede ser su parto. Creo que informarse es importante»* (Mamá 6).

> *«No lo "aconsejaría" porque me parece "superpersonal", pero sí contaría mi experiencia. Creo que más mujeres deberían saber y conocer esta opción, que es maravillosa, pero no querría influir en su decisión de dónde parir, porque para mí fue esencial tomar la decisión libremente de cara al parto»* (Mamá 20).

> *«Creo que el parto en casa no es algo que se pueda "aconsejar", debe salir de una misma. Yo cuento mi experiencia y lo positivo que ha sido para mí, pero la mamá que decide parir en casa debe hacerlo porque así lo siente»* (Mamá 29).

> *«¡No lo aconsejaría! Esto es algo muy personal, muy tuyo; para mí ha sido lo más brutal, duro y a la vez maravilloso que he hecho en mi vida. Para tener a tu hijo en casa, no pueden convencerte. El momento del parto pienso que no lo aguantaría nadie que haya sido convencida, la decisión tiene que nacer de dentro de la pareja, y sobre todo de ti. Cuando la gente me pregunta, yo les digo que repetiría, pero cuento lo dulce y amargo que fue. Yo estaba muy segura, tenía a todos conmigo (pareja y familia), y aun así tuve muchos momentos de flaqueza que canalicé y superé con ayuda de los que me acompañaban, pero otra futura mamá que me pregunte no sé si lo conseguiría; yo que me conozco, me sorprendí de mis flaquezas, así que...»* (Mamá 32).

> *«Puedo contar mi experiencia, pero no trataría de convencer a nadie. Creo que debe comenzar siendo una decisión propia y libre. De otra manera, no puede enfrentarse con convencimiento y serenidad, que considero imprescindibles»* (Mamá 35).

«Entiendo que el parto en casa no es una opción para todas las madres, pero me gustaría que todas las mujeres pudieran vivir sus partos como yo viví el mío» (Mamá 41).

Son muy sensatas y conscientes de que es una decisión personal y que no debe quedar en manos ajenas, al punto de que compartir su historia de parto en casa es muy distinto a aconsejar la elección.[43] Se trata de romper con lo que las mujeres hacen convencionalmente:[44] «Dar a luz es una parte tan integral de la vida, tan normal, que las decisiones relacionadas con ello suelen dejarse en manos del azar. Tendemos a dejarnos llevar por lo que hacen los demás, suponiendo que debe ser lo mejor». Nada que ver con el posicionamiento adoptado por nuestras protagonistas.

«Tomé la decisión embarazada. Me daba miedo la forma de parir que se nos muestra en los hospitales, en la televisión, en las películas, y empecé a hablar con gente que había parido en casa y a leer libros. Cada libro que leía o cada persona con la que hablaba me convencían más y más de un parto natural en el sitio que yo quería: mi casa» (Mamá 2).

«La idea era del papá, que siempre había querido que sus hijos naciesen en casa, pero yo desconocía completamente la existencia de partos en casa y sus beneficios. Durante el embarazo, consultando a diferentes personas (una cuñada, una comadrona, una amiga doula)[45] *y leyendo libros sobre el tema, entendí que era algo bueno para mí y mi bebé, así que pude tomar la decisión por mí misma, dejando a un lado la decisión previa de mi pareja»* (Mamá 23).

«La decisión la tomé estando embarazada, después de haber leído varios libros como Por un nacimiento sin violencia *de Frederick Leboyer,* El bebé es un mamífero *de Michel Odent,* Los nueve peldaños *de A. y D. Meurois-Givaudan. También me informé de cómo es atendida una mujer en un hospital de mi zona. Fue una decisión tomada en 4-5 meses de "investigación"»* (Mamá 26).

«Debido a mi gran interés por el parto en casa, leí muchas cosas sobre el parto natural y en casa bastante antes de quedarme embarazada. Leer e informarme me hizo reflexionar mucho, y en ese momento sentí y quería que si un día me quedaba embarazada, le daría

---

43. Como veremos después, también hay mamás que aconsejan el nacimiento en el hogar.

44. May Gaskin, I; *Ibid.*, 2016, p. 14.

45. Revisamos después la figura de la doula.

a mi hijo y a mí esa oportunidad de venir al mundo de forma natural, sin técnicas ni manipulaciones invasivas, que seríamos respetados en todo momento, y así fue» (Mamá 30).

«(...) cuando nació mi primer hijo y empecé a amamantarlo sin ninguna o escasa información previa, algo se movió en mí y ese algo ha hecho que mi visión del embarazo, parto, crianza, e incluso puedo decir que vida, haya cambiado de forma radical. De esta manera llegué por los blogs a los relatos de madres que habían dado a luz en casa y comencé a sentir envidia y a saber que había una forma de hacer las cosas más sencilla, natural y calmada. Luego empecé con bibliografía sobre el tema, y muy pronto tuve claro que eso era lo que quería para recibir a mi segundo hijo (que aún ni siquiera estaba dentro de mí)» (Mamá 36).

«Recordé que hacía años, una chica me comentó que se fue a continuar sus estudios de matrona a Bruselas porque aquí el embarazo y el parto eran tratados como una patología y no lo eran, así que comencé a investigar por mi cuenta» (Mamá 42).

Como ya vimos, normalmente, la madurada y meditada iniciativa suele desarrollarse en un contexto desfavorable. De ahí el ejercicio reflexivo. Si acometer un parto al uso, como apunta Laura Gutman, es[46] «(...) prepararse para la erupción del volcán interno (...) que requiere mucha preparación emocional, apoyo, acompañamiento, amor, comprensión y coraje por parte de la mujer y de quienes pretenden asistirla», qué decir de un parto en el hogar. Por eso, en el caso de nuestras protagonistas es imprescindible su empoderamiento (del inglés, *empowerment*).[47] Parafraseando la definición del DRAE, consistiría en que la mujer se haga poderosa y fuerte, tomando la autoridad, haciendo sentir su influencia desde el conocimiento. El empoderamiento en el parto, más que un atrevimiento, es un derecho del que debiera ser garante cualquier mujer.[48] La OMS, al referir-

---

46. Gutman, L; *La maternidad y el encuentro con la propia sombra*, Buenos Aires, Editorial Nuevo Extremo, 2002, p. 44.
47. El término se emplea originariamente en programas de Cooperación al Desarrollo, como el *Project Development Alternatives with Women for a New Era* (DAWN), donde se aborda el empoderamiento de la mujer desde el feminismo y la lucha de la desigualdad, con el objetivo del cambio individual y social. Sen G, Grown, C; *Development, Crisis and Alternative Visions. Third World Women Perspectives*, Project Development Alternatives with Women for a New Era (DAWN), New York, Monthly Review Press, 1987, p. 123.
48. En este sentido es fundamental la incorporación de la perspectiva de género en la salud. Este abordaje en España tiene un desarrollo tardío. Específicamente hay que esperar a la aprobación de la Ley 3/2007 de 22 de marzo para la igualdad efectiva de mujeres y hombres. En concreto el Artículo 27, punto 3 a: «(...) La adopción sistemática, dentro de las acciones de educación sanitaria, de iniciativas destinadas a favorecer la promoción específica de la salud de las mujeres, así como a prevenir su discriminación».

se al empoderamiento para la salud, lo considera[49] «(...) un proceso mediante el cual las personas adquieren un mayor control sobre las decisiones y acciones que afectan a su salud (...), un proceso social, cultural, psicológico o político mediante el cual los individuos y los grupos sociales son capaces de expresar sus necesidades, plantear sus preocupaciones, diseñar estrategias de participación en la toma de decisiones y llevar a cabo acciones políticas, sociales y culturales para hacer frente a sus necesidades».

Sheila Kitzinger, al tratarlo en relación a la elección del parto, explica que[50] «debemos educarnos a nosotros mismos en el hecho de tomar decisiones. Tenemos necesidad de conocer la realidad, las alternativas viables y las consecuencias probables a corto y largo plazo, así como los efectos secundarios de nuestras acciones. Nosotros tenemos necesidad de poder juzgar los acontecimientos según diferentes puntos de vista a fin de poder utilizar la información que nos dan los expertos. Somos nosotros mismos quienes debemos tomar las decisiones en relación a nuestra salud, en relación al lugar en el que queremos parir».

> *«(...) el parto es una vivencia más, refleja el modo de vida y de pensar de los padres, sobre todo refleja la naturaleza de la madre (si está informada). O sea, si quiere conscientemente elegir el parto en un hospital, va un poco con su naturaleza que necesita más seguridad o prefiere dejar la responsabilidad de ocuparse de su cuerpo a un médico... Cada persona es distinta y todo está bien. Quizás (lo que creo) es sumamente importante difundir información correcta y completa acerca de la posibilidad de ELECCIÓN: no es obligatorio parir en el hospital y puedes elegir qué parto preferirías vivir. Esto todavía no ocurre, porque en los centros de salud cuando te haces el seguimiento del embarazo nadie te informa sobre esa opción, más bien te miran cómo a un alienígena escapado de algún centro de salud mental... Así que lo que necesitan las futuras mamás es tener acceso a toda la información acerca de partos, lactancia y crianza, y que sea más fácil de encontrarla, según mi opinión»* (Mamá 8).

Por eso,[51] «(...) dejar a otros estas elecciones, bajo pretexto de que los profesionales saben más que nosotros, equivale a abandonar la responsabilidad de nuestras propias vidas». Las mujeres que escogen el parto en el hogar reclaman la recuperación del protagonismo arrebatado. Ese

---

49. Organización Mundial de la Salud (OMS): *Promoción de la salud. Glosario*, OMS, Ginebra, 1988, pp. 16-17.
50. Kitzinger, S; *Ibid.*, 1996, p. 15.
51. *Ibid.*, 1996, p. 15.

que las obliga a pasar por su parto «como simples espectadoras», calladas y sumisas.

> «*Porque no quería vivir de cualquier manera un momento tan único. No quería abandonarme en el momento del parto a las decisiones de personas que no conozco*» (Mamá 9).
>
> «*Simplemente sentía que esta vez debía ser así, sentí que era la opción más natural para nosotros en este momento. Y porque el hospital ya no me parecía un lugar seguro para mí, al menos no tanto como en el primer parto. Hay que prepararse para ello; si lo hubiese intentado en mi primer embarazo, no habría sido igual, estoy segura. Era mi momento*» (Mamá 16).
>
> «*Era mi segundo embarazo. Haría todo lo posible para tenerlo en casa. Confiaba plenamente en mi cuerpo. Es una pena que las mamás tengan tantos miedos y desconfíen tanto de su cuerpo. Se pierden una experiencia inolvidable*» (Mamá 27).
>
> «*No quería que decidieran sobre mi parto sin tener en cuenta nuestras necesidades ni opiniones*» (Mamá 28).
>
> «*Por mi experiencia previa de parto en hospital, sentí que era mi oportunidad de vivir una experiencia como realmente merecíamos las dos*» (Mamá 29).
>
> «*El hecho de decidir parir en casa me hizo tener más seguridad en mí misma, saber que podemos decidir sobre nosotros, que no hay que hacer lo que todos hacen, en un tema tan delicado como la salud, donde tanto nos limitan a seguir al rebaño, porque no hay alternativas, pero sí que las hay, y el hecho de poder decidirlo me llenó de poder. Les diría que si confían en ellas mismas y en sus bebés, que se hagan este hermoso regalo que dejará a ambos una huella que nunca olvidarán*» (Mamá 33).

Pero el empoderamiento de estas mujeres, siendo condición necesaria, no suele ser suficiente. Es crucial el apoyo de la pareja. La mujer, debido al tipo de familia predominante (familia nuclear), casi siempre condiciona su posición a la de su par. Es un soporte normalmente indispensable teniendo presente el escenario (desinformado, incrédulo; cuando no, hostil) en el que muchas veces se desarrolla. Por eso, las que buscaron acompañamiento profesional en el nacimiento de su hijo estaban muy bien informadas (fundamentalmente las mamás, no siempre la pareja), y habían empezado a sopesar los pros y los contras antes del primer encuentro con la comadrona que los pudiera acompañar. Una vez que las dos partes han decidido que siguen adelante,[52] se inician las sesiones individuales. En buena medida, nuestras protagonistas tuvieron muy presente la posición de su par (ya sea porque de inicio fuera similar, porque de ser contraria podría convencerle, o incluso hasta el punto de declinar al parto en el hogar si éste se negara en rotundo a acompañarla).

Obtuvimos una información reveladora al sondear hasta qué punto las mamás hubieran estado dispuestas a hacer el camino en solitario. Siendo conscientes, como señala Inés Alberdi, de que[53] «el centro de la vida del individuo es la pareja (...) y que[54] (...), con matrimonio o sin él, la pareja se establece en la actualidad con el objetivo de llevar a cabo un proyecto de vida compartido», por lo que[55] «el cónyuge se convierte en *el otro más significativo* para el *yo* propio de cada individuo». La cuestión la planteamos exactamente así: ¿hasta qué punto hubiera cedido a su decisión de parir en casa y hacerlo en el hospital, en caso de que su pareja no quisiera?

> «*Me apoyó en todo momento, aunque al principio pensaba que no iba a ser capaz No hubiera sido capaz yo sola*» (Mamá 2).

> «*Más que ceder por hacerle caso a él, cedería por no poder imaginar un parto en casa junto a una persona que no está sintonizada con lo que está ocurriendo allí. Creo que mi parto en casa no hubiese funcionado si mi pareja no me hubiese apoyado*» (Mamá 6).

> «*Al principio le dio un poco de miedo, al desconocer por completo el proceso, pero le iba despejando el camino contándole mucha información. Una difícil pregunta, pero si no hubiera podido contar con su apoyo emocional para el parto en casa, hubiese elegido el hospital más avanzado en el tema*» (Mamá 8).

> «*Habría intentado llegar a un acuerdo donde los dos nos sintiéramos bien, respetando al máximo mis necesidades*» (Mamá 15).

---

52. Tras un primer encuentro de la pareja con la comadrona, se da un tiempo para que lo piensen y puedan expresar en la intimidad de su hogar cómo se han sentido con el profesional. Una decisión así no se puede tomar sin más. Ambas partes (mujer-pareja y comadrona) deben valorar si es adecuado continuar o buscar otro profesional, además de considerar otros aspectos como el factor económico, la distancia de la vivienda al hospital, etc.
53. Alberdi, I; *Ibid.*, p. 115.
54. *Ibid.*, p. 118.
55. *Ibid.*, p. 117.

«Si no hubiese tenido su apoyo incondicional, no habría decidido tenerlo en casa, no creo que hubiera fluido» (Mamá 16).

«Yo necesitaba una decisión común; si él no lo hubiese visto claro, hubiese ido al hospital presentando un plan de parto e intentando tener un parto lo más natural posible» (Mamá 22).

«Supongo que hubiera respetado su decisión, porque su apoyo era fundamental. Hubiéramos buscado un hospital donde el trato fuese lo más respetuoso e íntimo posible, aunque dudo de la existencia de un hospital así» (Mamá 28).

«Mi pareja estuvo de acuerdo desde el principio; creo que de no haber sido así, me habría planteado la opción de ir al hospital por el miedo a decidir algo tan importante sin consenso y que hubiera salido mal» (Mamá 39).

«Hubiera cedido, después de negociarlo, porque no quería enfrentarme al parto sola. Miedo a sentirme rechazada y sola en esos momentos duros y venirme abajo, perjudicando así al bebé» (Mamá 40).

Los casos menos numerosos, pero no despreciables en número, son las mamás que hubieran tenido su parto en casa por encima de todo, «contra viento y marea», al margen, incluso, del estructural soporte de su media naranja. La expresión más repetida por este grupo de mamás, 13 concretamente, es: «No hubiera cedido» (seleccionamos algunos *verbatim*).

«No lo sé, pero creo que hubiera logrado hacerlo en casa, aunque mi pareja no hubiera querido, puesto que, en este caso, la decisión es de la mujer, que es la que pare y la que pasa por el gran momento del alumbramiento» (Mamá 1).

«Mi pareja apoyaba mi decisión, pero él no quería que el parto fuera en casa. No hubiera cedido, la decisión era mía. Sólo habría ido al hospital si hubiera sido necesario. Dije que si tenía que parir en un hospital, tendría que ser en uno en Inglaterra» (Mamá 4).

«Creo que no hubiera cedido. Era una decisión firme y segura, difícil de cambiarla» (Mamá 33).

«Al principio se mostraba escéptico, pero conforme pasaban los años y comprobaba que no había otra opción posible para mí, compartió mi decisión. Teniendo en cuenta las opciones hospitalarias de mi región, jamás hubiese considerado otro parto hospitalario, incluso ante la negativa de mi pareja» (Mamá 41).

Partimos de que el empoderamiento que da paso a decidirse por el parto en el hogar es lo relevante. Sea con el andamiaje de la pareja o sin él, son mujeres coraje. Cargadas de argumentos inician un recorrido del que además de verse capaces, también se sienten protagonistas. La información compartida en los distintos encuentros con el profesional elegido para que los acompañe en el nacimiento de su bebé irá fortaleciendo aún más su posición:[56] «(...) La información es poder, y es libertad; sólo el acceso a una información veraz puede devolvernos a las mujeres la confianza en nuestro cuerpo, y el criterio para poder decidir», porque[57] «el control de la información es un punto importante del mantenimiento del sistema, y se realiza no sólo en la consulta médica, sino también a través de los medios de comunicación de masas, que suelen apoyar la tesis de la obstetricia convencional y llevar implícito el mensaje de que la mujer no debe tener nada que temer si acepta no parir a su bebé, sino permitir dócilmente que se lo extraigan. La misma tesis se difunde en los cursos de preparación para el parto que ofrecen muchos centros. En algunos de ellos, todavía el objetivo es preparar a la mujer para lo que se le avecina en el centro hospitalario, no para informarla, empoderarla y darle herramientas para que decida por sí misma».

¡De aquellos polvos, estos lodos! ¿Alguien se sorprende del papel secundario al que la Obstetricia relega a la mujer en su propio parto?, no, seguro que no. Lo que aceptamos, eso sí, y sin titubeos, es que los profesionales que las atienden sean los protagonistas. Esto tiene mucho que ver con que, desafortunadamente, todavía está muy presente la actitud paternalista de los profesionales de la salud, frustrando el derecho de los sujetos a participar en las decisiones que los involucran. Expresiones (un tanto hirientes y despectivas) como *¡Hoy hemos parido cuatro!* lo ilustran a la perfección. Y no se circunscriben únicamente al momento del parto, sino que se hacen presentes en todo el proceso. Sobre estas repetidas situaciones, Sheila Kitzinger hace el siguiente análisis:[58] «Un aspecto de cualquier relación asimétrica, entre individuos con poder desigual, es que la persona dominante puede entablar una familiaridad autorizada y un comportamiento chistoso. Cuando una mujer presenta un plan de parto, éste puede ser rechazado con "puede usted colgarse de las lámparas, por lo que mí respecta"». La socióloga italiana Franca Pizzini llamó «ofensividad privilegiada» al lenguaje burlesco utilizado en intervenciones dolorosas en el parto.[59]

El sendero que hay que seguir para modificar esta realidad tan alejada del instinto, como plantea Consuelo Ruiz Vélez-Frías (y perseveramos

56. Isabel Fernández del Castillo, prologando a Henci Goer. En: Goer, H; *Guía de la mujer consciente para un parto mejor*, Tenerife, Editorial OB STARE, 2008, p. 7.
57. Fernández del Castillo, I; *Ibid.*, 2014, p. 267.
58. Kitzinger, S; *Ibid.*, 2015, p. 40.
59. *Ibid.*

en ello), es el del discernimiento que permite distinguir y señalar las diferencias:[60] «El instinto perdido puede ser reemplazado por el conocimiento, el raciocinio y la voluntad de llevar a cabo, con conocimiento de causa, una tarea para la que la mujer ha nacido suficientemente capacitada, pero que la ignorancia de lo que es un parto y la subestima del propio valor, han impedido que la mujer se hiciera cargo, conscientemente, del parto y haya consentido con pasividad que la función se ha desenfocado hasta convertirse en una grave y costosa enfermedad, en un temido y fatídico azar en la vida de la mujer».

> *«Mis vivencias positivas están relacionadas con la preparación al parto que he llevado a cabo con mi comadrona y también con los libros que he leído. (...) Para mí, ha sido sorprendente porque llevo muchos años en el terreno de la danza y creo que está todo conectado; quiero decir, que tanto en la danza como en la preparación al parto hay un trabajo de investigación (exploración con tu propio cuerpo) y eso es lo que más me ha impactado. (...) Es un trabajo interno, propioceptivo e intenso, a la vez que sabio, interesante e inolvidable, pues el cuerpo recuerda»* (Mamá 2).

> *«La preparación al parto en casa me dio mucha confianza en mi propio cuerpo y me quitó los posibles miedos al parto. Los libros han sido la otra influencia importante, así como las experiencias de algunos amigos y familiares»* (Mamá 14).

> *«Siempre me había imaginado pariendo en un hospital. De hecho, recuerdo pensar que me parecía irresponsable parir en casa. Fue durante el embarazo cuando empecé a leer al respecto, y sólo después de saber que Acuario[61] ya no atendía más partos. Para mí fue una sorpresa tomar esta decisión, al mismo tiempo que tenía todo el sentido del mundo. Nunca había querido parir con epidural, pero nunca me había planteado el parto en casa. Ahora que lo he hecho, me doy cuenta de lo desinformadas que estamos las mujeres, no sólo en relación al parto, sino también con nuestros cuerpos»* (Mamá 20).

> *«La preparación me ha transmitido mucha confianza en mí misma. (...) Me gustó que era más a nivel psicoemocional, centrada en la misión de transmitir a la futura madre su plena capacidad para dar a luz»* (Mamá 26).

---

60. Ruiz Vélez-Frías, C; *Ibid.*, p. 36.
61. Se trata de la clínica privada situada en Beniarbeig (Alicante), pionera en el parto natural en España. Se abrió en el año 1986, con el nombre *Acuario Espai de Salut*, y fue clausurada en mayo de 2012.

> *«Debemos dejar a un lado los miedos adquiridos de la calle y confiar más en nosotros mismos. La verdadera preparación al parto tendría que estar basada en la confianza y la salud. Valoro mucho los consejos de caminar y no coger mucho peso. Todo lo demás viene de forma innata»* (Mamá 33).

> *«Me ayudó a sentirme más fuerte y decidida para afrontar el momento; me ayudó a conectar mejor con mi bebé y a saber que no estaba sola ante ese momento tan importante, que yo no era la protagonista, y eso me relajó. Gracias a los libros y a las sesiones que tuvimos»* (Mamá 37).

> *«La preparación del parto me sirvió para leer todas las sugerencias de la matrona sobre partos y nacimientos respetados, tomar en cuenta posibilidades no contempladas con anterioridad, y tener muy presente el gran acontecimiento que estaba viviendo»* (Mamá 41).

Y cuando hablamos del saber informado, entendemos, como Sheila Kitzinger, la necesidad de manejar con solvencia suficiente la terminología biomédica, porque, aunque pueda parecer paradójico, nos permitirá trascenderla:[62] «Es pues importante para las mujeres conocer su cuerpo y su función y comprender aquéllo de lo que los médicos hablan, y aprender el lenguaje que ellos utilizan para describir el cuerpo de la mujer. Pero las mujeres deben ir aún más lejos: deben aprender a querer a su cuerpo. La información técnica no es más que el principio de la conciencia del cuerpo». Sin ella, y muy especialmente sin la reconciliación con su cuerpo, sus fluidos, sus ciclos, sus olores..., muy difícilmente se podrán adueñar con éxito de la experiencia.

> *«Creo que, si todas las mujeres que vamos a parir tuviésemos una percepción mejor de nuestro cuerpo, todos los partos serían más fáciles, pues este conocimiento no hace ni más ni menos que darte mucha más confianza en ti misma»* (Mamá 2).

> *«La bibliografía recomendada por mi matrona ayudaba mucho a vivir el embarazo con tranquilidad y positividad. Se trata de lecturas científicas, bien fundamentadas y explicadas, sobre desarrollo fetal, embarazo y parto»* (Mamá 11).

62. Kitzinger, S; *Ibid.*, 1996, p. 16.

> *«Cuando a los seis meses empecé con la preparación al parto en casa, todo fue tranquilizador, empezamos a entender los cambios, a conocerlos, a solucionar las dudas; a aprender que todos los embarazos no tienen los mismos síntomas, y que hay cambios positivos; a ver más allá de las "almorranas", el estreñimiento, la hinchazón, los dolores, el ganar peso, las estrías...»* (Mamá 28).

> *«Estamos rodeados de todo tipo de información y es imposible aislarse, lo que sí puedes hacer es decidir, es a quién tomar en serio, quién te transmite mayor confianza y coherencia»* (Mamá 32).

Por eso es tan certero el título de la obra de Raquel Schallman, *Parir en Libertad. En busca del poder perdido.* Allí nos recuerda que[63] «(...) en el dar a luz no hay espacios para pelear, aunque los hombres crean que sí, porque el "poder" de parir le pertenece a la mujer, es intransferible y nadie puede quitárselo (...) Lo que sucede es que al no poder robar esa fabulosa capacidad, robaron la experiencia "buena" de parto». También son muy certeras las reflexiones de Ani DiFranco cuando se pregunta:[64] «¿Qué sucede si la misma profesión médica que pretende salvarla del dolor y el peligro la priva de su poder? (...) ¿Qué sucede cuando el influjo de las invenciones de hombres destacados sepulta siglos de sabiduría femenina? ¿Qué sucede cuando las mujeres pierden el control de los procesos fundamentales de sus vidas? ¿Qué sucedería entonces si, por el contrario, se incitara a las mujeres a creer en sí mismas, en sus anatomías y en sus instintos? ¿Qué sucedería si existiese una atmósfera de respeto hacia las madres en la que las mujeres tuvieran el poder de entrar en contacto con su fuerza y sabiduría interna, así como acceder a la sabiduría femenina de siglos enteros? ¿Qué sucedería si la sociedad reconociera todas las formas en las que el parto es importante?».

> *«Creo que mi vivencia del embarazo y preparación al parto se ha visto muy positivamente influenciada por la matrona que me acompañó en el proceso, tanto por la información recibida a nivel técnico (resolución de dudas) como por la capacidad de devolverme a mí misma la confianza que perdí durante mi primer parto en el hospital»* (Mamá 29).

Unas líneas más arriba mostrábamos los asertivos relatos de algunas mamás; pero con todo lo andado, aún queda mucho por transitar en el camino del empoderamiento. Gita Sen y Caren Grown ya destacaban en el

---

63. Schallman, R; *Ibid.*, pp. 200- 201.
64. En: May Gaskin, I; *Ibid.*, 2012, pp. 25, 26.

empoderamiento femenino que[65] «(...) el análisis y las estrategias propuestas también se dirigen a los gobiernos y agencias»; es decir, que además de las condiciones internas (el empoderamiento de la mujer), deben darse las externas, porque, como hemos visto, no hay ninguna duda de que ella (y su pareja) lo está, si bien es precisamente esa posición de fortaleza la que le empuja a salir del sistema, pudiendo generar también impotencia, soledad, frustración... Porque, paradójicamente, sólo fuera de los dispositivos asistenciales hospitalarios es donde se siente bien atendida, acorde a su elección.

> «*Coincido con madres que lo harán en casa y ahí compartimos nuestras inquietudes, y tengo mi tribu de mamás que son respetuosas y no necesité ir a un centro*» (Mamá 21).

> «*¡Jaja!, la preparación al parto en casa no me apartó de los protocolos, ¡me apartó de las embarazadas! Seguí todos los protocolos como todo el mundo, pero no fue fácil, de hecho, no lo hice, compartir mi experiencia del embarazo y de la preparación al parto con otras embarazadas, me sentía un poco sola en las salas de espera*» (Mamá 42).

Podríamos decir que el empoderamiento tiene riesgo de desmoronarse si las instituciones no participan.[66] Vemos entonces que, además de la actitud individual de empoderamiento, vindicar el control (en el sentido de recuperar lo que le pertenece) del proceso de embarazo, parto y puerperio va más allá de la fortaleza en el ámbito personal. María de la Fuente, en su trabajo de tesis doctoral, analiza cuatro tipos de poder en relación al empoderamiento, a saber:[67] el poder «sobre» (relación de dominación/subordinación, que puede implicar resistencia), el poder «para» (tener capacidad de toma de decisiones para poder resolver problemas, ser creativo y transformador), el poder «con» (organización de la gente con un propósito o idea común para alcanzar objetivos colectivos) y el poder «desde dentro» (confianza y conciencia de uno mismo y de la propia posición social, reconociendo, a través del análisis de la propia experiencia,

---

65. Sen, G; Grown, C; *Ibid.*, p. 123.
66. Siguiendo el ya clásico trabajo de Harold E. Smith (Smith, HE; «El concepto "INSTITUCIÓN": usos y tendencias», *Revista de estudios políticos*, n.º 125, p.102, 1962), donde aborda los usos y tendencias del concepto institución, entendemos la institución como una estructura cultural comprensiva, de relaciones interactivas y objetos materiales (y/o sus significados culturalmente definidos); y donde deben observarse: las normas culturales; las partes o estructura interrelacionadas; la persistencia y estabilidad; las funciones; las sanciones; los elementos cognoscitivos; la interacción social regularizada; y los rasgos materiales de cultura.
67. De la Fuente Vázquez, M; *Poder y feminismo: Elementos para una teoría política*, Tesis doctoral, Universitat Autònoma de Barcelona, Barcelona, 2013, pp. 206-207.

cómo el poder opera en tu vida y te da confianza para actuar e influir y cambiarlo).[68] De esta dimensionada conceptualización, la última (el poder «desde dentro») es la que fundamentalmente presentan nuestras parejas de parto en casa, sufriendo el poder «sobre», y añorando el poder «con» y el poder «para».[69]

> *«En el caso del parto en casa, confiaba durante el embarazo de que sería posible, pues todas las abuelas parieron en casa y ellas eran de la misma pasta que yo. (...) todas las incertidumbres de malformaciones, enfermedades, partos dolorosos, desgarros, ventosas*[70]*, fórceps, rotura de bolsa, todo esto se escucha por todos los lugares sobre todo en "el boca a boca", y te contagia de miedo. Por otro lado, está la vivencia personal, mis vivencias positivas venían de mi confianza en la mujer y su poder para dar a luz, su innato poder animal. Nacemos con ese don y yo personalmente confiaba en él. En mi poder estaba la confianza en la mujer y alrededor de él el áurea de vivencias negativas externas que a mí me nubló en mi primer embarazo. Aún recuerdo los comentarios de la gente que me decía "sin epidural... ja, ja, ja... Ya verás como la pides gritando"»* (Mamá 33).

> *«(...) si las mujeres han dado a luz sin epidural toda la vida, yo también podía hacerlo, eso estaba claro, así que, aunque me asustaba un poco por los comentarios de otras mujeres, no tenía duda de que podía soportar el dolor»* (Mamá 42).

Y no es *peccata minuta* contar con el poder «desde dentro». ¿Desde dónde si no ser respetada y encauzar el cambio? Sabemos que las instituciones médicas ejercen el control, por eso sus usuarias/os son «pacientes». El parto en el hogar, en buena medida, escapa a él. Y cambia las tornas. Las protagonistas, agentes empoderadas, son las que capitanean el control del proceso; y los que la acompañan (incluido el/los profesional/es), los invitados. ¡El mundo al revés! En el hogar, al poder «desde dentro» se

---

68. La autora lo toma de: Oxaal, Z, Baden, S; *Gender and Empowerment: Definitions, Approaches and Implications for Policy*. Bridge, Institute of Development Studies, 1997.
69. No cabe duda de que otras formas de poder (poder «de» y poder «para») se canalizan desde el activismo y el asociacionismo femenino en defensa del parto normal (*El Parto es Nuestro, Crianza Natural, Nacer en Casa*...). En nuestro caso, influenciados también por la distancia geográfica de los núcleos asociativos más activos, las futuras mamás y sus parejas fundamentalmente abordan las resistencias desde la individualidad, en solitario, «desde dentro».
70. Se refiere a la ventosa obstétrica o instrumento usado por el obstetra en la fase expulsiva del parto que sustituye al fórceps cuando se presume que puede existir sufrimiento fetal y/o cuando el expulsivo se alarga más de lo adecuado.

suma el poder «sobre»,[71] ya que[72] «cuando un bebé nace en casa, son la comadrona y el médico los huéspedes de la casa. En el hospital, al contrario, el territorio está bajo el control del personal y no de las mujeres que paren, y los reglamentos a los cuales las pacientes deben conformarse son a veces claramente comprometedores, a veces no dichos (no siempre aparecen de forma clara más que cuando han sido transgredidos)».

> *«Estaba en mi casa, los demás eran mis invitados. Pude hacer y comportarme tal cual era y deseaba. Esa experiencia, ese sentirme en libertad... estaba tranquila»* (Mamá 16).

Las mamás de parto en casa dan a esta circunstancia una gran importancia. Por eso las reticencias al sistema. Necesitan sentirse protagonistas, dueñas, reinas. Tener el «control» del proceso que están viviendo y rodearse de las personas que las puedan sostener en este viaje. Asimismo, entienden la importancia de ese primer encuentro cara a cara con el nuevo ser que están gestando, de esa primera mirada, porque el que está viniendo es alguien muy especial que necesita el mejor recibimiento posible. Son conscientes, como veremos más tarde, de que, para poder abandonarse hacia el gran objetivo, precisan respeto, intimidad, penumbra, silencio, tiempo, amor...

> *«En todo momento brilló el respeto. Estuvieron por mí y para mí, para crear ese espacio especial para el nacimiento de un nuevo ser»* (Mamá 1).

> *«Durante la dilatación estuve acompañada de la comadrona, la cual me hizo sentir como si estuviera en el regazo de mi madre. Fue muy sutil y a la misma vez muy acogedora»* (Mamá 2).

> *«Había la suficiente escucha para que cada uno tuviese su espacio, sobre todo yo, claro. (...) David y la matrona estaban a mi disposición. Me tenían como a una reina»* (Mamá 5).

> *«Me sentía como una reina, era el centro de sus atenciones, me trataban mucho mejor de lo que yo podía imaginar. A la comadrona la recuerdo presente y ausente a la vez, con su presencia tranquilizadora y su saber estar, reservada y atenta»* (Mamá 28).

---

71. Este poder «sobre» se trunca tormentosamente si se traslada a la mujer al hospital. Por eso antes hablamos del «desempoderamiento» que genera el varapalo que supone no cumplir el objetivo de parir en casa.
72. Kitzinger, S; *Ibid.*, 1996, p. 21.

Pero el asunto es aún más alambicado. Porque además de que no es nada fácil escapar de las exigencias institucionales (la medicina, principalmente), éstas no actúan aisladamente, habiendo otros añadidos (como vimos, familiares, amigos, determinados medios de comunicación...). Y es que el poder, por su naturaleza, es de largo recorrido. Y es clave entender todos esos vínculos como una relación de fuerzas que ayudan a que las cosas sean como se nos presentan. Por eso es pertinente este apunte de Michel Foucault:[73] «(...) el poder no es una institución, y no es una estructura, no es cierta potencia de la que algunos estarían dotados: es el nombre que se presta a una situación estratégica compleja en una sociedad dada». Asimismo[74] «(...) el poder no es algo que se adquiera, arranque o comparta, algo que se conserve o se deje escapar; (...) se ejerce a partir de innumerables puntos, y en el juego de relaciones móviles y no igualitarias; que las relaciones de poder (...) son inmanentes; que el poder viene de abajo, (...) no hay poder que se ejerza sin una serie de miras y objetivos (...) dibujan finalmente dispositivos de conjunto».

Entiéndase, asimismo, que el control ejercido desde el poder va mucho más allá de la medicina, ya que es, además de un universal, un *hecho social total* (que diría Marcel Mauss). La medicina, eso sí, se va a ir convirtiendo en un dispositivo de importancia crucial para su despliegue (un arma estatal). Lo interesante aquí del análisis foucaultiano es ver cómo transita de un *modelo bélico* o *estrategia del poder* (donde el poder es considerado como una «relación productiva de fuerzas» y el cuerpo individual como un cuerpo que se manipula, que obedece y al que se da forma) al *modelo de gobierno* o *gubernamental*, que lo entiende como «conducción de conductas» sin tener como objetivo el dominio disciplinario del cuerpo como antaño, y sí sobre las acciones de los otros y uno mismo, donde el gobierno pretende emplear la propia libertad de los individuos (los gobernados) incentivando o dirigiendo sus iniciativas, y ello con el ánimo de proyectar el poder, no en el cuerpo individual sino en el cuerpo-especie (el hombre entendido como parte de una serie de procesos biológicos de conjunto, como la natalidad, la mortalidad, la morbilidad, la vejez, la siniestralidad...), entrando la vida en el juego de las estrategias (tecnologías) políticas que invaden el cuerpo, la salud, la sexualidad..., es decir, el «espacio

---

73. Foucault, M; *Historia de la sexualidad (1). La voluntad de saber*, Madrid, Siglo XXI, 2007, p. 113-114.
74. *Ibid.*, pp. 56-57.

entero de la existencia».[75] Seguramente podamos entender mejor cómo hemos llegado a que roce la irreverencia, no asumir «que lo normal (y más seguro) es parir en el hospital», ¿verdad? Esta complejidad del poder es lo que lo hace tan eficaz, y nos ayuda a explicar por qué se les pone tan difícil la decisión del parto en casa a las parejas que deciden apostar por él.

Y todavía más, el poder es cambiante e incluso tiene la capacidad de apoderarse de las resistencias (contrapoder), que anula (o mitiga) haciéndolas suyas, en una relación de poder y libertad (que completa la anterior oposición entre poder y resistencia), pero ahora, como vimos, vinculada a la «conducción de conductas».[76] Isabel Fernández del Castillo, al abordar esta cuestión en relación al parto, toma algunas reflexiones de la filósofa Isabel Aler para destacar que[77] «(...) la primera estrategia de quien detenta el poder en un sistema, ante cualquier intento de modificarlo, es la apropiación del discurso. Eso está sucediendo. Frases como "permitimos que la mujer participe en su parto" (¡¡¡Muchas gracias!!!) dejan entrever que en muchos casos la relación de poder sigue siendo la misma». Y lo percibimos en los detalles cotidianos en los servicios de paritorio, por ejemplo, con la inclusión de alternativas terapéuticas no invasivas, como comprar un par de pelotas hinchables para facilitar la movilidad pélvica y reducir el dolor de las contracciones de las embarazadas, tampoco son garante de que se empiecen a aplicar las recomendaciones de la tan cacareada *Estrategia del Parto Normal* (que veremos después). O también se puede observar en muchos relatos de madres que siguen el control de la gestación en centros privados, donde en las primeras visitas, el ginecólogo les asegura que tendrán un parto natural como desean, que se respetarán todos sus deseos, y al final del embarazo comienzan las presiones para inducirlas por uno u otro motivo.

Para que seamos conscientes de su hondura, es bueno contar con que allá donde menos nos esperamos, hay (está el) poder. Y en un acontecimiento tan significativo como el parto, es palmario. Por cierto, el proceder también es poder. En nuestro medio, todo el mundo sabe dónde hay que parir, y por extensión, cómo debe hacerse:[78] «Seguramente nunca se ha planteado otra cosa que no sea dar a luz en un hospital y es probable

---

75. Por cierto, a las tecnologías que se ocupan de mantener esta «seguridad de conjunto», Foucault también las llama *biopolítica*, aunque este concepto deba ser entendido apropiadamente en su sentido más amplio, incluso como puente entre la *anatomopolítica del cuerpo humano* y la *biopolítica de las poblaciones* porque, en definitiva, la potencia del término consiste en su vertebración en el marco de un planteamiento histórico y plural y no unívoco o evolucionista, al depender también de un tercer elemento, la soberanía, que concreta y se combina con los otros dos dispositivos, el disciplinario y el regulador (Cayuela Sánchez, S; *Por la grandeza de la patria. La biopolítica en la España de Franco*, Madrid, Fondo de Cultura Económica, 2014, pp. 31-39). Nos quedamos entonces con que *«el cuerpo es una realidad biopolítica; la medicina es una estrategia biopolítica»* (Foucault, M; *La vida de los hombres infames, Madrid*, La Piqueta, 1996, p. 87).
76. Foucault, M; 2007.
77. Fernández del Castillo, I; *Ibid.*, 2014, p. 23.
78. Goer, H; *Ibid.*, p. 223.

que jamás haya pensado en la posibilidad de hacerlo en su propia casa o en una casa de partos. Si le preguntamos por qué no, su respuesta sería casi con toda seguridad del tipo "porque es más seguro". La cuestión que con más frecuencia suscita este tipo de alternativas es qué pasa si algo va mal. La infalibilidad del parto hospitalario es algo que todos asumimos sin pensar y que, sin embargo, merece la pena examinar». De hecho, para muchas personas en nuestro país, y en otros, el parto en casa es un tabú por estar al margen del sistema. «¿Es que se hacen partos en casa en España?, ¿no es ilegal?», nos han preguntado en numerosas ocasiones.

> *«Yo hablo mucho de mi parto cuando me preguntan, pero sé que es una experiencia muy personal y que hay que liberarse de muchos tabúes para estar tranquila»* (Mamá 3).

> *«Pienso que si más gente conociera que es posible dar a luz en casa y tuvieran más información sobre los beneficios para la madre y para el bebé, darían el paso. Cuando lo he contado, muchas mujeres, asombradas, me preguntan si es que todavía se podía hacer así. Hay muchos prejuicios por quitar»* (Mamá 28).

> *«Por supuesto que lo aconsejaría a otras mamás si no fuera un tema tan tabú. Si alguna futura mamá me pide consejo, se lo daría sin dudarlo. Pero con esta experiencia, como con la lactancia prolongada, estoy viendo que la gente, y mucho más las madres, no quieren saber nada. Poquísimas son las personas que nos han preguntado por el parto en casa aún después de suceder. No han mostrado interés. Sólo miedos antes de que sucediese e indiferencia después. Nos da incluso la sensación de que la gente piensa que nosotros hemos hecho esto para "ser mejores que nadie", "para ponernos una medalla", o algo por el estilo. Así que si una mujer me pide consejo sincero, le hablaré sinceramente y desde la información y experiencia que ya tengo. (...) Que se libre de los miedos, los tabúes y que haga oídos sordos a las opiniones maliciosas»* (Mamá 36).

Pero a pesar de los múltiples obstáculos, es factible. De hecho, nosotros les estamos mostrando relatos exitosos de partos en casa, que son una realidad porque[79] «(...) donde hay poder, hay resistencia, y (...) ésta nunca está en posición de exterioridad respecto del poder (...) Los puntos de resistencia están presentes en todas partes dentro de la red de poder (...) Así como la red de las relaciones de poder concluye por construir un espeso

---

79. Foucault, M; *Ibid.*, 1984, p. 57.

tejido que atraviesa los aparatos y las instituciones sin localizarse exactamente en ellos, así también la formación del enjambre de los puntos de resistencia surca las estratificaciones sociales y las unidades individuales». En el parto, estas resistencias pueden situarse en la mujer que va a dar a luz, pero también en sus parejas, en otras mujeres, en familiares, amigos, en asociaciones, en determinados profesionales de la salud e, incluso, en algunas instituciones sanitarias. En definitiva, en cualquier espacio de poder también hay grietas, hendiduras desde donde se pretende contrarrestar (o al menos aplacar) el poder establecido. Queremos concluir aclarando que el poder «desde dentro» no es la única agencia que se resiste al poder. De acuerdo con Sherry Ortner[80] existe además la agencia intencional, es decir, como acción cognitiva y emocional orientada hacia un propósito, que no tiene por qué ser consciente, pero sí distinto de las prácticas rutinarias. Entendemos que ambas agencias (de resistencia e intencional) nos permiten aproximarnos mejor al empoderamiento de nuestras protagonistas.

«No quiero parir en el hospital, no me gustan los protocolos»

3. MEDICALIZACIÓN VERSUS PARTO EN EL HOGAR

Nos centramos ahora en uno de los aspectos más peliagudos, el parto en casa en contraposición al parto hospitalario. Echaremos, primero, un vistazo a este último. Así, hemos de tener presente que cuando hablamos de Obstetricia, lo hacemos de la medicina occidental (científica, alopática...).[81] Por lo que, aunque sea brevísimamente, vamos a revisar los aspectos fundamentales del modelo médico[82] predominante en Occidente.

Lo primero, aunque pueda parecer un tópico, es el valor que se da a lo científico, a la Ciencia; y no menos importante, que ésta se inscribe

---

80. Lo plantea en el capítulo sexto (*Power and Projects: Reflections on Agency), de su trabajo Antropología y Teoría Social.* En: Ortner, Sherry; *Anthropology and Social Theory: Culture, Power, and the Acting Subject*, Durham, Duke University Press, 2006.
81. A nadie escapa que la Medicina es mucho más que la medicina occidental, y que cada medicina es hija de su tiempo y lugar. Pensemos si no en otras medicinas (china, ayurveda...) en relación a la «nuestra».
82. Se entiende Modelo Médico como: «(...) aquellas construcciones que a partir de determinados rasgos estructurales suponen en la construcción de los mismos, no sólo la producción teórica, técnica, ideológica y socioeconómica de los "curadores" (incluidos los médicos), sino también la participación en todas las dimensiones de los conjuntos sociales implicados en su funcionamiento». Menéndez, E; *Hacia una práctica médica alternativa. Hegemonía y autoatención (gestión en salud)*, México, CIESAS, 1984, p. 4, 5.

(siguiendo a Thomas Kuhn)[83] en un determinado paradigma, es decir, sobre un modelo o patrón aceptado por una comunidad de científicos que raramente concurren en desacuerdo con su manera específica de hacer ciencia. Este modelo (o patrón) será el que rija la ciencia normal en un determinado período histórico hasta su crisis y revolución. Como también conocen, dos son las figuras que con su pensamiento gestan la urdimbre del paradigma de la ciencia occidental: el filósofo, científico y matemático francés, René Descartes (1596-1650); y el matemático y físico británico, Isaac Newton (1642-1727). El primero aporta el conocido como dualismo cartesiano. En su obra de 1641, *Meditaciones metafísicas*, presenta la mente y el cuerpo como dos sustancias diferentes, señalando la oposición irreconciliable entre sustancia pensante (inteligencia) y sustancia extensa (materia). Es suficiente lo que recoge en la sexta meditación[84] para entender su planteamiento:[85] «Y de igual modo que un reloj fabricado con ruedas y pesos (...) considero el cuerpo del hombre en tanto que es una cierta máquina de tal manera ensamblada y compuesta de huesos, nervios, músculos, venas, sangre y piel...». A partir de aquí, se da por hecho que la parte mecánica (cuerpo) puede ser separada, estudiada y reparada aisladamente. Trazadas por Descartes las nuevas claves para interpretar el universo, Newton, por su parte, describe su funcionamiento mecánico. Defiende la teoría de la gravitación universal, basada en una fuerza que afecta a todos los cuerpos terrestres y espaciales; y desde la influencia de la geometría de Euclides, la concepción de un espacio tridimensional, donde el tiempo actúa como un absoluto independiente en relación a la materia.[86] Con estos sólidos antecedentes, la brillantez teórica de lo que se ha venido a denominar el *paradigma cartesiano-newtoniano* ha hecho que su influjo llegue hasta hoy, haciéndose especialmente presente en disciplinas adscritas a las Ciencias Naturales.[87]

En concreto, la incorporación de este paradigma en nuestra medicina tiene mucho que ver con la imagen que hoy se tiene de la asistencia y control del embarazo y el parto. Robbie Davis-Floyd lo resume así:[88] «La metáfora del cuerpo como máquina y la imagen relacionada del cuerpo femenino como máquina defectuosa finalmente constituyeron las bases

83. Kuhn T; *La estructura de las revoluciones científicas*, Buenos Aires, Fondo de Cultura Económico, 2004, pp. 25-29.
84. Sexta Meditación: *Sobre la existencia de las cosas materiales y sobre la distinción real del alma y del cuerpo.*
85. Descartes R; *Meditaciones metafísicas*, Santiago de Chile, Escuela de Filosofía de la Universidad ARCIS, 2009, p. 49.
86. Asunto de nuestro interés, del que ya nos ocupamos cuando aludimos al *Kairós* versus *Krónos*.
87. En resumidas cuentas, cualquier disciplina que opera fuera de este paradigma tiene un alto riesgo de no ser considerada científica.
88. Davis-Floyd, R; *Perspectivas antropológicas del parto y el nacimiento humano*, Buenos Aires, Creavida, 2009, p. 61.

filosóficas de la Obstetricia moderna». Un cuerpo que en cualquier momento puede dejar de funcionar, poniendo en riesgo su vida y/o la de su hijo, y así[89] «la amplia aceptación de esta metáfora acompañó la desaparición de las parteras y el surgimiento del parto tratado mecánicamente y atendido por hombres. A la Obstetricia por lo tanto se le exigió, a causa de sus propios orígenes conceptuales, que desarrollara herramientas y tecnologías».

Para Henci Goer:[90] «(...) Los ginecólogos trabajan dentro del modelo médico, un modelo en el que los fármacos y las intervenciones son la respuesta para cualquier cosa que va mal. Sin embargo, las dificultades en el parto se resuelven habitualmente por sí mismas con jarabe de paciencia y remedios sencillos, y es raro que se requieran medidas extremas y arriesgadas. Los ginecólogos también están inmersos en una cultura general que cree que la tecnología es superior a la naturaleza y que las máquinas son más fiables que las personas. Eso explica por qué no se desprenden de las tecnologías que han demostrado ser un fracaso si no es para remplazarlas por otras más nuevas, más caras y aún menos testadas». El resultado de este enfoque es que[91] «los partos normales de mujeres sanas tienden a tratarse con todas las intervenciones propias de los partos de alto riesgo. Y de este modo, a menudo acaban siéndolo. (...) nuestro parto medicalizado no es el único modo de dar a luz ni, para muchas mujeres, el mejor. (...) Sí, hay embarazos de alto riesgo y partos en los que debemos agradecer la ayuda de la ciencia ginecológica y de las intervenciones en tecnología punta. Pero para la mayoría de nosotras éstas complican e impiden el proceso fisiológico normal, convierten el parto en algo traumático y a menudo mutilan emocionalmente a las mujeres».

Según lo visto, tal como reclaman multitud de autores, el paradigma cartesiano-newtoniano no es el apropiado para atender los partos de **bajo riesgo**. Asumido el parto como simple mecánica, se justificará cualquier intervención sin tenerse en cuenta las posibles complicaciones que pueden acarrear las prácticas exógenas. Así[92] «(...) el parto puede ser difícil o fácil, doloroso o indoloro, interminable o breve, pero no tiene por qué ser un acontecimiento médico. Nunca debería dirigirse como si no fuera más que la extracción de un diente, ya que el nacimiento tiene un significado mucho más profundo que retirar un bebé del cuerpo de una mujer como se sacaría un molar deteriorado. El amanecer de la consciencia en un ser humano que abre los ojos por vez primera en nuestro mundo está repleto de significados para sus padres, al

89. *Ibid.*, p.61

90. Goer, H; *Ibid.*, 2008, p. 14.

91. Kitzinger, S; *Ibid.*, 2012, p. 31.

92. Kitzinger, S; *Ibid.*, 2002, p. 7.

igual que para cualquier persona que comparta la aventura más grande de todas».

Ahondar en esta cuestión nos lleva a poner la atención en el parto como proceso involuntario:[93] «(...) La pretensión de dar a luz "desde la cabeza", propia o de los asistentes, es, sin duda, el origen de gran parte de las dificultades de las mujeres para dar a luz en un hospital. Una concepción mecanicista del parto (...) tiene el efecto de mantener a la mujer a la defensiva y a su neocórtex en activo, dificultando su conexión con su cuerpo, sus emociones, su instinto (...) No se ha tenido en cuenta, sin embargo, que el parto es un proceso involuntario, tan involuntario e incontrolable como puede ser el orgasmo o el sueño, sólo que infinitamente más complejo, sutil y arriesgado cuando se entorpece. Cuando un proceso involuntario se intenta controlar, simplemente se inhibe. Y cuando un proceso natural se inhibe, se hace más difícil, más lento y más complicado. En el caso del parto, eso quiere decir más peligroso y, por lo tanto, más susceptible de requerir atención médica especializada: anestesia, fórceps, cesárea, etc.». Es por eso por lo que la única referencia válida es la completud, donde la riqueza del evento moviliza todo armónicamente. Una armonía sublime que se aborta con la injerencia externa, con el intervencionismo no mesurado, y que provoca iatrogenia.

Pero el asunto es mucho más entreverado y trasciende a la propia Obstetricia. Si continuamos con el análisis, convendremos que un determinado Modelo Médico no sólo impone una forma de hacer o de orientar lo que se hace. Como señala Eduardo Menéndez, también desempeña unas funciones:[94] «(...) las curativas, preventivas y de mantenimiento; las de control, normatización, medicalización y legitimación; y las económico-ocupacionales». Lo interesante de este conjunto de desempeños es la urdimbre resultante, ya que[95] «(...) el control aparece en consecuencia legitimado, junto con la normatización y la cura. Es en gran medida la dificultad o incluso la imposibilidad de cuestionar dichas funciones en un nivel teórico lo que a su vez tiende a fundamentar su legitimación. Son estas características las que favorecen la adopción del MMH[96] por la mayoría de sistemas sociales, ya que a través de dicho modelo se puede no sólo curar y prevenir, sino que se puede controlar, normalizar y legi-

93. Fernández del Castillo, I; *Ibid.*, 2014, pp. 41, 43.
94. Menéndez, E.L; «Modelo Médico Hegemónico: Reproducción técnica y cultural», *NATURA MEDICATRIX*, n.º 51, 1998, p. 19.
95. Menéndez, E.L; «Estructura y relaciones de clase y la función de los modelos médicos. Apuntes para una antropología médica crítica». *Nueva Antropología*, n.º 23, 1984, p. 90.
96. Modelo Médico Hegemónico (MMH): «(...) refiere a lo que se denomina biomedicina, medicina alopática o medicina científica. (...) constituye una construcción teórica que posibilita entender la racionalidad biomédica, y el funcionamiento de la ideología técnica dominante en el saber médico». Menéndez, EL y Di Pardo, R; «De algunos alcoholismos y algunos saberes», México D.F., *CIESAS*, 1994, p. 12.

timar a través de categorías científicas. Es en función de esta potencialidad que el "control" de la salud deviene tan necesario como el "control" de la enfermedad». Para el caso que nos ocupa, nos sumamos a la reflexión de Adrienne Rich:[97] «¿Cómo han dado a luz las mujeres, quién las ayudó, cómo, por qué? Estas preguntas no se refieren simplemente a la historia de parteras u obstetras: son preguntas políticas. (...) Sus elecciones (cuando tiene alguna) se hacen o se proscriben en el contexto de las leyes y los códigos profesionales, de las sanciones religiosas y de las tradiciones étnicas, de cuya elaboración las mujeres, históricamente, han sido excluidas».

Sería éste el momento de preguntarnos el porqué, el dónde, el cómo y el con quién parimos; y hasta dónde llega la influencia del MMH. Foucault habla de la *medicalización indefinida*[98] a través de la cual[99] «(...) la medicina responde a otro motivo que no es la demanda del enfermo (...) Con mucha más frecuencia la medicina se impone al individuo, enfermo o no, como acto de autoridad». Medicalizar[100] es dar carácter médico a algo que no lo es, patologizándolo; como aquí, muchos aspectos del embarazo, del parto y del puerperio. Casilda Rodrigáñez reclama lo que se ha robado:[101] «(...) han conseguido que el útero y todas las funciones sexuales de la mujer vinculadas al útero no tengan nada que ver con la sexualidad de la mujer, sino con su salud, y por tanto, queden a merced exclusiva de los médicos (...). De este modo consiguen que la mujer quede desconectada de sus funciones sexuales, que pasan a ser manipuladas por el Poder, a través de la Medicina, con toda normalidad».

Entonces, si una de las funciones del modelo médico es el control a través de la medicalización, ¿cuál es la posición que adopta nuestra medicina (y muchos de sus profesionales) ante una pareja que desea parir en casa? ¿Exageramos si se percibe rebeldía?:[102] «Según este paradigma, la idea de dar a luz en casa parece retrógrada y peligrosa, mientras que parir en el hospital se presenta como el *summum* de la seguridad». Pero el quid de todo esto (y de ahí la confrontación con la medicina, recelosa de

97. Rich, A; *Nacemos de mujer. La maternidad como experiencia e institución*, Madrid, Traficantes de Sueños, 2019, p. 187.
98. Aunque no entremos en ello, tampoco desdeñamos las nuevas formas de medicalización. Rose, N; *Políticas de la vida: biomedicina, poder y subjetividad en el siglo xxi*, La Plata, UNIPE, 2012. Nosotros vemos aquí infinito potencial medicalizador. Hemos de estar muy atentos.
99. Foucault, M; 1996, p. 75.
100. El diccionario de Salud Pública de Kishore (2002) lo define como la «(...) forma en que el ámbito de la medicina moderna se ha expandido en los años recientes y ahora abarca muchos problemas que antes no estaban considerados como entidades médicas, como el ciclo reproductor y vital de la mujer, la vejez (...) así como la pobreza o el desempleo». Recomendamos la lectura del clásico: Illich, I; *Némesis Médica. La expropiación de la salud*, México, Joaquín Mortiz, 1992.
101. Rodrigáñez Bustos, C; Cachafeiro; *Ibid.*, 1995, p. 31.
102. Fernández del Castillo, I; *Ibid.*, 2014, p. 184.

la pérdida del control) es que[103] «(...) parir en casa supone cambiar la idea del nacimiento como acto médico y recuperarlo como lo que es: un acontecimiento familiar, un acto de amor, natural e íntimo». Y sí, como advertíamos atrás, determinados ámbitos (de orden social, político, económico, etc.) que se nos antojan a priori ajenos a la medicina se convierten en entidades de su competencia. Muchas de las reclamaciones de las madres y sus parejas van en esta dirección, y no en el uso de las actuaciones médicas cuando son realmente necesarias.

> *«(...) se trata de ser consciente y consecuente con la decisión, contemplando la posibilidad de acudir al hospital ante una urgencia como algo necesario y la disposición de este recurso como algo positivo ante problemas que surjan. Pienso que con esta decisión del parto en casa las tienes todas, es decir, el sistema sanitario y los recursos están ahí para cualquier necesidad, se trata de verlo con naturalidad. Y si no lo necesitas porque todo va bien, pues perfecto, conseguido»* (Mamá 22).

¿A dónde nos lleva esto? Primero a preguntarnos por la relación de madres y parejas de parto en casa con los profesionales sanitarios que las atenderán en alguna parte del proceso (preparación al parto, revisiones ecográficas, analíticas...): ¿lo comparten con los profesionales o prefieren silenciarlo?; si deciden informarles, ¿con cuáles se sienten más cercanas/os para comunicarlo?; ¿consideran que las respetan, o más bien, ante su decisión de presentar un plan de parto o de preferir el nacimiento en el hogar, perciben del personal sanitario indiferencia o rechazo? Seguro que no se van a sorprender de las siguientes respuestas.

> *«No les informé porque ya tenían una mala predisposición a entablar buenas relaciones. Son personas que si no haces lo que te dicen, entonces, ya son todas malas caras, broncas, sin espacio para el diálogo ni la compresión. Son personas que confían plenamente en la medicalización y el intervencionismo»* (Mamá 2).

> *«No comenté nada. Ya sólo con mencionar en el grupo de preparación al parto que quería un parto natural (sin mencionar que fuera en casa), me sentí el bicho más raro, así que no creo conveniente compartirlo en ese ambiente. La matrona de la Seguridad Social fue correcta, pero tampoco tenía ganas de salir del protocolo»* (Mamá 3).

103. *Ibid.*, 2014, p. 189.

«No les informé porque no tenía ganas de dar explicaciones sobre lo que yo tenía muy claro, y tampoco de recibir consejos sobre lo que ellos tienen claro. Supongo que dejé pasar una oportunidad para que vieran que había una mujer más que no estaba de acuerdo en cómo funciona el sistema y por qué. Pero en mi época de embarazo no tenía ganas de discutir» (Mamá 5).

«No les informé para evitar someterme a presión durante el embarazo, sospechaba que los profesionales no acompañan a las madres, imponen sus posturas. Así fue cuando visité por primera vez al pediatra y le conté mi parto, le pareció una barbaridad y me felicitó por mi valentía y la gran suerte que corrí» (Mamá 11).

«No tenía intención de comunicárselo al personal sanitario, pero pedí al ginecólogo que me atendió en el hospital al final del embarazo que rellenase mi cartilla de embarazada con los datos que considerase relevantes y, no considerando necesario hacerlo al tener todo en el expediente, le tuve que decir que era para dárselo a la comadrona que me atendería en casa. El ginecólogo entonces, con gesto sarcástico, miró mi expediente y dijo: "Treinta y cinco años..., primeriza..., tú misma". Momentos antes había sido muy amable conmigo y valorando positivamente mi condición física y el hecho de practicar yoga y ser técnico deportivo de profesión» (Mamá 23).

«Antes de tomar la decisión, cuando sólo era una posibilidad, se lo comentamos a una pareja de amigos, ella es enfermera, ya nos trataron de locos e irresponsables: "con todos los adelantos que hay", nos decían» (Mamá 28).

«No les informé, no me preguntaron, a excepción de una ginecóloga que me vio en el hospital, en los exámenes que te hacen cuando has salido de cuentas, le dije que no me explorara y se mosqueó un poco, me intentó meter un poco de miedo en plan: "bajo tu responsabilidad" y todo eso...» (Mamá 32).

«No informé ni al ginecólogo ni a la matrona. En el caso de la matrona, en las clases de preparación al parto declaró que el parto en casa en España es un atentado contra los derechos del niño; frente a semejantes reflexiones prefiero no dialogar. El ginecólogo no me hizo falta que hiciera ninguna declaración, era clara su actitud instrumentalizadora» (Mamá 35).

También hubo un grupo de madres que comunicaron abiertamente a los profesionales sanitarios su decisión de parir en casa, intentando ser lo más asertivas posibles, pues para ellas era crucial que conocieran sus deseos, añadido a dar visibilidad a esta realidad («el parto en casa existe»). Les fortalecía y se sentían más tranquilas informando de su elección. Con tal actitud, se encontraron con diferentes reacciones.

> *«Todos los profesionales del centro de salud (matrona y ginecóloga) sabían de mi decisión y la apoyaron en todo momento, sorprendidos por lo inusual, pero tranquilos, puesto que el embarazo fue en todo momento bien»* (Mamá 1).

> *«Informé a todos. Las matronas que seguían el embarazo en la clínica apoyaban mi decisión. Una dijo que ella no lo recomendaba. El ginecólogo en el hospital en España también apoyaba la decisión, pero quería seguir el embarazo en el hospital, por si acaso. Un ginecólogo privado en Londres me apoyaba también. Le pregunté si él consideraba el parto en casa de alto riesgo y me dijo que no»* (Mamá 4).

> *«La matrona de la Seguridad Social me dijo que era peligroso. El ginecólogo se sorprendió y me contó casos de partos en casa que acabaron muy mal, pero no me dijo lo que tenía que hacer, cosa que al final se agradece»* (Mamá 6).

> *«La matrona se mostró totalmente indiferente. No me dio ni un ápice más de información de lo estrictamente necesario para el protocolo, y la ginecóloga, en mi país, lo desaconsejó por completo»* (Mamá 8).

> *«Se lo comentamos a la matrona del centro de salud. No fue un apoyo, más bien sentí que su preocupación me hacía dudar de que yo iba a poder hacerlo. Ella se basaba en mi experiencia anterior, en la que tuvieron que emplear espátulas para ayudar al bebé a nacer»* (Mamá 15).

> *«Conocía mi decisión la matrona del centro de salud y no sólo respetaba mi decisión, sino que me animaba a hacer un escrito-denuncia de la situación del parto no respetado en el hospital, que me había hecho decidir no dar a luz allí. Los demás profesionales de la salud no preguntaron nunca»* (Mamá 17).

> *«Mi matrona del centro de salud apoyaba totalmente mi decisión. (...) La pediatra lo supo a posteriori y, para ella, fue correr un riesgo, entre otras cosas por haber dado positivo en el estreptococo vaginal y anal»* (Mamá 20).

> *«De los trabajadores sanitarios he notado mucha indiferencia, como si yo ya debiera saberlo todo, aun siendo primeriza»* (Mamá 28).

> «*Sólo una de las matronas me dijo: "Pero un parto en casa es más lento", y eso era lo que yo buscaba precisamente, un ritmo más pausado o, al menos, el que marcase el bebé. A mi médico de cabecera sí que se lo comuniqué y me apoyó absolutamente e incluso mostraba muchísimo interés (es una mujer, madre reciente y con una lactancia hasta el momento de 15 meses). (...) Desde el primer momento, optamos por no comunicarlo a ninguno de los ginecólogos que me han atendido. Como anécdota y como punto de partida para esta decisión, puedo contar que la primera ginecóloga que me atendió insistió en que tenía que dejar de lactar inmediatamente al mayor, porque había peligro de aborto por las contracciones que producía "la prolactina", (sí, no es error mío, dijo prolactina), y la última se tomó tremendamente mal que me negase a la exploración después de un monitor sin apenas contracciones. Con estas reacciones, interpreté que hablar de parto en casa con los ginecólogos no era buena idea*» (Mamá 36).

Estas experiencias invitan a tener muy presente lo vertido por las mamás, puesto que además de dibujar una realidad incontestable (¡hay mujeres que dan a luz en sus hogares!), resultan muy esclarecedoras para todos los partícipes en el proceso de embarazo, parto y puerperio, y nos pueden llevar a recapacitar sobre la energía consumida por cada uno de los implicados en esta relación (profesionales, parejas, familiares...) y la escasa eficacia de los contactos entre las partes (controles rutinarios de la embarazada, clases de preparación al parto...). Como vemos, en buena parte de los relatos no se forja el clima de confianza necesario en el encuentro. Se habla en «idiomas» diferentes (son más que simples interferencias), como si se tratara de una llamada telefónica donde cada parte de la línea no escucha nítidamente a la otra, produciéndose disonancias. En este contexto, las parejas cuando acuden a las consultas, simplemente, «aguantan el tipo», por lo que, salvo excepciones, lo que se genera es un encuentro sin encuentro.

A resultas de ello, ¡cada uno a lo suyo!, en una relación docto/lego (la del profesional versus la pareja) que no es apropiada para la comunicación entre las partes, especialmente en este caso, porque, como están viendo, quien opta por el nacimiento en el hogar está muy, pero que muy bien informado y seguro de su decisión. Aquí, la *violencia simbólica* (Bourdieu, 1994: 184)[104] que se da en relaciones asimétricas como éstas (donde el «dominador» ejerce una violencia indirecta –no directamente física– sobre los «dominados», que no la evidencian o no son conscientes de la misma y que únicamente puede «(...) instaurarse con la complicidad de quienes la pade-

104. Bourdieu, P; *Razones prácticas: Sobre la teoría de la acción*, Barcelona, Anagrama, 1997.

cen»), se rompe al no producirse la necesaria complicidad de las mamás. Cuidado entonces con los mensajes no contrastados por la evidencia científica que proceden de la parte «docta»,[105] que lo que generan es mayor desconfianza. La consecuencia de todo ello es más compleja de lo que se pudiera presumir, porque no hay un completo abandono del sistema; lo que se produce es una elección razonada de su oferta. Ojo, por lo que hemos podido constatar, en ningún caso son elecciones azarosas. Se adopta un pluralismo medico (asistencial)[106] singular. La asistencia al parto se produce en casa (fuera del sistema, al margen del hospital); y de la oferta oficial se escoge lo que la mujer (y su pareja) valora/n adecuado en las distintas partes del proceso (determinadas analíticas, y/o ecografías, y/o monitores...).

> «*Tenía libertad para hacer todos los protocolos que quisiera, aunque me salté algunos, y menos mal que lo hice, pues lo único que te dan son problemas*» (Mamá 2).

> «*Tenía todas las ecografías y analíticas necesarias. (...) Mis vivencias con los ginecólogos de la Seguridad Social que realizaron las ecografías eran muy negativas. No me explicaron ni me enseñaron nada de lo que estaban viendo y midiendo para comprobar el feto. En el hospital donde fui por la ecografía de 20 semanas, yo dije a la ginecóloga: "Agradecería que me explicase lo que está viendo". Me mandó fuera diciendo: "No tenemos tiempo para explicar lo que estamos viendo". En otra donde pedí ver la pantalla, la ginecóloga dijo: "Tú lo verás cuando esté fuera, solamente nosotros necesitamos verlo ahora". Pagué para hacer ecografías privadas*» (Mamá 4).

> «*Lo único que evité hacerme es la última exploración que hace el ginecólogo*» (Mamá 9).

> «*Yo me relajé en el último trimestre, no me hice la curva del azúcar, pasé de la última analítica y ecografía*» (Mamá 27).

Estas parejas, además del seguimiento (sui géneris, según el caso) de la sanidad pública, tienen diversos encuentros con los profesionales que los van a acompañar en el parto en casa; donde ambas partes se van a ir conociendo para crear la confianza y empatía necesarias para que el día del acontecimiento todo fluya como la madre (y su pareja) anhela. En estas

105. Trataremos después este asunto al abordar la seguridad en el parto en casa.

106. A saber: «*(...) El fenómeno de la utilización por parte de la población de instancias asistenciales y terapéuticas diferentes de las oficialmente reconocidas*». Perdiguero, E; «El fenómeno del pluralismo asistencial: una realidad por investigar», *Gaceta Sanitaria*, n.º 18, 2004, p. 140.

visitas se abordan múltiples asuntos, como los motivos de la decisión de parir en casa, las dudas, los miedos, las inseguridades, los riesgos, los deseos...;[107] se indaga sobre posibles causas que pueden desaconsejar el parto en el hogar, los límites de cada una de las partes;[108] sobre quiénes van a estar presentes en el parto y por qué (si hay otros hijos, qué papel jugarán, quién se ocupará de ellos); de los primeros días con el bebé, la lactancia, las visitas de familiares y amigos... Con estos contactos se brinda la ocasión para dar información veraz, apoyada en la última evidencia científica, sobre las diferentes pruebas (realizadas y por realizar) en el embarazo, y aclarar las dudas que puedan surgir. Son fundamentales los lazos de confianza que se establecen entre la madre y el profesional que los va a acompañar, lo que se torna en prioritario para que el parto termine bien, además de fortalecer a la protagonista para que no se sienta juzgada y/o amenazada. Se aspira a que la mujer, desde la información contrastada, recupere todo el poder perdido de su capacidad para parir y amamantar a su bebé (si lo desea),[109] así como que salga fortalecida por la toma de la decisión. En ningún caso se pretende apartar a las embarazadas de los protocolos estándar, ni se les incita a evitar los controles establecidos; otra cosa es la decisión de las protagonistas en relación a éstos, una vez informadas.

> *«Me apartó de las clases. Eran dos informaciones demasiado contradictorias. En cualquier caso, aunque el grupo empezó siendo numeroso, después de tres o cuatro clases éramos muy poquitas. Personalmente pienso que las clases eran bastante aburridas, con material de los años setenta (¡hasta nos pusieron videos en VHS!) y la matrona no tenía mayor interés que pasar el trámite. La preparación para el parto en casa me ayudó a darle forma y poner palabras a lo que yo ya "sabía" internamente»* (Mamá 3).

> *«No quería ir a las clases de preparto dadas por la matrona en la clínica. Fui a una, y después de media hora, salí con más miedo de ir al hospital que cuando entré. Básicamente dijo que había que seguir el protocolo del hospital sin reclamación»* (Mamá 4).

107. En nuestro caso se realizaron con cada pareja individualmente, y con una duración media de tres a cuatro horas por sesión.
108. Recogemos un extracto de entrevista en el que una mamá hace referencia a uno de los temas sensibles tratado en una sesión de preparación: *«(...) al rellenar el cuestionario que nos dio la matrona, me impactó una pregunta sobre si era consciente de que cabía la posibilidad de riesgo de muerte del bebé y/o de la madre. ¡No lo había pensado!, claro, dentro del espectro de posibilidades podría suceder, fue bajarme un poco de la nube de pedo, y escuchar todas las leyes de la naturaleza, no sólo las que me convenían y me generaban placer»* (Mamá 5).
109. Todas nuestras mamás apostaron por la lactancia materna prolongada.

«En todo momento me sentí libre de acceder a los protocolos estándar de un embarazo normal. Incluso me sentía mejor aconsejada para "saltarme" alguna de las revisiones que, a mi parecer, tampoco me eran muy útiles o incluso agresivas para el bebé. Es decir, creo que en eso he ganado en oportunidades, ya que me visitaba con la matrona de parto en casa y también en la línea estándar, eligiendo lo que quería de cada uno» (Mamá 6).

«Creo que me hizo adoptar una actitud más relajada con respecto a las analíticas y demás pruebas. De hecho, el mayor esfuerzo que considero que he tenido que hacer durante el embarazo es dejar aparte toda esa "información" para poder vivir con alegría y tranquilidad la gestación» (Mamá 7).

«No te apartan de los protocolos estandarizados, sino que tienes más información de cada una de las pruebas y sus finalidades. Gracias a esta preparación entiendes que las pruebas no son obligatorias, tú decides cuáles quieres hacerte. Los profesionales sanitarios realizaban el protocolo médico establecido, sin darte información del porqué de cada una de las pruebas a las que me tenía que someter. Considero que el sistema no facilita una visión positiva del embarazo y el nacimiento» (Mamá 11).

«Viví todas las pruebas con más tranquilidad y de una forma más respetuosa para mí y el bebé. La prueba de la glucosa la hicimos postprandial, en lugar de beber el suero glucosado. Aún, llevando el volante de la matrona pidiendo ese tipo de prueba en el hospital, me tuve que poner seria para explicarles que ésa era la forma para hacérmelo a mí. Cuando te sales del protocolo, todo son preguntas y recelo» (Mamá 15).

«No me aparté en absoluto. Quien me apartó de hacer los protocolos estándar fue mi pareja. Sí que desaprobaba cualquier tipo de intervención (ecografía, revisiones, etc.), de forma que la primera ecografía la hicimos con un ecógrafo antiguo de baja potencia para evitar trauma al bebé» (Mamá 23).

«Para el próximo embarazo (si existiera), me gustaría hacerme menos ecografías; de eso sí me arrepiento» (Mamá 28).

«No hice la prueba del azúcar; intenté ser más respetuosa con el bebé. El hecho de querer parir en casa me hizo más segura, confiaba en la naturaleza y su transcurrir, por lo que no era tan necesario seguir los patrones y protocolos» (Mamá 33).

«Yo seguí los protocolos estándar. Únicamente no me hice la prueba de la glucosa, que me pareció totalmente innecesaria. Partía de la experiencia de que en el anterior embarazo me diagnosticaron diabetes gestacional, tuve que estar haciéndome continuos controles y nunca, comiera lo que comiera, llegué a tener un índice de glucosa por encima de lo normal» (Mamá 35).

«Esta preparación tan especial nos hizo tomar conciencia de que el bebé y su madre merecemos ser tratados con respeto, y en ese sentido, decidimos seguir todo el protocolo, excepto hacia el final del embarazo: nos negamos a adelantar el parto porque el bebé venía con bajo peso, nos negamos a que fuera un parto programado, sabiendo que no había ningún problema para el bebé dentro del útero por las ecografías, y nos negamos a hacer tantos monitores como deseaba la ginecóloga. La preparación al parto en casa nos dio valentía y plena conciencia de nuestra responsabilidad, al contrario que la estándar, que parece estar orientada al miedo y a un excesivo control» (Mamá 40).

Sea cual sea el soporte de asistencia a la embarazada (Seguridad Social, consulta privada al uso, sesiones de preparación de parto en el hogar...), la máxima que cumplir debiera ser la que nos recuerda Michel Odent cuando nos impele a que[110] «(...) la primera obligación de todos aquellos que atienden a las embarazadas es proteger su salud emocional; en una época en que la atención prenatal se medicaliza de forma rutinaria, la actitud de los profesionales de la salud puede tener un impacto importante en el estado emocional de las embarazadas. Es por ello por lo que la principal preocupación de médicos, matronas y cualquier otro profesional especializado, aquello en lo que deberían poner más celo, es evitar el "efecto nocebo"[111] durante las consultas del embarazo: en la práctica, esto significa que debe interactuar de forma que después de salir de la consulta, la embarazada se sienta incluso más tranquila (feliz) que antes o, al menos, su ansiedad haya disminuido».

---

110. Odent, M; *La vida fetal, el nacimiento y el futuro de la humanidad*, Tenerife, OB STARE, 2007, p. 37.
111. En otra publicación (Rico Becerra, JI; 2009, p. 200), apoyados en esta reflexión de Odent, referimos la cuestión: El *efecto nocebo* consiste en lo opuesto al *efecto placebo*, de manera que, a diferencia de éste, una medida terapéutica (en este caso la relación en la consulta médica de la embarazada y el profesional de la salud) generaría efectos indeseables (angustia, ansiedad, miedo, inseguridad, incertidumbre...), lo que hace que muchas veces, una vez finalizada la visita, la futura mamá busque una nueva cita (casi siempre en el ámbito de lo privado) esperando encontrar aquí la anhelada tranquilidad, y si no llega, retroalimenta el nocebo. Rico Becerra, JI; *El inmigrante «enfermo». Apuntes y reflexiones desde un trabajo antropológico*, Murcia, Isabor, 2009.

Por tanto[112] «el efecto nocebo es un efecto negativo en el estado anímico de las embarazadas e, indirectamente, de sus familias. Ocurre cada vez que un profesional de la salud hace más daño que bien al interferir con la imaginación, las ilusiones o las opiniones de una paciente o una embarazada. (...) Las embarazadas modernas no pueden sentirse felices. Todas ellas tienen un motivo para preocuparse: "Tiene la presión arterial demasiado alta o demasiado baja", "Está ganando peso muy rápido o muy lentamente", "Está anémica", (...) "Tiene una diabetes gestacional", "Su bebé es demasiado grande o demasiado pequeño", (...) "Tiene la placenta baja", (...) "Su bebé aún no se ha girado", "La espalda del bebé está a la derecha, lo que dificulta el parto". (...) ¿Se puede aún ser una mujer "normal"? (...) ¿Deberíamos reconsiderar el concepto de cuidados prenatales medicalizados rutinarios? En muchos países, lo normal son unas diez visitas prenatales. En otras palabras, la mayoría de las mujeres tienen diez oportunidades distintas para oír hablar de problemas potenciales. (...) Estos modelos tradicionales de cuidados médicos se basan en la suposición de que más visitas prenatales implican mejores resultados. (...) La disminución de los cuidados medicalizados prenatales rutinarios debería ir acompañada de un redescubrimiento de las necesidades básicas de las embarazadas. No podemos separar los cambios fisiológicos del embarazo y la fisiología del parto».

> *«En general lo he vivido con mucha confianza, pero en ocasiones han surgido miedos y fantasías sobre la salud del bebé. Sobre todo estos miedos surgían en los días anteriores y posteriores a las pruebas médicas que se hacen durante el embarazo para descartar ciertas anomalías»* (Mamá 9).

> *«El embarazo fue muy deseado y me sentí contenta y relajada, menos cuando íbamos a las visitas a la matrona del centro de salud, que, por su manera de ver las cosas distintas a nosotros, todo era al revés de como yo lo estaba viviendo y me sentía triste y perdía la confianza en mí. Cuando contactamos con la matrona de parto en casa y las dudas nos las resolvía ella, todo cambió (...) La matrona del centro de salud en la última revisión se asustó de lo grande que estaba la barriga y nos mandó a la UDO[113] urgentemente para que nos valoraran. Gracias a la matrona de parto en casa no cundió el pánico y seguimos haciendo nuestro proceso con más confianza»* (Mamá 15).

---

112. Odent, M; *Ecología prenatal*, Buenos Aires, Fundación Creavida, 2008, pp. 40, 41, 42, 50.
113. Unidad de Diagnóstico Obstétrico (UDO).

«En las vivencias ha influido todo, sobre todo la información de los ginecólogos en las ecografías, cuando nos dijeron que había un problema en el corazón, que luego resultó no ser nada, nos asustaron mucho. La información recibida en la preparación al parto en casa me ayudó a estar más calmada y tranquila» (Mamá 19).

«(...) de haberle hecho caso al médico y a la tocóloga hubiera vivido el embarazo como una enfermedad con muchos riesgos, en lugar de como algo natural» (Mamá 25).

«El primer trimestre lo he pasado con mucho miedo, mi error creo que fue haber leído muchos libros sobre el embarazo. También me asustaban todas las analíticas que se suelen hacer: si no es el síndrome de Down es la prueba de azúcar o haber engordado demasiado, etc.» (Mamá 26).

«La preparación al parto en casa no me apartó de los protocolos estándar. Al final del embarazo fui yo misma quien se apartó, ya que consideraba que muchas de las pruebas eran innecesarias y me generaban estrés y conflictos. (...) sentí que me trataban como si estuviera enferma y no embarazada. En mi vida había pisado tanto mi centro de salud y el hospital como lo hice durante el embarazo, además de recibir un trato bastante deshumanizado por parte de algunos ginecólogos y médicos públicos por los que pasé» (Mamá 34).

«Sí, mi vivencia del embarazo se vio muy afectada negativamente por las informaciones médicas recibidas. (...) Mala suerte, pero hay que seguir por la vía sanitaria... era la opinión general de mi entorno» (Mamá 40).

«El riesgo siempre está presente, ya que comienzas a querer a tu criatura desde el mismo instante en que sabes que estás embarazada»

4. LA SEGURIDAD EN EL PARTO

La medicina ha medicalizado la vida, y el efecto nocebo es una consecuencia de ello. Pero ¿cómo ha conseguido la medicalización permear tan hondo en las representaciones sociales del embarazo, parto y postparto? Pues apoyada, fundamentalmente, en ofrecer seguridad. La búsqueda de la seguridad (cualidad de seguro)[114] es una cuestión de largo recorrido. La sociedad la necesita para conformar un grupo estable vinculado. Como explica Ulrich Beck,[115] la evolución humana posibilitó el control de los peligros (externos) que azotaban a las sociedades tradicionales, de manera que los avances científicos que se imponen en las sociedades modernas pretenden habilitar la prevención y el control de tales peligros.

Los dispositivos que las sociedades han usado para gestionar el riesgo son las instituciones sociales (como la medicina), que tratan de proporcionar certidumbre y seguridad a los humanos. Pero, como queremos mostrar,[116] no se puede ocultar que esas instituciones, a su vez, también son fuente de incertidumbre e inseguridad. Son pues ambivalentes, ofrecen seguridad y su contrario. Y ello lo abre a la crítica. Como señala Beck,[117] la cientificación simple (tan propia de la Modernidad) ha dejado paso a una cientificación reflexiva (inherente a nuestra Modernidad tardía, o posmodernidad, si lo prefieren), donde no sólo se somete a criterios científicos a la naturaleza, el hombre y la sociedad, sino también a la propia ciencia, sus productos, consecuencias y defectos (y particularmente, añadimos nosotros, pasa por esa criba la medicina occidental). En esta nueva etapa se produce una desmonopolización del conocimiento, donde no es el fracaso de las ciencias, sino su propio y desmedido éxito, lo que las ha destronado, provocando una relativización de sus originarias pretensiones de validez.[118] Y esto es lo acentuable. La pretendida seguridad también genera nuevos riesgos (peligros) que derivan de las propias conquistas de la ciencia.[119]

Sheila Kitzinger, rememorando el *primun non nocere*[120] hipocrático, apostilla:[121] «Las decisiones más importantes sobre el manejo tienen que ver con "factores de riesgo". Todas las mujeres están clasificadas en "alto" o "bajo" riesgo. (...) Hay otra importante presunción subyacente en el manejo: la asistencia durante el parto consiste en la acción. La negligencia consiste en no intervenir, nunca en intervenir innecesariamente», y esto nos lleva a reflexionar sobre lo que Nils Bergman sostiene:[122] «Quizás lo más peligroso sea "asumir" que no hay riesgo ante una interven-

---

114. DRAE: Lo seguro es lo que está libre y exento de riesgo.
115. Beck, U; *La sociedad del riesgo. Hacia una nueva modernidad*, Barcelona, Paidós, 1998.
116. Bauman, Z; *La cultura como praxis*, Barcelona, Paidós, 2001; Bauman, Z; *Modernidad y ambivalencia*, Barcelona, Anthropos, 2005.
117. Beck, U; *Ibid.*, 1998.
118. Ver: Rico Becerra, JI y Cayuela, S; *Ibid.*
119. Beck acuña la expresión *Sociedad del riesgo* para explicar el resultado de los avances científico-técnicos de la primera modernidad, que dan paso a una segunda modernidad, la del riesgo «interno» o de las «incertidumbres fabricadas». Beck, U; Giddens, A, Lash S (Edit.); *Ibid.*
120. *«Lo primero es no hacer daño».*
121. Kitzinger, S; *Ibid.*, 2015, p. 49.
122. https://elpais.com/elpais/2019/06/03/mamas_papas/1559551086_801391.html

ción. Es cierto que a veces las intervenciones son absolutamente necesarias, pero, aun así, es vital saber qué efectos negativos tienen nuestras intervenciones necesarias para poder mitigar o disminuir la adversidad que sigue». Estamos pensando en las numerosas gestaciones inducidas apoyadas en el argumento de que los bebés son de bajo peso o su contrario (macrosomas),[123] y cuando nacen, son normopeso.

En este marco de resistencias que promueve la posmodernidad (derivado de la cientificación reflexiva), se encuentran los reproches a la sobreactuación de la medicina en todo el proceso de la gestación y parto. Otra cosa será la fortaleza del sistema para aguantar las arremetidas:[124] «Claro que ahora entendemos que muchísimas de las intervenciones que hacíamos de manera rutinaria en los partos eran más peligrosas y dañinas que no hacer nada. Aceptar esto, que aquello que se hacía, pensando en prevenir o tratar, pudiera en realidad poner en peligro o hacer más daño, algo que es relativamente frecuente en la historia de la medicina, resulta especialmente difícil en el ámbito de la obstetricia. Y doloroso». Pero, como veremos después, puede quedar tapado, no se habla de ello, se silencia.

Las prácticas obstétricas hospitalarias han cambiado poco desde los años ochenta del siglo pasado, a pesar de la cantidad de evidencia científica que aboga por el cambio. La asistencia dependerá de las políticas de cada centro asistencial, mediadas por las creencias de los jefes de servicio, pero en última instancia del criterio del profesional que atiende a la mujer en ese turno. Y ¿por qué?, por encontramos ante «recomendaciones». Pero ojo, el miedo es impetuoso y se revuelve resituándose. Esos miedos (derivados de los riesgos) que, como decimos, no sólo no han sido controlados por nuestra moderna sociedad, sino que se han multiplicado desde las incertidumbres.[125] De esos riesgos quieren huir estas madres, que, informadas y sabedoras de que su estado de salud es bueno (como diría el obstetra, de bajo riesgo), conocen las consecuencias de las intervenciones innecesarias, la importancia de no usar medicación para acelerar el proceso, así como el valor del acompañamiento y el entorno.

> *«Porque siento el mío como un embarazo normal; teniendo en cuenta mi estado de salud y que mi pareja apoyaba la decisión, quería ofrecer a mi bebé una bienvenida al mundo más respetuosa; también me hice un poco temerosa del intervencionismo hospitalario»* (Mamá 23).

---

123. Es decir, de peso menor (bajo peso) o mayor (macrosoma) del que le corresponde por la edad gestacional.
124. Olza, I; *Ibid.*,2017, pp. 19, 20.
125. Bauman, Z; *Miedo líquido. La sociedad contemporánea y sus temores*, Barcelona, Paidós, 2010.

«Porque no me gusta el protocolo de actuación que siguen en los hospitales, tanto con respecto a medicaciones (oxitocina...) como a las posturas para parir, y en casa tengo la máxima comodidad y todo el tiempo que necesite, sabiendo que estoy bien asistida» (Mamá 25).

No es menos cierto que estas afirmaciones son excepciones a la regla, ya que la medicina científica sigue siendo un asidero de referencia ante muchos de nuestros dilemas. Es más, los daños y los riesgos (reales o imaginarios) son su mejor argumento.[126] Si vas de su mano, se minimizarán; nos lo promete y casi garantiza. Otra cosa es cuando descendemos al plano de lo real. Aquí nos encontramos con que los desaciertos en los partos pueden llegar a silenciarse en el ámbito hospitalario, pero de ninguna manera cuando discurren en el hogar, donde la noticia se airea a los cuatro vientos, se amplifica y, si conviene en un momento dado, remanece.

«En los medios de comunicación, ha dado la casualidad de que durante mi embarazo hubo un "boom" de artículos y programas hablando de doulas, partos en casa, crianza con apego, etc., que pretendían ser imparciales, pero siempre acababan poniendo a la audiencia en contra. Pero, como digo, yo estaba muy informada antes del embarazo y no perdía el tiempo en hacer oídos a esta "información"» (Mamá 36).

De hecho, el debate sobre la seguridad de los partos en casa está constantemente presente. Así, la pregunta: ¿es seguro parir en casa?, siempre sobrevuela el fenómeno, es consustancial a él.

«Lo viví con seguridad en cuanto al parto; en todo el embarazo sabía que las mujeres pueden parir por sí mismas, así como los animales, así como nuestras abuelas, aunque sí tuve mis preocupaciones, de malformaciones, urgencias, pero nunca había un plus por parir en casa, siempre pensé que en el hospital los horrores serían igual que en casa» (Mamá 33).

La investigación sobre la que fundamentalmente pivotan los argumentos de rivales y defensores del parto en casa es el metaanálisis[127] «Maternal and newborn outcomes in planned home birth vs planned hospital births:

---

126. Vimos, en el apartado anterior, la presión recibida por el entorno y los profesionales sanitarios.
127. Metodología de investigación que consiste en el análisis estadístico de estudios sobre una temática, que permite sintetizar datos.

a metaanalysis»,[128] publicado en 2010 en la revista *American Journal of Obstetrics & Gynecology* y elaborado por Joseph R. Wax *et al.*[129] Los autores, profesionales del Maine Medical Center (Portland, EE. UU.), compararon los resultados de 342 056 partos domiciliarios con 207 551 realizados en un centro hospitalario. Para no aburrirles con los datos, el estudio viene a decir que todos los resultados obstétricos fueron mejores en los partos de embarazadas de **bajo riesgo** planificados en el hogar (menos intervenciones maternas, como laceraciones, hemorragias, infecciones...; y menor prematuridad, bajo peso al nacer y ventilación asistida del recién nacido), con la excepción de que se triplica la tasa de mortalidad neonatal.

¡Demoledor!, multiplicar por tres la mortalidad es un argumento irrebatible. Como es lógico, produjo un gran impacto en el ámbito obstétrico, marcando un antes y un después en el debate de la seguridad del parto en el hogar. Desde su publicación se convierte en el punto de referencia, lo que no deja que pase desapercibido (cientificación reflexiva, ¿recuerdan?). De hecho, otros trabajos se interesaron en revisar el metaanálisis de Wax, como el del Centre for Reviews and Dissemination, de la Universidad de York (2011), destacando sus grandes fallas metodológicas.[130] Igualmente, Michael CA *et al.*,[131] en otro estudio, hacen hincapié en los errores del controvertido metaanálisis y las implicaciones que provoca. Por su trascendencia, nos interesa su reflexión:[132] «(...) A pesar de la publicación de declaraciones y comentarios que cuestionan la confiabilidad de los hallazgos, (...) este estudio defectuoso ahora forma la base probatoria para una Opinión del Comité del Colegio Estadounidense de Obstetras y Ginecólogos, (...) lo que significa que sus resultados se presentan a los futuros padres como lo último en investigación de seguridad en el parto en el hogar. En este artículo describimos en detalle numerosos errores en el diseño, la metodología y la presentación de informes en el

---

128. *Resultados maternos y neonatales en partos en casa planificados versus partos hospitalarios planificados: un metaanálisis.*

129. Wax, JR; Lucas, FL; Lamont M, *et al.*; «Maternal and newborn outcomes in planned home birth vs planned hospital births: a metaanalysis», *Am J Obstet Gynecol*, vol. 203, 2010, pp. 203-243.

130. «(...) El conjunto de estudios utilizados en el análisis de la mortalidad neonatal difirió del conjunto de la mortalidad perinatal. En particular, el estudio más grande parecía estar incluido en el análisis de la mortalidad perinatal, pero no para la mortalidad neonatal. Por lo tanto, los resultados sobre la mortalidad neonatal se basaron en un conjunto de participantes sustancialmente más pequeño. Las conclusiones de los autores deben tratarse con cierta cautela, ya que no reflejan toda la evidencia presentada en la revisión y hubo heterogeneidad inexplicable».
www.crd.york.ac.uk/CRDWeb/ShowRecord.asp?AccessionNumber=12010005954

131. «El análisis estadístico en el que se basó esta conclusión fue profundamente defectuoso, conteniendo muchos errores numéricos, inclusión y exclusión inadecuada de estudios, caracterización errónea de trabajos citados e imposibilidades lógicas. Además, la herramienta de software utilizada para casi dos tercios de los cálculos de metaanálisis contiene errores graves». Michael, CA; Janssen, PA; Vedam, S; Hutton, EK; De Jonge; «Planned Home vs Hospital Birth: A Met a-Analysis Gone Wrong», *Medscape Ob/Gyn & Women's Health*, 2011. En: www.medscape.com/v iewarticle/739987

132. Michael, CA; Janssen, PA; Vedam, S; Hutton, EK; De Jonge; *Ibid.*

metaanálisis de Wax, que ponen a los médicos y pacientes en riesgo de estar mal informados».[133]

El resultado de todo esto es que, a partir de esta evidencia científica,[134] se crean distintas guías de recomendación para madres que eligen el parto en el hogar. Es el caso de *Planned Home Birth*, del Comité de Opinión del Colegio Estadounidense de Obstetras y Ginecólogos, donde, sin sorpresas, apuesta por las orientaciones «Wax»:[135] «Las mujeres que preguntan sobre el parto planificado en el hogar deben ser informadas de sus riesgos y beneficios con base en evidencia reciente. Específicamente, se les debe informar que, aunque el parto domiciliario planificado se asocia con menos intervenciones maternas que el parto hospitalario planificado, también se asocia con un aumento de más del doble en el riesgo de muerte perinatal (...) y un riesgo triple de convulsiones neonatales o disfunción neurológica grave. (...) el Colegio Estadounidense de Obstetras y Ginecólogos (el Colegio) cree que los hospitales y los centros de parto acreditados son los entornos más seguros para el parto; cada mujer tiene derecho a tomar una decisión médicamente informada sobre el parto». Ustedes valorarán de dónde toman la «evidencia» para conformar su posición.

Otra orientación, entendemos que más acorde con la realidad del asunto, es la de la guía de práctica clínica de NICE[136] (Atención intraparto para mujeres y bebés sanos) que, respecto al lugar de nacimiento planificado, hace distintas recomendaciones, pero tomando como punto de partida que para las mujeres multíparas y nulíparas de **bajo riesgo** «(...) dar a luz es generalmente muy seguro tanto para la mujer como para su bebé».

En nuestro medio, podemos conocer la posición de los dos principales colectivos que se ocupan del parto (ginecólogas/os y matronas/nes) a partir de las pautas adoptadas en el nacimiento en el hogar. La Federación de Asociaciones de Matronas de España (FAME), tomando como re-

133. Por supuesto que hay otras muchas investigaciones que también confrontan los resultados del «famoso» metaanálisis. Por su importancia destacamos lo que aporta la revisión *Cochrane*: «(...) los estudios de observación de una calidad cada vez mejor y en diferentes entornos sugieren que el parto planificado en el hogar en muchos lugares puede ser tan seguro como el parto planificado en el hospital y con menos intervención y menos complicaciones». Olsen, O. Clausen, JA.; «Planned hospital birth versus planned home birth», *Cochrane Database Syst Rev*, vol. 12, n.º 9, 2012. En: www.ncbi.nlm.nih.gov/pmc/articles/PMC4238062/pdf/emss-57065.pdf

134. A lo largo del trabajo nos estamos refiriendo a la evidencia científica, tal como hace la comunidad científica, como el estándar que considerar en las decisiones/actuaciones médicas en el parto. Como vemos aquí (podríamos señalar más), tampoco está exento de fallas. Aunque más que un problema de la propia evidencia es de su construcción y exégesis. Tampoco es menor el problema, aunque no sea éste el caso, cuando se recurre a ella para orientar el abordaje de una nueva patología (piénsese en el COVID-19).

135. www.acog.org/Clinical-Guidance-aPublications/Committee_Opinions/Committee_on_Obstetric-Practice/Planned-Home-Birth

136. Nacional Institute for Health and Care Excellence; Intrapartum care for healthy women and babies, 2014 (actualización, febrero 2017). www.nice.org.uk/guidance/cg190/chapter/Recommendations

ferencia la guía NICE, en 2015 elaboró un documento (*Posicionamientos de la FAME sobre la atención del parto en casa*) que en su punto 3 recoge lo siguiente:[137] «Apoyamos el deseo de algunas mujeres de dar a luz en casa y, como queda refrendado por las investigaciones disponibles en la materia, lo consideramos una opción absolutamente válida y segura siempre que estén atendidas por matronas cualificadas y se cumplan las condiciones necesarias referenciadas en las guías y avaladas por la evidencia científica».

En otro lado se encuentra el colectivo médico, que fundamentalmente sigue las orientaciones del *Planned Home Birth* del Comité de Opinión del Colegio Estadounidense de Obstetras y Ginecólogos. Por ser más concretos, valga el extracto de la entrevista realizada en julio de 2015 al presidente de la Sociedad Española de Ginecología y Obstetricia, tomado de la respuesta a la siguiente cuestión: *Se ha puesto de moda parir en casa, ¿es aconsejable?*:[138] «(...) Desde el punto de vista médico, actualmente yo creo que no es recomendable el parto en casa. Si el parto es superrápido y es inminente y no lo puedes evitar, por supuesto te quedas en tu casa, llamas a una ambulancia o que alguien te ayude. Pero, en general, ahora se puede acudir a los hospitales con libertad. Y yo creo que es lo adecuado... y no para convertir un parto normal, natural, espontáneo y fisiológico en un parto instrumentalizado, sino porque en un hospital puedes hacer lo mismo que en casa, es decir, "nada": observar que la mujer se ponga de parto y ayudarle en sus contracciones y que tenga un parto fisiológico. (...) el parto se puede hacer de forma lo más natural y fisiológicamente posible en un hospital (...), evitarías los riesgos que puedes tener en tu casa». Siendo conscientes de que un presidente no habla por todos a los que representa, observamos en sus declaraciones a qué parte de la «evidencia» científica nos remite. No nos extrañan las ácidas críticas que se generan ante posiciones como éstas. Como muestra, valga lo que Henci Goer manifiesta:[139] «La práctica obstétrica no refleja la evidencia científica porque, en realidad, los ginecólogos basan sus actuaciones en un conjunto de creencias preconcebidas. Si partimos de esa premisa, todo respecto de la obstetricia, incluyendo la incoherencia entre investigación y práctica, cobrará sentido».[140]

---

137. www.federacion-matronas.org/wp-content/uploads/2018/01/posicionamiento-parto domiciliario-fame-def.pdf
138. www.youtube.com/watch?time_continue=14&v=lwVb0B3Ru5o
139. Goer, H; *Ibid.*, 2008, p. 13.
140. Para no seguir abundando sobre lo que los estudios de investigación continúan revelando, cerramos la cuestión con alguna de las conclusiones del Sumario de evidencia de Uptodate: «(...) Grandes estudios de cohortes que incluyen análisis de partos de mujeres de bajo riesgo, atendidos por parteras, y planeados fuera del hospital en países desarrollados, han reportado tasas reducidas de parto por cesárea, laceraciones perineales e intervenciones médicas, y tasas similares de morbilidad y mortalidad materna en comparación con el parto hospitalario planificado». Declercq, E; Stotland, NE; «Planned home birth», *UpToDate, Basow, DS (Ed)*, n.º 26, 2017.

Por ceñirnos a los que nos interesa, parte del problema achacado a la insuficiente evidencia científica reside en comparar estudios de países tan diversos como Estados Unidos, Canadá, Australia, Reino Unido, Suecia, Países Bajos... Así, mientras en los EE.UU. el porcentaje de parto en casa en 2013 era de 0,92 %, en los Países Bajos fue del 16,3 %; y si en el primero el parto en el hogar puede ser atendido por una partera de ingreso directo (que puede o no tener un título universitario o certificación), por una enfermera partera certificada o por una partera profesional certificada, en Holanda la opción del parto en casa está totalmente imbricada en el sistema público de salud y por ello hay un control riguroso de la formación de los profesionales sanitarios que asisten los partos domiciliarios. Y esto son sólo dos ejemplos que nos permiten ver lo complejo de la comparativa entre resultados obtenidos en estudios de diferentes entornos. En el caso español, si bien el parto en casa está al margen del sistema público de atención sanitaria, las matronas (y obstetras) que lo llevan a cabo tienen una preparación universitaria que avala su hacer. En este sentido, si la futura mamá que decide parir en casa es de **bajo riesgo** y la atención la proporcionan estos profesionales cualificados (parto planificado), estamos seguros de que los resultados obstétricos son tan buenos como los recogidos en los estudios más favorables. De hecho, así lo constatan los relatos de nuestras protagonistas.

En este sentido, hacemos hincapié en que las mamás entrevistadas nunca apostaron por parir solas. Siempre buscan un profesional que las asista, y si no lo hubieran encontrado, la opción sería el hospital (público o privado) que desplegara mayores garantías para un parto respetado.[141]

> *«No lo sé. Probablemente en el hospital más cercano a mi casa en donde hagan parto respetado, ya que hay uno a unos cien kilómetros de donde vivo. O bien en una clínica privada, como última opción»* (Mamá 1).

> *«En un centro privado donde confiaba que seguirían mis deseos para un parto natural, siempre que fuera posible. Si no tuviera dinero para hacer eso, creo que hubiera ido a Inglaterra, donde hay, en la mayoría de los casos, más posibilidades en la Seguridad Social para el parto: plan de parto, habitaciones separadas, agua, en casa...»* (Mamá 4).

141. Se llega a dar el caso de que una de ellas, para poder ser asistida en casa por una matrona, se desplazó de Comunidad Autónoma, lo que acarreó, entre otras cosas, el alquiler de una vivienda en la última fase del embarazo.

«En cualquier hospital público, intentando hablar antes con el personal sanitario y presentándole un plan de parto para ver si entre mi marido y yo podíamos hacer que lo respetasen, y que el parto fuese lo más respetuoso posible conmigo y con el bebé. En un principio no buscaba una comadrona para parir en casa, sino una mujer que me apoyara, me enseñara y me acompañase durante la preparación del parto. Así me encontré con la red de doulas y El Parto es Nuestro; fui recibiendo información de los nacimientos en casa y busqué a la persona que los realizaba en la región» (Mamá 9).

«En el hospital de Huércal-Overa.[142] *Mi pareja buscó en Internet y encontró a Vanesa, una comadrona inglesa que reside en* (nombre del municipio). *Fuimos hasta allí a conocerla e incluso asistimos a varias reuniones con otros padres, pero, aunque su labor me pareció buena, yo sentía que no era la mejor opción para mí por varios motivos, por la distancia, el idioma y, sobre todo, por el hecho de no ser una comadrona que pudiese certificar el nacimiento del bebé debido a no estar registrada en España. Me sentí incómoda y obligada a hacer algo de lo que no estaba segura, veía el parto "demasiado hippy-alternativo"»* (Mamá 23).

«Al hospital e intentar rodearnos de matronas conocidas» (Mamá 32).

«Hubiera intentado dar con alguien, aunque hubiera sido en otra ciudad» (Mamá 34).

Pero ¡ojo!, ¡no lo harían solas! Bajo ningún concepto. El empoderamiento y su solvente conocimiento del embarazo y el parto es el mejor y más poderoso escudo ante la estulticia. Estas mujeres seguras de sí mismas y muy bien informadas nunca podrían en riesgo su salud ni la de sus bebés. Esto tampoco lo olvidemos, por si alguien lo dudaba.

142. Hace referencia al Hospital Comarcal la Inmaculada, sito en el municipio de Huércal-Overa, en la provincia de Almería. Es muy conocido en el «ambiente» de las parejas que demandan un parto fisiológico por el trato respetuoso que despliega. Aprovechamos para felicitar a los profesionales sanitarios que lo hacen posible.

«Buscaba sentir ese dolor, saber lo que era»

5. EL DOLOR CONTEXTUALIZADO

Hemos visto que la Obstetricia se granjea de potentes aliados, como la seguridad, para medicalizar el parto. Con mejores o peores argumentos (¿exégesis de la evidencia científica?), sigue ganando la partida. Pero si esgrimió la seguridad como baza, posiblemente la mejor con la que cuenta es el dolor. Con él se amplía la justificación del apoderamiento del parto, de manera que, además de potencialmente peligroso, es doloroso y requiere auxilio. Y ello no es baladí, porque redunda en su causa. A las futuras mamás les queda escaso margen. Tienen complicado no acatar su llamado. El resultado es, otra vez, la dependencia médica.[143]

No pensemos que se escapan del todo las mujeres que optan por parir en casa, porque ni vienen de la luna, ni padecen insensibilidad congénita al dolor, e igualmente se mueven entre dudas y miedos. Si bien, por otro lado, observamos que se hallan más en consonancia con lo que sostiene Sheila Kitzinger:[144] «Había que crear un lenguaje para expresar las poderosas sensaciones físicas y las sobrecogedoras emociones del nacimiento. Las mujeres habían permanecido en silencio porque no había palabras para expresar sus sentimientos. El parto era tratado sólo en términos de "dolor", como si fuera el aspecto central del proceso. Abrir tu cuerpo para traer al mundo una nueva vida es mucho más que eso, y para una mujer, así como para todas las personas involucradas, siempre ha tenido muchos más niveles de significado».

El papel del dolor en el parto se ha convertido en un elemento central cuando se trata el nacimiento en el hogar. Ya en los años ochenta del pasado siglo, el monográfico de la revista *Integral, ecología, salud y vida natural* se ocupó del asunto. Valga la siguiente reflexión:[145] «Hay opiniones para todos los gustos. Quienes consideran al dolor del parto como una realidad incontestable, ineludible (Ginecología y Obstetricia oficiales), han promovido la aparición de varias técnicas para aliviarlo, atacarlo y ha-

---

143. Dependencia, que como intuyó hábilmente Ivan Illich, no se circunscribe únicamente a las acciones directas: «La proliferación de agentes médicos es insalubre no única ni primordialmente a causa de lesiones específicas funcionales u orgánicas producidas por los médicos, sino a causa de que producen dependencia. Y esta dependencia con respecto de la intervención profesional tiende a empobrecer los aspectos no médicos (saludables y curativos) de los ambientes social y físico, y tienden a reducir la capacidad orgánica y psicológica del común de las gentes para afrontar los problemas». Illich, I; *Ibid.*, 1992, p. 48.

144. Kitzinger, S; *Ibid.*, 2012, pp. 25, 26.

145. Sucedáneos del «parto normal»; *Integral, ecología, salud y vida natural. Embarazo y nacimiento gozosos. El arte del embarazo y el parto entre el saber tradicional y los conocimientos actuales*, Monográfico n.º 4, 1982, p. 11.

cerlo más soportable. Otros niegan el carácter doloroso de la contracción uterina, porque consideran que "no hay función fisiológica en el cuerpo humano que sea causa de dolor, mientras el cuerpo está en buena salud" (...) El dolor sería debido únicamente a la influencia cultural y al miedo a lo desconocido. (...) Para otros existe un dolor fisiológico, situado en los límites de la normalidad, y un dolor patológico. (...) las contracciones uterinas producirían un dolor fisiológico, común a la especie humana, más o menos tolerable según la sensibilidad individual. (...) Los hay, en cambio, que mantienen la naturaleza del reflejo condicional del dolor, (...) por tanto estrictamente individual y no como característica de la especie. (...) Por último, todos conocemos la maldición bíblica del "parirás con dolor a tus hijos", a la que se contraponen las últimas aportaciones sexológicas en relación al parto con el "método para preparar a la mujer al parto orgásmico". (...) ¿Quién tiene razón? ¿Quién tiene la verdad? Tal vez todos, tal vez nadie, todo depende del cristal con que se mire. Escuchemos nuestros cuerpos, observemos la naturaleza, aprendamos de ella».

Y el debate sigue candente, si bien más polarizado. Por un lado, están los que defienden *«sentir»* el parto, rechazando la anestesia; y por otro, quienes reclaman *«la anestesia en el parto»*, entendiendo el parto sin dolor como un derecho de la mujer. Esta disyuntiva, como advierte Ibone Olza, no se lo pone nada fácil a la mujer:[146] «Ambas opciones han podido resultar culpabilizantes para las madres. (...) Algunas han sentido que tenían que pedir perdón por solicitar la epidural, mientras que otras han sido tachadas de locas por pedir un parto sin anestesia. Incluso algunas mujeres que han tenido partos gozosos y orgásmicos han sentido que era mejor no pregonar a los cuatro vientos su experiencia».

Para seguir ahondando en ello, nos preguntamos si tiene (o no) algún sentido el dolor en el parto, porque siendo una información fundamental y de enorme alcance para la toma de decisión sobre la administración de la anestesia, no es frecuente que se trate en los distintos contactos que la institución médica tiene con las parejas (consultas, revisiones...). Se suele dar por sentado que se aplicará la anestesia epidural. De ahí que en todos los grupos de preparación se aborde en extenso. Incluso, en algunos centros se habilitan sesiones para que el anestesista se reúna con las mujeres y comente al respecto, donde, por cierto, poco tratan de los efectos negativos.

> *«Además, viví muchos años en Dinamarca, donde el uso de la epidural es la excepción, se aboga por parto natural en los hospitales públicos. Tengo muchas amigas que han tenido hijos allí, así que la mayoría de las historias que había escuchado eran positivas al res-*

146. En Prólogo de Schmid, V; *El dolor del Parto. Una nueva interpretación de la fisiología y la función del dolor*, Tenerife, OB STARE, 2010, p. 13.

pecto, sin mayor mención al hecho de que los partos fueran sin anestesia. No fue hasta llegar a España, más o menos a mitad del embarazo, cuando fui consciente del poder de la epidural y de que la mayoría de gente aquí ni se planteaba dar a luz sin ella» (Mamá 3).

«Yo participé de la preparación estándar y la preparación para el parto en casa. De todo aprendía algo, sí es verdad que el enfoque convencional del parto se basaba en epidural y dejarse guiar por el equipo médico que te atendiese, pero, bueno, cuando tienes claro tus prioridades, no te hacen dudar, simplemente es otra opción» (Mamá 22).

Es verdad que, en las sesiones preparatorias, otros profesionales sí propician las explicaciones de los efectos adversos de la anestesia epidural.

«Antes de mi primer embarazo estaba decidida a hacer uso de la epidural; durante las clases de preparación al parto de la Seguridad Social, la matrona que las impartía hizo mucho hincapié en los contras de esta anestesia (supongo que porque los "pros" los llevamos todas "sabidos")» (Mamá 36).

Si bien la tónica general es que siendo tan atractora por ella misma (evitar el dolor), solape los «peros», al punto de que muchas parturientas han dejado de asistir a otras clases de preparación con la matrona, argumentando que no lo ven necesario ni útil: «¿Para qué aprender a respirar si quiero y me voy a poner la epidural?». Tampoco es desdeñable el número de mujeres que eligen parir en clínicas privadas y así tener garantizada esta modalidad anestésica. Con ello, vaya por delante, no pretendemos demonizar su utilización, pues se pueden dar múltiples circunstancias en las que su uso es de elección, y colocada en el momento adecuado, la madre puede tener una maravillosa experiencia del parto y del nacimiento de su hijo. También puede evitar una cesárea; e incluso cabe defenderla, y está más que justificada, si pensamos que puede ser la única forma de soportar los partos en los que sistemáticamente se rompe la bolsa de las aguas, se inyecta oxitocina sintética, no se permite ingerir líquidos (se administran por vía intravenosa), apenas se permite el movimiento (principalmente en la última fase del parto para no «perder la frecuencia cardíaca del bebé»), o donde, muchas veces por la deficiente infraestructura, las mamás no pueden estar acompañadas.

«Con mi primer hijo yo quería parir sin epidural. Me parecía algo no natural que afectaría negativamente a mi parto, y así fue. No pude resistir pedirla rodeada de un ambiente crucial» (Mamá 33).

También puede ser una opción atinada para una mujer que se traslada al hospital tras muchas horas de contracciones en un parto domiciliario, y una vez puesta, le permita descansar unas horas, recuperar fuerzas, y sobre todo ánimo, y vivir con plenitud, confianza y placer el tan deseado nacimiento de su bebé.

Por todo esto, entendemos que las futuras madres la demanden prontamente, pues de otra manera es casi sobrehumano «aguantar» el parto hospitalario, que puede convertirse en un verdadero calvario:[147] «El dolor del parto es real. No pretendemos subestimar la agonía a la que se enfrentan algunas mujeres al dar a luz, y no es algo que deban pasar por alto las más afortunadas. Sea o no fácil el parto, considerado como una función natural del cuerpo femenino, no puede negarse que para muchas mujeres no lo es. (...) El parto puede ser una de las experiencias más dolorosas a la que ha de enfrentarse el ser humano». Pero también nos parecen sensatas, y con el mismo valor, las peticiones de las madres que la rechazan en pos de «querer sentir, vivir las contracciones para acompañar conscientemente a su bebé en su nacimiento», considerando un privilegio poder realizar esta aventura de dar una vida y sentir que, con cada pulsión uterina, están más cerca de su bebé. Y es que[148] «(...) el parto puede ser doloroso (no siempre), pero también un momento cumbre, una experiencia vital única, probablemente la más intensa en la vida de una mujer. ¿Por qué tanta insistencia en despojar a mamás y bebés de esta experiencia? Si la felicidad y el amor son las más altas aspiraciones del ser humano, ¿por qué destruir la experiencia de dar a luz, siendo como es un momento cumbre de amor y felicidad?».

> *«Quería sentir ese dolor, saber lo que era. Lo considero un privilegio experimentar lo fuerte que es traer una persona al mundo. No quería que me dieran la epidural, que me quitaría ese privilegio»* (Mamá 4).

> *«Para mí no era ningún problema, me consideraba una persona bastante capaz de aguantar el dolor natural y sobre todo con ese gran aliciente que era la llegada al mundo de mi hijo, no me preocupaba en absoluto. Luego realmente fue un gran esfuerzo mental.... pero eso fue en el parto»* (Mamá 32).

Esta elección, aunque se salga de lo genérico, no es de locos, ni de retrógrados. Aquí[149] «el dolor se torna emblemático, (...) comprenderlo y aceptarlo implica temas profundos, existenciales, mientras que excluirlo reduce el sentir, el experimentar por uno mismo. (...) La aceptación del

---

147. Kitzinger, S; *Ibid.*, 2012, pp. 37, 38.
148. Fernández del Castillo, I; *Ibid.*, 2014, p. 130.
149. Schmid, V; *Ibid.*, 2010, pp. 20, 33.

dolor del parto como herramienta consciente se acompaña de la voluntad de la mujer de ser la protagonista de su experiencia y libre en su expresión. Estas exigencias se funden en el término "parto activo". (...) expresión de libertad, poder y centralidad de la mujer, su pareja y su bebé».

> *«Y no fue hasta las 15 o 16 horas de comenzado el parto cuando empecé a notar lo que también secretamente buscaba ¡las contracciones dolorosas! El subconsciente nos traiciona continuamente y yo me decía a mí misma que "tenía" que sentir dolor para estar plenamente de parto»* (Mamá 1).

> *«No me asustaba especialmente el dolor, pensaba que muchas mujeres habían pasado por ahí, que mi cuerpo estaba diseñado para eso. ¡Yo quería saber lo que era eso! (...) El dolor no estuvo en consonancia con lo esperado, fue mucho más de lo que me esperaba»* (Mamá 6).

> *«Para mí, pensar en vivir el dolor del parto era algo por lo que sentía curiosidad. Pensaba que debía de ser algo muy profundo y muy fuerte»* (Mamá 9).

> *«Pensé que era capaz y quería vivirlo, me apetecía y me lo pedía el cuerpo, me encantó a pesar de ser muy doloroso»* (Mamá 21).

> *«El dolor de las contracciones durante la dilatación fue llevadero. Los dolores fueron más duros en la última hora cuando el bebé bajaba por la pelvis. Realmente no tenía idea de cómo iban a ser los dolores, pero siempre me decía a mí misma que había de ser algo para lo que yo estaba perfectamente preparada, ya que tantas mujeres antes lo han pasado»* (Mamá 26).

> *«No tuve miedo en absoluto, lo viví como algo natural, confié en mi cuerpo y en la vida en general. Realmente pienso que la actitud con la que una afronta las cosas es muy determinante a la hora de recoger cosecha, así que como esto era lo más importante que hacíamos en nuestra vida, la teoría la intentamos aplicar concienzudamente»* (Mamá 32).

> *«Siempre pensé que quería que mis partos fueran lo más natural posible. Porque era lo que quería, no me daba miedo ni quería huir del dolor»* (Mamá 34).

Son éstos, relatos muy singulares. Seguro que conocerán a un buen número de mujeres que, previo al estado de gravidez, muestran turbación frente al parto (fundamentalmente en relación a soportar el dolor) e, incluso, al embarazo en sí. Nos son familiares los testimonios de mujeres que refieren, totalmente convencidas, que hasta que no sientas que «te estás partiendo o muriendo», no estás de parto. Esther Vivas lo recoge en un trabajo reciente:[150] «Ya lo dicen: el miedo nos paraliza. Se calcula que un 58 % de las mujeres embarazadas del Estado español tienen miedo a parir. Un sentimiento que la poeta Hollie McNish expresa en *Nadie me dijo:* "Tengo miedo a dar a luz. El parto es la mayor causa de muerte en mujeres en todo el mundo. (...) De hecho, he cambiado de opinión. No quiero tener un bebé. Quiero decir, quiero un bebé. Es sólo que no quiero parirlo. Quiero ser un hombre. Estoy asustada porque ahora ya no hay vuelta atrás y no puedo convertirme en hombre. (...) Estoy a punto de parir y en lo único en lo que puedo pensar es en la muerte"». Dudas y más dudas, que por supuesto, también sienten algunas de las mamás que deciden parir en el hogar.

> *«Pues, por un lado, sabía que si el dolor venía de manera natural podría afrontarlo, pero por otro, también tenía miedo al dolor. (...) Fue muy doloroso el parto. Lo viví como mejor pude, pero con conciencia del dolor en la mayor parte del tiempo. Tuve momentos de cansancio y desesperación, y momentos de enfado por tener que parir. Creo que excedió un poco lo esperado, aunque sabía que el parto iba a ser una situación dura»* (Mamá 7).

En nuestra sociedad actual, el dolor (pasar dolor, tener dolor...) tiene poco (o ningún) sentido. Nuestra experiencia «habitual» del dolor (cefálico, cólico, muscular...) es la del dolor patológico (el organismo nos alerta de que algo no funciona adecuadamente). Ante él, la misión principal será cercenarlo. La televisión nos bombardea publicitando analgésicos, antiinflamatorios, antitusígenos... con ese objetivo: *¡que un simple resfriado no te rompa el fin de semana!* La máxima de la medicina de eliminar el dolor, ineludiblemente, ubica el dolor del parto como una dolencia más, lo que en nuestra modernidad tardía engarza a la perfección con el irrelevante y ajado mensaje del metarrelato bíblico cristiano «Parirás con dolor».[151] Ahora, el llamado es otro: «parirás con dolor si tú quieres», depende de ti. Por eso, no es fácil encontrar explicaciones alternativas a evitar el dolor. Pero las hay, claro que las hay.

> *«Siempre he pensado que si la naturaleza ha previsto un embarazo y un parto es porque es posible. Pienso que el dolor es algo que hay que superar, como cualquier otro dolor, y cuanto antes se acepte más preparado mentalmente se está. En la vida nos enfrentamos a dolo-*

150. Vivas, E; *Ibid.*, p. 158.
151. Génesis 3:16: «*Multiplicaré tus dolores en el parto y darás a luz a tus hijos con dolor*».

res temporales como el parto, si fuera un dolor largo en el tiempo se consideraría una enfermedad, es en este caso donde quedaría justificada la medicación» (Mamá 11).

Verena Schmid reflexiona sobre el encaje del dolor en nuestro medio:[152] «Las sociedades industriales proponen un ritmo de vida acompasado, destinado a la producción, donde no hay sitio para los aspectos irracionales de la vida, para los momentos personales, para un ritmo armónico con los ciclos de la naturaleza, donde el tiempo tiene un valor económico, y por tanto un propósito determinado. (...) es la condición del bienestar continuo, sin alternancia. Ya no hay sitio ni comprensión para el dolor, el único sacrificio que se acepta es el económico. La posibilidad de muerte asusta, (...) el dolor también se vuelve lineal y, por consiguiente, se sale del ciclo de la alternancia, transformándose en crónico. Se pierde la posibilidad de comprender el malestar, su polaridad con el ritmo de la alternancia de la vida, además de perderse la capacidad de expresarlo y vivirlo». Es así que[153] «prevalece el modelo tecnológico y lineal del parto» donde el dolor no tiene razón de ser.

Javier Moscoso, en *Historia cultural del dolor*, cuando repasa el dolor en el parto en nuestra historia más reciente, nos pone en la pista con el aldabonazo que supone el pensamiento médico occidental decimonónico:[154] «(...) llegado el momento de dar a luz, la muerte de la madre era probable, pero su padecimiento seguro (...) las contracciones uterinas recibieron con frecuencia el nombre genérico de "los dolores", mientras que el momento de la expulsión se conocía como "el grito". (...) "No había parto más natural que aquél en el que el niño nacía por la fuerza del dolor", escribía el cirujano Brudenel Exton».[155] La tarea de la medicina, en adelante, fue taxativa, eliminarlo.[156] La maniobra[157] «(...) no podía tener más ventajas; tanto más si se piensa que la anestesia química no sólo eliminaba (al menos en principio) el dolor, sino (sobre todo) la conciencia».[158] El resultado fue que[159] «(...) la parturienta, a la que dejaban tan pasiva que al despertar

---

152. Schmid, V; *Ibid.*, 2010, p. 26.

153. *Ibid.*, p. 26.

154. Moscoso, J; *Historia cultural del dolor*, Madrid, Taurus, 2011, p. 141.

155. Cirujano inglés del siglo XVIII que escribe trabajos de referencia en la materia, como: *A new and complete System of Midwifery* (publicado en Londres en 1751).

156. El obstetra escocés James Young Simpson utilizó por primera vez el éter con una mujer de parto en 1847. Moscoso, J; *Ibid.*, p. 148.

157. *Ibid.*, p.149.

158. Hay que considerar el dilema ético que también generó a la medicina la aplicación al parto de este tipo de anestesia, pero sobre todo para entender cómo la mujer va a quedar totalmente fuera de un evento del que hasta ahora había sido protagonista: «(...) liberada de su volátil temperamento y del uso de la palabra, la mujer anestesiada dejaba en manos de los médicos el destino no sólo de su integridad corporal, sino también de su probidad moral». Moscoso, *Ibid.*, pp. 150-151.

159. Rich, A; *Ibid.*, p. 188.

desconocía que había dado a luz, pues terceras personas cuidaban de ella». De ahí la consideración de las múltiples bondades de la anestesia, ya que desde que se usa, además los paritorios son lugares más tranquilos. El asunto, entonces, desbordaría al dolor en sí, porque en paralelo se tiene (se consigue tener) a la «mujer callada».[160]

La insensibilidad provocada por el fármaco anestésico permite ofrecer a la mujer (luego será reclamado como un derecho) un «parto sin dolor», lo que, al alimón, supondrá el paulatino abandonó del entorno tradicional del nacimiento, que pasa de la casa al hospital. Lo cual significó que[161] «en la medida en que el parto pasó del ámbito privado al público, lo que había sido una experiencia personal e íntima se convirtió en un proceso industrializado, en la búsqueda de la máxima eficacia». En paralelo, las parteras (que tradicionalmente las habían acompañado) son sustituidas por los asistentes varones del parto (cirujanos y médicos), al ser los únicos facultados para la utilización de dispositivos y artilugios (como el fórceps) y la administración de fármacos.[162] Así, como sugiere Ina May,[163] «la cuestión de si se debe dar a luz con dolores se discute desde hace menos de siglo y medio, el período aproximado desde que empezaron a utilizarse diversos anestésicos para mitigar el dolor del parto».

Adrienne Rich, a posteriori de la experiencia de sus tres partos con anestesia, se plantea la necesidad de[164] «(...) la transformación del sufrimiento en algo activo (...) no podía soportar convertirme en un objeto». Como relata:[165] «Sorprende la cantidad de mujeres (no sólo pobres e ignorantes, sino cultivadas y de clase media) que se aproximan al momento del parto insistiendo en que desean conocer sobre ello lo menos posible: "Que me duerman y que el médico se las arregle". Una de esas mujeres fui yo en los años cincuenta: culta, intelectual, una artista preocupada por la psique, convencida, sin embargo, de que el conocimiento de mi cuerpo era un asunto de "expertos", y de que el alumbramiento era asunto del

---

160. Un poco más abajo, volvemos sobre esto.
161. Vivas, E; *Ibid.*, p. 147.
162. Un profesor de obstetricia americano, Joseph DeLee, tuvo un rol fundamental en el advenimiento del nacimiento industrializado. En su célebre artículo publicado en 1920, sostenía que «el parto es un proceso patológico». Además, recomendaba el uso sistemático de fórceps y la episiotomía, que la «paciente» recibiera medicamentos sedantes y el éter en el momento en el que el feto entraba en el canal del parto. En la misma época, en Alemania, se empezó a usar una mezcla de morfina y escopolamina al comenzar el trabajo del parto; y durante la fase expulsiva, éter o cloroformo. La campaña a favor del «*twilight sleep*» (sueño crepuscular) fue tan exitosa que no sólo atrajo a las mujeres hacia el hospital, sino que además el nuevo método las volvió más pasivas y más impersonales. Al saber que las mujeres bajo el efecto de la escopolamina no se acordarían de nada, los miembros del equipo médico ignoraban a sus pacientes. Además, muchas mujeres se sentían seducidas por la tendencia a estandarizar los partos rápidos e indoloros. El nacimiento se transformó en un trabajo en cadena. Odent, M; *Ibid.*, 2002, pp. 31, 32.
163. May Gaskin, I; *Ibid.*, 2016, p. 198.
164. Rich, A; *Ibid.*, p. 188.
165. *Ibid.*

obstetra. (...) Claro que también sentía desconfianza de mi propio cuerpo y me consideraba ajena a él». Han pasado setenta años de esta vivencia de Rich, y su sentir está todavía muy presente en muchas futuras mamás. ¡Quien hoy esté libre de caer en esto que tire la primera piedra!

El miedo al dolor es, como vemos, un tanto ganador para la biomedicina. Toda la medicalización cobra sentido y está justificada en el parto, donde el dolor es agudo y circunscrito a un evento muy breve en el tiempo. Su mensaje («¡parirás sin dolor!», «no tengas miedo», «deja que yo te haga, no tienes que pasar por ahí») es sumamente cautivador. Luego ¿quién es capaz de rechazar un ofrecimiento tan seductor? ¡Uf!, piénselo. Es así que el dolor, de los aspectos que envuelven al parto, sea uno de los grandes desconocidos:[166] «Las embarazadas llegan con temor sin saber cuál es la dimensión del mismo. Y esto tiene que ver con dos grandes malentendidos: la información de que es posible parir sin dolor y, a la inversa, que es imposible de tolerar. Ninguna de las dos cosas es cierta».

> «*Era la parte más difícil de preparar porque no podía imaginarme cómo mi cuerpo iba a actuar y cuál iba a ser mi reacción. Siempre pensé que era una situación pasajera y que se terminaría tarde o temprano y que después de haber pasado por un cólico nefrítico, pues, seguro que podía soportar el dolor. Después de todo, es como se ha nacido desde el principio de los tiempos. (...) Hasta tal punto no reconocí el dolor que llamé a mi matrona un pelín tarde de más. Cuando por fin llegó a casa, yo ya estaba en expulsivo y mi bebé sólo tardó media hora más en salir. Todo el proceso de dilatación me lo perdí en realidad, no lo reconocí como dolor, sólo como una molestia más*» (Mamá 3).

> «*No me preocupaba mucho porque siempre he tenido "demasiada" resistencia al dolor, aunque a veces pensaba si no estaría subestimando el poder del parto que estaba por vivir. Sabía de partos sin dolor, partos con orgasmos y el parto de mi amiga Olga, que fue muy corto y fluido*» (Mamá 5).

> «*No tuve ningún pensamiento especial, simplemente creí que tampoco era para tanto y que lo iba a poder contemplar dentro de mis posibilidades. (...) No tenía ninguna expectativa ni comparación del dolor, pero me extrañó y sobrepasó que el dolor lo tuviera casi exclusivamente en la parte lumbosacra de la columna. Creía que los dolores se repartirían por toda la zona baja del abdomen*» (Mamá 8).

166. Schallman, R; *Ibid.*, p, 131.

«En un principio, el dolor de las contracciones era un poco desconcertante para mí. Creo que no estaba puesta en situación y que la incertidumbre de estar sintiendo algo nuevo, pues no sabía cómo de grande podía llegar a ser o a qué tipo de dolor me tendría que enfrentar, era algo que me mantenía distraída de la realidad y poniendo resistencias a entregarme a la situación» (Mamá 9).

«Que aguantaría el dolor, aunque era algo desconocido para mí (...) Fue durísima, fuerte e intensa. La verdad es que sabía que dolería, pero no me esperaba tanto» (Mamá 12).

«Creo que el dolor te asusta porque es desconocido; una vez que lo reconoces y sabes que puedes superarlo, deja de ser un problema. La gente, lejos de animarte, te advierte del terrible dolor que está por venir» (Mamá 28).

Cada mujer es una historia, cada embarazada es diferente, cada embarazo es único. Incluso la que ya ha pasado por esta experiencia, no se encuentra en las mismas circunstancias. Es un momento distinto, la madre puede hallarse en otro estado emocional influida por múltiples nuevas realidades (pareja, familia, trabajo, situación económica y/o laboral...) y, no lo olvidemos, es otro ser (singular, único) el que se está gestando en su vientre.

«Se puede pensar que cuando una ya ha parido dos veces, la tercera será más de lo mismo, y de ninguna forma es así; cada embarazo y cada parto son diferentes y son experiencias de gran crecimiento personal» (Mamá 24).

Esta riquísima variabilidad de vivencias también se recoge en otras investigaciones:[167] «(...) En las indagaciones realizadas hasta ahora se manifiestan distintas experiencias: sufrimiento a causa del dolor, dolor con placer, dolor como expansión, dolor imposible de soportar, dolor como esfuerzo (no sufrimiento), dolor como sacrificio, dolor como síntoma de que todo va bien, y también la no vivencia de dolor», que se explican porque[168] «(...) se están conjugando concepciones del mundo, significados compartidos e itinerarios personales». El contexto epocal posmoderno lo alberga.

---

167. Núñez Zamora, P; «Narrativas sobre los dolores del parto: discursos biomédicos y experiencias», En: *Evidencias y narrativas en la atención sanitaria. Una perspectiva antropológica*, Martínez-Hernáez, Masana, DiGiacomo, eds, Publicaciones URV, Tarragona, 2013, p. 347.
168. *Ibid.*

Por otro lado, generalmente la que ya se ha enfrentado a un parto hospitalario sin epidural se encuentra más segura, pero cuando la experiencia previa fue negativa (se sintió desatendida, maltratada...) y/o se le administró la epidural, puede tener que afrontarlo como si fuera la primera vez.

> *«Que si lo había conseguido una vez, seguro que podía una segunda vez. Como sabía que era por una buena causa, y ya lo conocía, lo soporté lo mejor que pude»* (Mamá 13).

> *«No me preocupaba en absoluto; si fui capaz de hacerlo en un hospital sin epidural en mi anterior parto, sabía que en casa el dolor sería mucho menor. (...) Fue mucho menos de lo que esperaba, dolía, pero de una forma diferente a mi anterior parto; al durar menos horas, no llegué a cansarme ni a preocuparme por el dolor»* (Mamá 16).

> *«Era mi principal miedo, porque en el primer parto no quería epidural y acabé poniéndomela. No sabía si sería capaz de sobrellevar el dolor en casa o si pediría ir al hospital sólo para la epidural»* (Mamá 18).

> *«Había tenido un primer hijo sin epidural, sabía a lo que me enfrentaba. (...) Afronté el dolor sin miedo y entendiendo que era algo necesario»* (Mamá 19).

> *«Había momentos en los que tenía dudas sobre si sería capaz de soportarlo, ya que en mi primer parto me puse epidural. Cuando pensaba en ello, me imaginaba en el trabajo de parto en casa y tomando la decisión de ir al hospital por no poder soportar el dolor, pero, por otro lado, sabía que si llegaba a ese punto en el hospital, tampoco me pondrían la epidural por estar muy "avanzada", así que no habría vuelta atrás, tendría que enfrentarme al dolor de todas formas, y sería mucho mejor en casa que en el hospital. Mediante este razonamiento se me disiparon las dudas. (...) El dolor fue mucho menor que lo que esperaba. El parto fue rápido y realmente sentí dolor verdadero durante la última media hora. Durante la dilatación, el dolor fue menos intenso y agotador que en mi primer parto»* (Mamá 29).

> *«Hubo momentos duros, un dolor intenso, pero al pasar rápido, reponía fuerzas; no lo había imaginado tan intenso, pues con mi primer hijo no llegué a sentir tanto dolor debido a la epidural (la cual fue peor todavía, porque me dejo postrada en la cama, sin apenas poder mover un sólo dedo, sufriendo por mi incapacidad). Con el segundo fue doloroso, pero tras pasar, fue una hora mala, eso lo aguanta cualquiera, me digo hoy en día a mí misma; el dolor puedes aguantarlo,*

sudarlo, apretarlo, moverte, morder, gritar, pero si no sientes nada, te sientes inútil, desvalida, inválida, preocupada, con miedo, una situación que no está en tus manos, por lo que no puedes hacer nada, y eso, en un momento así, es una sensación muy mala» (Mamá 33).

«Mi primer parto fue sin epidural. En este caso, al ser parto en casa, suponía que soportar el dolor iba a resultar más fácil. (...) me la planteé como una carrera de resistencia que teníamos que hacer de la mano mi pequeña y yo» (Mamá 35).

En cualquier caso, el dolor siempre ronda el evento; cuando el afán es eliminarlo, no permite discriminar y se trata como patológico sin serlo. Como advierte Raquel Schallman, las mujeres,[169] «(...) al dar a luz, se encuentran por primera vez con un tipo de dolor, tal vez el único que existe, que es fisiológico, que forma parte de lo natural, que no es un síntoma de que algo está dañado en el organismo, y además puede vivirse placenteramente. (...) el cuello del útero se está abriendo para que nazca el bebé. Todo indica que esta sensación en el parto es normal». Igualmente, para Ina May,[170] «(...) el dolor de un parto tiene sentido. Lo curioso del dolor es que es limpio. Cuando se termina, se terminó. No es posible volver a experimentar la misma sensación al recordarlo. El dolor del parto es un tipo de dolor especial: casi siempre se produce sin causar ningún daño al cuerpo».

«No fue para nada como lo esperaba. Mi percepción de lo que es dolor es muy diferente a lo que sentí ese día. El dolor, para mí, te encoge y paraliza, y el dolor del parto fue de expansión, más como los estiramientos en la clase de gimnasia del colegio, sólo que se estaban estirando músculos que no había sentido antes en mi vida. (...) Cuando empecé a empujar, no me pareció que las contracciones fueran muy dolorosas, pero sí muy convulsivas. Todo mi cuerpo reaccionaba. ¡Recuerdo que el dolor fue más la sensación de estiramiento de los músculos del periné y llegué a pensar que no se iban a estirar lo suficiente nunca! Pero muy poco después salió la cabeza, y al siguiente empujón, todo se acabó» (Mamá 3).

«El expulsivo duró dos horas. Yo esperaba esta fase mucho más corta. Había leído que algunas mujeres, totalmente dilatadas, descansaban un rato o se dormían antes del expulsivo. En realidad, esto es lo que me apetecía (eran las cinco de la mañana y estaba cansada por toda la dilatación). Sin embargo, me quedaba muy poco y la

---

169. Schallman, R; *Ibid.*, pp. 132, 133.
170. May Gaskin, I; *Ibid.*, 2016, p. 209.

comadrona me animó a "terminar la faena". Cuando encontré la posición adecuada (de rodillas apoyada en el lavabo), sentí algo raro (supuse que el niño se había encajado y empezaba a cruzar el hueco de la pelvis), después empezó a asomar la bolsa de las aguas. Yo preguntaba: "¿Está el bebé muy lejos, muy arriba, o está cerca?" La matrona me contestaba: "No lo sabemos". Esos momentos se me hicieron eternos, parecía que nunca se iba a acabar, pero al fin sentí el calor característico en la entrada de la vagina; había coronado. La apertura de la vagina que provocaban las siguientes contracciones fue uno de los momentos más dolorosos. Lo bueno era que al acabar la contracción, se cerraba de nuevo un poco. Creo que a partir de ahí no hubo más de cuatro contracciones. Yo tenía muchas ganas de acabar, así que me dejé llevar por las contracciones, empujando mucho, aunque me dolía mucho. De repente, en uno de esos pujos y sin que yo lo esperara, me "rajé", y el niño salió casi "disparado" y con su bolsa» (Mamá 14).

«He pensado mucho en el dolor durante el embarazo, mentalizándome de que es algo necesario para que mi cuerpo pueda abrirse y facilitar el nacimiento de mi hijo; me enfrenté al dolor en el parto sin miedo, sí con alguna incertidumbre de si podría aguantarlo, pero pensando que de cualquier modo acabaría y la recompensa sería muy grande» (Mamá 22).

Y esto nos recuerda que el dolor no es sólo una cuestión biológica. David Morris, cuando analiza la perspectiva órgano-mecanicista del dolor, lo considera[171] «(...) el resultado de un proceso bioquímico. Pero los senderos nerviosos y los reflejos corporales no cuentan el relato completo. El dolor es también una experiencia subjetiva, quizás un arquetipo de la subjetividad, que sentimos sólo en la soledad de nuestra mente individual. Está, además, siempre saturado con la impronta visible o invisible de culturas humanas específicas.[172] Aprendemos cómo sentir dolor y aprendemos lo que significa»; de esta manera el dolor rompe a las claras el planteamiento cartesiano mente-cuerpo,[173] y como estamos viendo, el parto es un per-

171. Morris, D; *La cultura del dolor*, Santiago de Chile, Andrés Bello, 1991, p. 15.

172. Siendo un hecho constatado, su expresión se ha llevado al extremo. El *Medical and Chirurgical Review* publicó en 1817 un artículo del afamado ginecólogo y cirujano estadounidense J. Marion Sims, que al abordar el asunto (las mujeres blancas no resisten el dolor), afirma: «Las negras (...) soportan mejor que se les corte con casi, si no la misma impunidad, con que podemos hacerlo a perros y a conejos». Morris, D; *Ibid.*, p. 45. Nos ahorramos los comentarios.

173. Seguramente Merleau-Ponty es el filósofo que mejor plantea las incoherencias del dualismo cartesiano. Por ejemplo, sus reflexiones sobre el dolor y el «miembro fantasma» (miembro amputado) nos generan muchas dudas sobre cómo actúa el cerebro sobre una parte que no está físicamente (el miembro amputado) a pesar de que el cuerpo siga reaccionando sobre él como un todo. Merleau-Ponty, M; *Ibid.*

fecto ejemplo. Asimismo, Morris sugiere que «las emociones que rodean el suceso pueden significar toda la diferencia». Y, aquí estamos todos de acuerdo, pocos acontecimientos existen más cargados de emotividad y sentimiento que el nacimiento.

Como relatan las mamás, es un dolor sentido y con-sentido, que la acerca y conecta con ella misma y con su criatura. No es un dolor cargado de sufrimiento, pues tiene su porqué, y la mujer (informada) lo conoce. Es «su dolor» (encarnado en tiempo y circunstancia) lo que le da significado. Una de las mamás lo llegó a definir como un oxímoron: «dolor bueno». De ahí, cuán diferentes pueden ser las vivencias.

> *«Cuando comencé a entender cómo tienen lugar las contracciones y por qué son tan dolorosas (oxitocina artificial, nervios, tensión, etc.), me calmó bastante y también fue un punto importante para decidir dar a luz en casa. (...) Cuanto más fuerte era la contracción, más cerca estaba el bebé, más camino abierto tenía... no sentía miedo y era dolor bueno»* (Mamá 42).

Lo precisa Ina May:[174] «Las mujeres de la comunidad[175] sabían que el parto puede ser doloroso, pero muchas sabían también que puede ser una experiencia eufórica e incluso orgásmica. Eso no quiere decir que todas las mujeres lo vivan así, pero en cierto sentido, es beneficioso saber que algunas tienen esa experiencia. No se empeñen en que tiene que ser así. (...) tanto si tenían partos dolorosos como si no, los vivían como una experiencia tremendamente enriquecedora».

> *«No me preocupaba, la verdad. Creo que las mujeres tenemos un umbral bastante elevado para soportar el dolor, y sobre todo aquellas a las que la menstruación les resulta dolorosa, que no es mi caso. Pero, aun así, no tuve miedo al dolor en ningún momento. Sé que todas las mujeres que han dado a luz desde el comienzo de los tiempos han sobrevivido al dolor. Quizás eran las complicaciones relativas al parto lo que más me preocupaba»* (Mamá 1).

---

174. May Gaskin, I; *Ibid.*, 2016, pp. 11, 12.
175. La partera empírica Ina May Gaskin inicia junto a un grupo de mujeres, en los años setenta del pasado siglo, un movimiento para cambiar los métodos tradicionales de parto. Todo surgió a partir del auge del movimiento *hippy* de los sesenta. Desde San Francisco partió una caravana de vehículos con un grupo numeroso de gente joven que finalmente se instaló en Summertown (Tennessee), donde se fundó la conocida granja (*The Farm*). Muchas de las mujeres del grupo dieron a luz allí, donde otras madres de la comunidad ayudaban a asistirlas. Los resultados fueron tan favorables que se convirtieron en lugar de referencia para la asistencia del parto respetuoso.

«Sabía que iba doler, pero también que era un dolor soportable, ya que muchas mujeres durante siglos lo han sentido y sobrevivido» (Mamá 4).

«Siempre lo quise así. Nunca le he tenido miedo al dolor del parto, siempre he pensado que el cuerpo está preparado para ello (Mamá 14).

«El dolor no es algo que me preocupara antes y durante el embarazo, lo consideraba algo inherente al mismo, es un dolor constructivo. No hubiese pedido epidural en el hospital. (...) Mi vivencia del dolor no estuvo en consonancia con lo esperado, fue mucho mayor, aunque no me sentía mal al experimentarlo» (Mamá 23).

«Siempre supe que lo soportaría, no he sido la primera mujer ni la última en parir; si otras lo han soportado, yo tenía claro que también lo haría, sin anestesia ni analgésicos. (...) Yo tenía claro que el cuerpo estaba preparado para parir y que la salida de un bebé por un canal más o menos estrecho sería doloroso, pero pesaba más la expectación del proceso del parto y las ganas de ver al bebé que el dolor que sufría en aquel momento» (Mamá 25).

«Sentí dolor, pero en ningún momento fue sufrimiento» (Mamá 27).

«Que el dolor forma parte de un proceso natural y que hay que ir a favor del dolor, no en contra» (Mamá 30).

«Un dolor que no conocí en mi primer parto es el de la parte del expulsivo, cuando la vagina tiene que estirarse tanto que "quema". Sabía que iba a aparecer por los relatos de partos en casa de otras mujeres. No me sorprendió su intensidad tampoco, y es que toda esa parte, al usar la ventosa en el primer parto, no la había vivido» (Mamá 36).

«Estaba tranquila en la cuestión de abordar el dolor de manera natural, porque ya contaba con unas herramientas que yo había probado y sabía que me funcionaban, como canto carnático,[176] *respirar,*

176. El canto carnático es un canto tradicional del sur de la India, introducido y transmitido en Europa a principio de los años sesenta por el obstetra francés Fréderick Leboyer. Se articula en vocalizaciones muy poderosas. Vocalizando los sonidos de forma repetida, la mujer toma conciencia de la respiración abdominal, tan importante durante el embarazo. (...) Además (...), estimula la garganta. (...) Sabemos que la garganta y el canal vaginal están fuertemente conectados tanto a nivel celular como energético. (...) Garganta y canal vaginal «se contagian» mutuamente: si la garganta está distendida y abierta, también lo estará el cuello del útero y el periné; y viceversa. www.crianzanatural.com/art/art143.html

cantar el dolor, bucear en el dolor, traspasarlo, relajar y abrir para que el bebé pueda salir» (Mamá 38).

«El nacimiento de mi primer hijo fue sin analgesia epidural y por tanto ya sabía a lo que me enfrentaba. Sin embargo, era consciente de la diferencia entre sufrimiento y dolor, y lo que me provocó el sufrimiento en mi primer parto fueron las decisiones del personal sanitario» (Mamá 41).

«La única cosa que esperaba para este parto era no atascarme con el dolor. Creo que lo conseguí en gran medida. No esperaba que me doliera menos que el primero, ni que durara menos, sólo gestionar el dolor de otra manera. La intensidad fue parecida a la del primer parto, pero mi manera de gestionarlo, diferente. Esperaba esa intensidad de dolor» (Mamá 43).

«Del dolor pensaba de forma positiva, confiando en mi cuerpo, un parto natural en la intimidad duele menos que en el hospital» (Mamá 45).

¡Ah!, fundamental, que no se nos pase la distinción que hacen las mamás en relación al dolor/sufrimiento («(...) Sentí dolor, pero en ningún momento fue sufrimiento» «(...) era consciente de la diferencia entre sufrimiento y dolor, y lo que me provocó el sufrimiento en mi primer parto fueron las decisiones del personal sanitario»). Podrán advertir, como sugiere Ramón Bayés después de estudiarlo en profundidad, que[177] «(...) dolor y sufrimiento no son términos sinónimos. El hombre puede sufrir debido a múltiples factores, entre los cuales, pero no únicamente, se encuentran el dolor tisular y otros síntomas somáticos. El sufrimiento constituye un fenómeno más amplio que el dolor, abarca más dimensiones que este último y tiene muchas causas potenciales, de las cuales el dolor es sólo una de ellas. No todas las personas que padecen dolor sufren, ni todas las que sufren padecen dolor, y desearía subrayar (...) la crucial importancia que reviste la percepción del sentimiento de *amenaza* en la cristalización del sufrimiento». Unas líneas después, remata su argumento apuntando que[178] «podemos, por tanto, concluir que una persona sufre cuando: a) experimenta o teme que le acontezca un daño físico o psicosocial que valora como una amenaza importante para su integridad psíquica u orgánica, y b) al mismo tiempo cree que carece de recursos para hacer frente con éxito a esta

177. Bayés, R; «La sociedad contemporánea ante el dolor y la muerte», *Humanitas, Humanidades Médicas*, vol. 1, n.º 1, 2003, p. 70.
178. Bayés, R; *Ibid.*, pp. 70, 71.

amenaza. La sensación de amenaza y el sentimiento de impotencia son subjetivos. El sufrimiento, por tanto, también lo será. Se trata de una percepción de daño o posible daño a la integridad del "yo", concebido éste como el constructo psicológico que configura la propia identidad».

Esta explicación nos ayuda a dimensionar adecuadamente el dolor/ sufrimiento en el parto, sirviéndonos para «llegar» a nuestras protagonistas y empatizar con sus experiencias. Así, aunque a primera vista pudiera parecer incoherente sentir dolor pero no sufrimiento, para nada lo es:[179] «El sufrimiento se padece cuando la mujer se siente sola, desprotegida, desamparada, humillada, o siente que no está haciendo lo correcto. (...) Cuando le dan un ultimátum ("si en media hora no has terminado de dilatar, vamos a cesárea"). Cuando no se le permite quejarse, gritar o llorar. Cuando lo único que ansía es terminar con la pesadilla. Cuando no se le ocurrió pedir la compañía de un ser querido. Cuando no tiene ni idea y nadie se ocupó de lo que necesita, porque nunca lo pensó. Cuando se siente una porquería, sin identidad, sin historia, sin vida. Cuando es nombrada como (...) "la bolsa rota que ingresó a medianoche", (...) con los genitales descubiertos mientras cambia el turno de enfermeras y el tiempo corre a favor de los demás». A lo visto en nuestras protagonistas, el parto en el hogar las libera del sentimiento de amenaza (que puede ser de origen diverso y múltiple: entorno, familia, institución hospitalaria, personal sanitario...), lo que permite mantener estable su integridad. Aquí es clave el empoderamiento; desde él, la mujer no percibe daño (o posible daño) a su persona, a su «yo». No siente amenaza por el proceso del parto, por el dolor. Sabe que está preparada para parir y no necesita «nada». Al entenderlo, no le tiene miedo. Le dolerá, pero sin sufrir.

> *«La mujer que lo decide ha de estar muy mentalizada para que el dolor no sea un sufrimiento o para que se sabotee a sí misma algo tan delicado. Una tiene que sentirlo»* (Mamá 34).

Sin embargo, aún está fuertemente arraigado en la conciencia colectiva el «parirás con dolor», y el vínculo de las contracciones uterinas con los «dolores». De hecho, al llegar al paritorio, se acostumbra a preguntar a la mujer (con el ánimo de tantear si el parto realmente se ha iniciado o no): «¿Cuándo empezaron los dolores?». Parece obvio que posteriormente se relacionen ambos (contracciones y dolor). Por eso, pasamos ahora a revisar el papel del útero. Verán que es necesario, van de la mano. Y sí, lo elemental lo conocemos. Es un músculo, y como tal, si funciona correctamente podrá contraerse y relajarse. Menos familiar es que esta muscula-

179. Gutman, L; *Ibid.*, 2002, p. 46.

tura se ha estado ejercitando durante todo el embarazo (las pequeñas contracciones de Braxton Hicks) y que en el parto se tornarán más frecuentes e intensas para poder despedir y dejar salir al bebé del claustro materno. Así pues, el útero se prepara selectivamente, como cada atleta antes de la competición. Porque el parto[180] «(...) es como atravesar una tempestad. Fuerte marejada, tifón, tornado, serían nombres más apropiados. Hasta ahora se hablaba de "trabajo de parto, dolores, contracciones, dilatación". Deja ese lenguaje. Las palabras, tú lo sabes, están cargadas. Y ésas, con su olor de vísceras, su fardo abrumado de sufrimientos, de miseria, ¿cómo iban a ser adecuadas para describir esta gran experiencia de gozo? Es mejor hablar de olas. Y esas sensaciones, esas "contracciones" que vienen, se calman para volver, haciéndose más fuertes, más largas, ¿no son como la marejada que se crece anunciando el temporal?».

A resultas del rol uterino, la realidad (y esto no suele compartirse con las mujeres que van a dar a luz) es que la promesa biomédica de un parto sin dolor se cumple sólo en parte. Hasta el punto que la parturienta[181] «(...) se verá traicionada, puesto que la anestesia epidural no sólo no siempre está disponible para las mujeres durante el proceso de dar a luz, sino que además nunca se puede administrar antes de que el trabajo activo se haya consolidado, es decir, que la mujer tiene que enfrentarse a la primera etapa con dolor». Entonces, al inicio de la dilatación, aunque lo solicite la futura mamá, no se le debe administrar la epidural. Porque[182] «el dolor es necesario para estimular una producción suficiente de oxitocina para el trabajo activo, y es por ello por lo que no se pueden aplicar métodos de analgesia farmacológica desde el comienzo del proceso del parto, ya que éste se pararía irremediablemente».

Esta información debiera ser conocida por las mujeres y su familia, ya que el dolor desempeña una función esencial; por lo que si no se comunica en los encuentros previos al parto[183] «no se encuentra, por lo tanto, preparada, y lo rechaza, sufriendo aún más». Espera lo ofertado (no tener dolor) y se frustra al no obtenerlo, llegándose, en algunos casos, a bloquear el parto. Y aún es peor cuando se administra y no tiene efecto (o sólo en parte, quedando anestesiada una zona del cuerpo), sintiendo de lleno las contracciones de todo el proceso y del expulsivo, sin que el cuerpo pueda beneficiarse de los calmantes naturales que fabrica el organismo, las endorfinas endógenas, que permanecen bloqueadas por el efecto del anestésico. Las mujeres quedan desoladas, huérfanas, con la sensación y la experien-

180. Leboyer, F; *Ibid.*, 1983, pp. 132, 133.

181. Schmid, V; *El dolor del Parto. Una nueva interpretación de la fisiología y la función del dolor*, Tenerife, OB STARE, 2010, pp. 29-30.

182. Schmid, V; *Ibid.*, 2010, p, 61.

183. *Ibid.*, p. 30.

cia de los «dolores», que en esta situación son terribles, porque al dolor se le suma el sufrimiento (¡ahora, sí!). A la postre, y debemos entenderlo, culpará a los profesionales por no haber actuado para quitarle el dolor.

Verena Schmid nos conduce al sentido del dolor en el parto. Para ella,[184] «el parto representa un ataque a la integridad de la mujer. Para dar la vida a otra criatura, la mujer tiene que ir en contra de su propio cuerpo. (...) Un ataque contra su integridad pone en alerta al cuerpo, que señala el peligro a través del dolor, produciendo reacciones de defensa de forma fisiológica. El parto, en cierto sentido, representa una lucha entre la autoconservación y el abandono de uno mismo». A lo que añade, y es de vital importancia, que[185] «el proceso de apertura de las vísceras y la fuerte presión sobre las articulaciones y los nervios sacros ejercida por el bebé durante el descenso no están exentos de peligro ni para la madre ni para el feto, por lo que el dolor constituye una valiosa herramienta de alerta que permite a la mujer corregir, mediante la acción pertinente, la situación. El movimiento es la necesaria respuesta fisiológica al dolor.[186] Si falta la posibilidad de movimiento espontáneo, la experiencia dolorosa se transforma en martirio, y no es justificable. La libertad de movimiento permite a la mujer adoptar instintivamente las posturas más antiálgicas, que son la de menor resistencia y compresión. Protegiéndose a sí misma del daño a la pelvis, al cuello del útero y al periné, protege también a su bebé de malas posturas y excesiva presión sobre la cabeza, disminuyendo el estrés y riesgo de hipoxia». Así, dolor y movimiento entablan una relación que permite que todo el proceso discurra de manera articulada; pero la importancia del movimiento no se limita sólo al afrontamiento del dolor; en el siguiente capítulo veremos el valor dado por las mujeres a la libertad de movimiento dentro de su intimidad.

> *«Libertad para moverme, sí tenía, pero que se pudiera era otra cuestión. Diría que el movimiento va en relación a los picos de dolor (contracción) y requiere de sentirse tan conectado con tu cuerpo para que puedas salvar la situación lo mejor posible. A este aspecto le concedo un valor muy importante, diría un 9»* (Mamá 11).

> *«Soy una persona que tolera bien el dolor y no era algo que me diese miedo. Al contrario, sé que las contracciones tienen una finalidad y un sentido, y que lo mejor es acompañarlas en su movimiento para producir reacciones de defensa que sirvan de ayuda y no sean un obstáculo»* (Mamá 15).

---

184. Schmid, V; *Ibid.*, p. 40.
185. *Ibid.*, pp. 63, 64.
186. Subrayar su importancia y el poco valor que se le da al movimiento en el parto hospitalario. Lo tratamos después.

«La libertad de movimientos es fundamental para pasar el dolor» (Mamá 24).

«La diferencia es que en mi casa podía moverme con libertad e ir paliando el dolor con movimientos y posturas que mi cuerpo pedía. En el hospital sólo me permitían estar tumbada y cada contracción se me hacía más insoportable. (...) Lo más importante para mí, en mi elección de un parto en casa, era esa libertad de movimientos de la que se me privó en el hospital y que considero imprescindible. Fue una tremendísima ayuda poder colocarme dónde y cómo me pedía mi cuerpo para aliviar el dolor de las contracciones. Después de un parto sin libertad de movimientos y otro con total libertad, puedo asegurar que es el remedio más eficaz para que los dolores se suavicen y para que la parturienta se meta de lleno en el parto, física y psicológicamente» (Mamá 36).

Por supuesto que nadie está libre de temer al dolor. Si bien, conociéndolo mejor, poniéndolo en contexto, podemos cambiar nuestra percepción hacia él:[187] «Una de las características más importantes del dolor del parto es el ritmo, caracterizado por dolor y pausa, contracción y expansión, malestar y bienestar, aceleración y ralentización. (...) su trayectoria está marcada por la personalidad de cada mujer, por las experiencias de cada gestante y su bebé, y no se puede codificar. (...) es, por tanto, un dolor intermitente con una dinámica individual, regulada por las necesidades de la mujer y del bebé. En esta intermitencia se encuentra uno de los grandes secretos del proceso del parto fisiológico y de la posibilidad de la analgesia natural. En el ritmo irregular de la progresión del esfuerzo por dar a luz se encuentra la posibilidad de una adaptación gradual y recíproca entre madre y bebé. La falta de respeto hacia los tiempos de cada uno y la aceleración del proceso de dar a luz provoca estrés materno y fetal». En contadas ocasiones todo esto se comparte con las futuras mamás y sus parejas. ¡Qué diferente podría entenderse el dolor si se comprendiera su relación con las contracciones!

«El dolor fue potente, la verdad es que no recordaba lo dolorosas que son las contracciones y cómo van en aumento de intensidad y de frecuencia. Las llevé con tranquilidad, no me hicieron sentir miedo de no poder aguantar. A ratos me dormía entre las contracciones porque fue un parto muy largo» (Mamá 15).

---

187. Schmid, V; *Ibid.*, 2010, pp. 40, 41, 62.

> *«El dolor no me asustaba; pienso que en el parto el cuerpo produce un dolor que es capaz de soportar. Produce el dolor y el calmante. Al fin y al cabo, es algo pasajero. (...) El nuestro fue un parto lento y relajado. Los dolores hasta el momento del expulsivo sí que fueron tolerables, en el último esfuerzo fueron más intenso. (...) La dilatación fue larga pero suave. (...) el momento del expulsivo fue más intenso, pero creo que más que el dolor fue el miedo a lo desconocido; yo pensaba: "Lo peor tiene aún que estar por llegar, porque de momento no ha sido para tanto". Me preparaba para algo peor por todo lo que me habían contado»* (Mamá 28).

Entendemos que éstos son espacios de difícil cuantificación, lo que es inasumible para la ciencia, para la medicina, para la Obstetricia. En este ámbito de «imprecisiones», surge otra pregunta que se hace Frédérick Leboyer:[188] «(...) ¿qué debe entenderse, exactamente, por contracciones "adecuadas"? ¿Contracciones adecuadas? Unas contracciones que duran mucho, mucho rato, veinte, treinta segundos y más y que hacen mucho, muchísimo daño. Es su duración y su intensidad lo que determina que se consideren "adecuadas". (...) unas contracciones que no acaban nunca y que hacen un daño atroz, ¡pero eso son calambres! Todo lo contrario de las "contracciones adecuadas". (...) En otras palabras, lo que hasta ahora se había tomado por contracciones "adecuadas" eran contracciones altamente patológicas y de peor calidad. ¡Qué sorpresa! ¡Qué revelación! ¡Y qué revolución en ciernes!».

Por eso, para que las contracciones sean eficientes, es necesario que el sistema nervioso simpático/parasimpático esté sincronizado:[189] «(...) La intermitencia del dolor se hace, por tanto, fundamental. (...) esto significa que es necesario dar mucha importancia a la pausa entre las contracciones. La completa relajación entre una contracción y otra permite recuperar la calma profunda, libre de estrés, que activa el sistema nervioso parasimpático preparando el organismo de la mujer para la posibilidad de un nuevo pico de catecolaminas en la siguiente contracción, y, así, a un nuevo estímulo para la producción de oxitocina. Es por ello por lo que en presencia de estrés crónico es necesario antes ralentizar el parto y procurar una relajación profunda. (...) La colaboración armoniosa de los dos sistemas nerviosos neurovegetativos durante el parto es particularmente importante, ya que el sistema simpático es responsable de la contracción del útero, y el sistema parasimpático, de la distensión del segmento inferior y del cuello. Si los dos no están sincronizados, podemos encontrarnos con contracciones espasmódicas sin dilatación,

188. Leboyer, F; *Ibid.*, 1998, pp. 245, 246.
189. Schmid, V; *Ibid.*, 2010, p. 62.

distocia entre cuerpo y cuello o hipotonía uterina con dilatación pasiva que no conduce al nacimiento».

> *«Las contracciones durante todo el día eran cada vez más dolorosas, pero iban y venían. Había tiempo para recuperar el aliento. La cosa se puso* heavy *las últimas dos horas porque el cansancio se hacía notar. Estaba agotada después de doce horas de trabajo de parto»* (Mamá 5).

> *«El dolor fue intenso, así lo esperaba, pero soportable. Fueron siete horas de dolor, aunque me quedaba prácticamente dormida entre contracciones»* (Mamá 14).

> *«Ahora, después de vivirlo, me he dado cuenta de que lo puedes aguantar, ya que tu mismo cuerpo te marca los tiempos de dolor-descanso, estamos preparadas. En algún momento, sobre todo al final del parto, ya en el expulsivo creía que no podía más, pero más de cansancio que de dolor insoportable»* (Mamá 22).

> *«(...) los dolores de las contracciones comenzaron como suelen ser mis dolores durante la menstruación y fueron haciéndose cada vez más intensos. En todo momento necesitaba moverme, andar entre contracción y contracción e inclinarme hacia delante con balanceo cuando llegaba una. No podía sentarme. Fue una dilatación muy rápida, con contracciones seguidas que no tenía tiempo de descanso. Llegó un punto que necesité sentir el agua y fue cuando el bebé se encajó. Entre contracción y contracción, en ese momento, abría el grifo de la ducha con agua templada, lo que me relajaba, pero en el momento de la contracción necesitaba cerrarlo. Cuando sentí que las contracciones eran menos fuertes y espaciadas y que el dolor desaparecía del todo para dejar paso a una sensación de bienestar, fue casi al final de todo, en los pujos»* (Mamá 36).

Pruebas y más pruebas de que el paradigma positivista no es la mejor fórmula para abordar estas complejidades. El dolor, y lo recalcamos cuantas veces sea necesario, es partícipe e indispensable en el correcto desarrollo del parto fisiológico. Es imprescindible para la secreción del cóctel de hormonas que permite que el parto avance y prepare el primer encuentro entre la madre y su hijo. Leboyer no puede ser más claro:[190] «Vivimos en el país de Descartes, peor aún, en la era científica, de modo

190. Leboyer, F; *Ibid.*, 1998, pp. 44, 45.

que las preguntas brotan de inmediato. (...) ¿"Cuánto" tiempo debe durar una buena contracción? ¿"Cuántas" tiene que haber en una secuencia? (...) cuando os encontréis junto a la cabecera de una mujer que está de parto, quitaos los relojes, los cronómetros y guardadlos en el bolsillo para aseguraros de que no los miraréis. Porque, con el inicio del trabajo del parto, la mujer ha entrado en "otra dimensión", en "otro estado de conciencia", en el cual precisamente el tiempo transcurre de un modo del todo distinto. Este otro "modo de duración", los que no estéis de parto, no podéis ni siquiera concebirlo. ¿Un presente eterno? Eso mismo». Por mucho que nos obstinemos, estamos ante una dimensión temporal, que, como otras partes del proceso, no es cuantificable (el *Krónos*), porque se desarrolla en un tiempo sutil no mesurable (el *Kairós*).

> *«(...) hubiese preferido que las ventanas estuvieran tapadas y la luz no entrase a través de ellas al amanecer. Sentía fotofobia y ver la luz del día me hizo ser consciente del paso del tiempo, lamentarme un poco por todas las horas que llevaba empujando y preocuparme por el bienestar del bebé»* (Mamá 23).

Razón por la cual, si nuestras acciones se orientan a eliminar el dolor (mediante la epidural u otros fármacos) y a obtener unas contracciones regulares a través de la administración intravenosa de oxitocina (a ser posible cinco contracciones, de intensidad moderada, en diez minutos) para que el parto termine en el tiempo previsto, se va en dirección opuesta a la fisiología, quedando amputado el papel que juegan las hormonas participantes en el correcto desenlace del parto. Como aclara Michel Odent:[191] «Hasta hace poco tiempo, sólo se conocían los efectos mecánicos de la hormona oxitocina. Se sabía que era importante para las contracciones del útero, para el nacimiento del niño, para el alumbramiento de la placenta y para la contracción del seno en el reflejo de eyección de la leche. (...) Lo nuevo es que esta hormona también tiene efectos sobre el comportamiento y llevó mucho tiempo poner en evidencia sus efectos; la dificultad que presenta es que si se inyecta por vía endovenosa no llega hasta el cerebro, ni franquea la barrera entre la sangre y las células nerviosas, y no produce efecto alguno sobre el comportamiento. Mediante la inyección endovenosa, sólo se pueden observar sus efectos periféricos y mecánicos. Fue necesaria la imaginación de dos investigadores que pensaron en inyectar oxitocina directamente en el cerebro de ratas vírgenes. (...) Así comprobaron que la oxitocina inyectada directamente en el cerebro podría inducir el amor maternal, lo que se constituye en el origen de

---

191. Odent, M; *Ibid.*, 2008, p. 104.

toda esta nueva investigación sobre los efectos de la oxitocina en el comportamiento». Esto supone que la oxitocina intravenosa (sintética) sólo tiene acción mecánica y carece de efecto en el comportamiento materno, lo que afecta (como revisamos en el capítulo anterior) al vínculo con su bebé y al mantenimiento del *continuum*.

Y no acaban aquí las consecuencias del intervencionismo. A vueltas con el dolor, explica Raquel Schallman:[192] «Cuando una gestante pare, se desprende de una parte del propio cuerpo. Aun cuando intelectualmente sepa que el niño es otra persona, separada de ella, él está dentro, forma parte de su mamá hasta que nace. Entonces, ¿cómo hace una parturienta para dejarlo ir, para desprenderse de una parte de sí misma? Tiene que soltar el control, y la única manera de lograrlo es "entrando en otro mundo". Esta posibilidad se la da el dolor. El estar "como en otro planeta", ausente de pensamiento», donde la mujer[193] «(...) se atreve a hacer lo que una mujer civilizada nunca se atrevería en su vida social cotidiana: gritar o decir palabrotas, por ejemplo. Puede ubicarse, también, en las posturas más primitivas (a cuatro patas) y emitir los ruidos más inesperados. (...) sencillamente significa que disminuye la actividad de su neocórtex». Pues sí, aunque la medicalización lo ha mutilado, éste es el estado que facilita el parto natural.

> *«La Naturaleza me trató muy bien y realmente pensé que iba a ser un parto sin dolor hasta el expulsivo, que también fue corto (sobre los tres cuartos de hora). Ahí sí que sentí como mi cuerpo viajaba al dolor de la contracción junto a los alaridos que emitía sin yo quererlo. Todo venía junto, la contracción con el dolor y el grito profundo, desgarrador, pero liberador a la vez. Lo recuerdo como algo muy fuerte, muy intenso, y aunque fue corto, evidentemente quería que terminara de una vez para poder tumbarme y dormir»* (Mamá 1).

> *«Sentí a otra mujer en mí. Una mujer muy primitiva, muy mamífera. Mi voz expresada en gemidos era muy fuerte y me impresionaba, pero mi "yo" conocido no podía controlarlo. En aquel momento pensé fugazmente en los vecinos,*[194] *pero no había nada que hacer. La intensidad del momento era tal que nada ni nadie podría haberme interrumpido. Mi cuerpo parecía saber... quise estar de rodillas apoyada sobre mi pareja. Las contracciones eran tan, tan intensas*

192. Schallman, R; *Ibid.*, p. 134.
193. Odent, M; *Ibid.*, 2008, pp. 128, 129.
194. El alertar a los vecinos en el momento del parto preocupa a las parejas. Algunas de ellas optan por informarles de la planificación de su parto en el hogar. Y es muy recomendable, ya que debemos eliminar cualquier potencial estresor.

que me hacía casi sentarme sobre mis piernas. Era un trabajo muy duro, no había descanso entre contracciones. Cuando el bebé empezó a asomar (dentro de su bolsa), mi cuerpo se había despegado más del suelo y la matrona pudo ver cómo nacía Noah en su bolsa totalmente intacta» (Mamá 17).

«Estábamos a los pies de la escalera de casa, me sentía bastante cansada, aunque también frenética; por mi cabeza pasaban imágenes de mí misma con cuernos y como un vampiro atemorizado por la luz del día..., como ya he comentado, me molestaba la luz del amanecer. (...) Estaba como en otro mundo, escuchaba mis propios chillidos y me sentía con mucho poder» (Mamá 23).

¿Y por qué se producen estos comportamientos?:[195] «Los picos de dolor (estrés agudo) alternados con pausas de ausencia total de dolor (ausencia de estímulos nocivos y de alerta) producen como efecto paradójico una fuerte estimulación de la producción de endorfinas. (...) la función de las endorfinas no sólo es la de disminuir la percepción del dolor, sino que también se encarga de producir, en la segunda fase de la dilatación, un estado alterado de conciencia o estado de hipnosis, necesario para la inhibición córticorracional. (...) permite a la mujer que se abandone totalmente, (...) la ayudan a separase de su propio bebé para poder acogerlo con suma alegría». Nuestras mamás relatan su cara mamífera, animal, límbica... imprescindible para el desenlace definitivo.

«El dolor del parto fue un descubrimiento para mí. No se parecía en nada a lo que imaginaba. (...) No me entregué del todo a la experiencia del dolor, dejándome llevar a lo que pudiera venir, dejando salir la parte más primitiva o, más bien, la parte más animal de mí, hasta que comencé con el expulsivo. Pero durante el parto, pude descubrir un dolor desconocido y fuerte, de una potencia brutal que sacaba de mí una fuerza y una energía que me asombró a mí misma» (Mamá 9).

«El dolor en el parto lo viví con mucha intensidad. Toda la experiencia fue tan salvaje y auténtica que el dolor tuvo un papel muy importante para permitirme entrar en ese trance y al mismo tiempo querer estar activa, a cuatro patas, de pie todo el tiempo. También fue un dolor muy "in crescendo" con el proceso del parto. Considero que sin esa experiencia dolorosa mi cuerpo no hubiera reaccionado

195. Schmid, V; *Ibid.*, 2010, pp. 54, 62, 63.

tan bien para moverse rítmicamente, olvidarme de todos los estímulos externos y centrarme en lo que estaba pasando en mi interior» (Mamá 17).

Nada de esto se experimentará cuando se emplea la anestesia farmacológica. Habrá lectoras/es que entiendan que estas expresiones rozan el masoquismo. Pero no; el masoquista busca el dolor por placer, aquí se trata de vivirlo con-sentido, con una finalidad, la de la vivencia del parto total, del parto encarnado (que trataremos en el último capítulo). Además de esto, nos permite abrir otro tema tabú en el ámbito sanitario (cuando no anatema): la afectación de los anestésicos en el parto en la embarazada y su bebé. Y lo chocante es que se focaliza en el parto; durante el embarazo, la misiva es la contraria: *¡No tomes nada!, ¿un paracetamol?, no, aunque te duelan las muelas..., ¡te duela lo que te duela!* Parece que la embarazada tiene que soportar la dolencia por el bien de su criatura, contra viento y marea, sin importar el origen, la intensidad y/o la duración del dolor. Pero este talante protector desaparece desde el mismo instante en el que ingresa para dar a luz.

Sabemos que las horas previas al nacimiento son cruciales para el bebé (la transición entre la vida intrauterina y la extrauterina), y a pesar de ello es frecuente en la fase de pródromos,[196] previa a la colocación de la anestesia epidural, la administración (ya sea por petición propia de la embarazada, y/o por las prácticas rutinarias de los profesionales) de uno o varios fármacos tranquilizantes, relajantes musculares, narcótico-analgésico, antipsicóticos (Valium®, Dolantina®, Haloperidol®, etc.), a unas parturientas, de antemano, paralizadas por el dolor y que solicitan «a gritos» la anestesia epidural.

¿Y qué consecuencias provoca esta práctica en la madre y el bebé? Arthur Janov se ocupa de los controvertidos efectos:[197] «(...) después de administrar los anestésicos, las contracciones uterinas de la madre disminuyen y se debilitan. Peor aún, como los anestésicos bloquean los importantes mensajes neurales, la secuencia de contracciones de atrás hacia delante también se altera. Esto significa que el bebé no es empujado hacia delante con tanta suavidad. La mayoría de las veces es apretado y aplastado por las contracciones desincronizadas, es como si pasara por una máquina comprimidora. El útero, pues, actúa como un recinto comprimidor cuyos movimientos son lo suficientemente fuertes para aplastar, pero no lo bas-

196. Se entiende como la fase que precede al parto. Se caracteriza por tener contracciones irregulares en tiempo e intensidad. Su duración es variable en cada mujer, pudiendo durar de horas a días. No son contracciones de parto, pero van preparando el cuerpo de la mujer para el mismo, ablandando y acortando el cuello uterino.

197. Janov, A; *Ibid.*, pp. 290, 291.

tante rítmicos o poderosos para empujar suavemente al bebé de atrás adelante. Además, la cabeza del bebé no puede alinearse adecuadamente en el extremo del conducto del parto. (...) Si el bebé no estuviera tan drogado, podría actuar instintivamente colaborando con su propio nacimiento. Podría flexionar los músculos y empujar hacia fuera; asumir su posición del torpedo, adaptando su cuerpo para recibir una máxima propulsión, convirtiendo en una unidad: el pecho y el estómago formarían un todo. Pero con las drogas el cuerpo adquiere una posición "floja" y fragmentada; las manos y los brazos del bebé, por ejemplo, están atrapados».

Por tanto, atendiendo al efecto de las drogas en la mecánica del parto, muchas mamás entenderían por qué su bebé «no bajó» o «se colocó mal en el último momento». Su experiencia es la de otro parto que no evolucionó. Por unas contracciones debilitadas y un bebé anestesiado (hipotónico) que no pudo ayudar en su nacimiento. De esta manera, se cumple la máxima de que cada intervención exógena va generado otros inconvenientes que obligan y justifican la realización de una nueva acción externa, lo que coloquialmente se denomina el *kit completo del parto medicalizado*, a saber, rotura prematura de membranas, epidural, administración intravenosa de oxitocina y finalización del mismo mediante parto instrumentado con episiotomía o bien por cesárea. En este último caso, además se sumarían las repercusiones que tiene la separación madre-bebé tras el nacimiento, sin olvidar las dificultades de muchos recién nacidos para iniciar el descubrimiento de su mamá (la impronta) y comenzar correctamente la lactancia. Frustrante, ¿no?

Según lo visto, a ver quién se atreve ahora a bromear con la famosa frase de Obélix (el de Uderzo y Goscinny): «Están locos estos romanos», aplicada a las mamás protagonistas. ¿Masoquistas?, ja. ¿Informadas?, sí. ¡Cuánto nos queda por cotejar, por redescubrir...! Porque ¡cuidado!, si Janov está en lo cierto, la medicalización injustificada no sólo tiene efecto en la mecánica del parto, va mucho más allá, dejando una impronta atroz en el ser que llega a la vida:[198] «En el nacimiento con anestésicos, se administra anestesia a la madre para calmar los dolores del parto. Estas sustancias cruzan la barrera de la placenta repartiendo una dosis varios cientos de veces demasiado fuerte para el bebé. (...) cualquier droga administrada a la madre embarazada alterará los sistemas neurotransmisores de su hijo, especialmente si ocurren durante el período crítico en el que los sistemas de neurotransmisores se están formando en el útero. (...) la administración de anestésicos locales, como la lidocaína (para ayudar al proceso del parto), durante los períodos sensibles (críticos) de la gestación es capaz de producir cambios duraderos en la conducta del niño».

198. *Ibid*, pp. 290, 240.

Y la sombra de todas estas intervenciones puede ser mucho más alargada de lo que podíamos suponer:[199] «(...) durante un parto difícil en el que la madre recibe una fuerte anestesia, el neonato no puede ayudarse a sí mismo a nacer porque ha sido paralizado. Este evento graba una huella de desesperanza y resignación, un estado parasimpático que dirigirá sus futuras respuestas: una persona quizás se rinda fácilmente o se sienta abrumada por las cosas más insignificantes (perder la lucha). En cambio, si el neonato ha luchado con éxito para nacer, el estado que queda grabado quizás sea el simpático (vencer la lucha). Esta persona no se rendirá fácilmente, será optimista y tenaz. (...) Un trauma natal puede deformar la personalidad para toda la vida. Como es natural, no es sólo el trauma, sino los nueve meses anteriores lo que dictará en ciertos aspectos cómo uno reaccionará ante este trauma. (...) cuando la anestesia de la madre penetra en su sistema y bloquea cualquier esfuerzo, lo que queda grabado es la fisiología del fracaso y la desesperanza».[200] Qué caro se puede llegar a pagar el precio de eliminar el dolor del parto, ¿verdad? En lo que queremos insistir es que parir es una función fisiológica que la Naturaleza ha ido perfeccionando a lo largo de miles de años, y que las mujeres y sus bebés están totalmente preparados para desempeñarla, por lo que cualquier intervención injustificada irrumpe en su compleja y perfecta dinámica. Las consecuencias negativas que empezamos a conocer puede que no sean más que la punta del iceberg. Y estas madres lo intuyen, lo sienten, lo saben.

> «*De todas maneras, estaba dispuesta a aguantar el parto sin anestesia, a vivirlo y sentirlo como viniera, quería estar conectada a mi cuerpo y a mi bebé*» (Mamá 5).
>
> «*(...) Siempre pensé que la epidural entorpecía el proceso del parto*» (Mamá 14).
>
> «*¿Y el bebé? ¿Qué pasa con el bebé? ¿Él no tiene miedo, él no sufre? ¿Cómo puede una mujer acompañar a su hijo/hija cuando nace si ni siquiera siente cuándo tiene que empujar? Todas estas preguntas me han quitado todos los miedos relacionados con el parto y con el dolor*» (Mamá 26).

---

199. *Ibid.*, pp. 107, 238.

200. A conclusiones similares llegan otros autores: «(...) Los individuos nacidos bajo la influencia de una fuerte anestesia general conectan repetidamente dicha experiencia con sus dificultades posteriores para completar proyectos. Se muestran capaces de movilizar suficiente energía y entusiasmo en las primeras etapas de cualquier empresa de mayor envergadura, pero más adelante pierden la capacidad de concentración y sienten que sus energías se dispersan y se diluyen. (...) Cuando ha intervenido manipulación o el uso de fórceps para completar el parto, las consecuencias son bastante similares». Crof, S; *Psicología transpersonal. Nacimiento, muerte y trascendencia en psicoterapia*, Barcelona, Editorial Kairós, 1988, pp. 278, 279.

> *«El tema de la epidural, tenía claro de siempre que no quería ponérmela, no quería químicos en mi embarazo, confiaba en mi cuerpo y en mi capacidad de soportar el dolor. Quería estar lúcida, sentir el nacimiento de mi bebé»* (Mamá 28).

Otra vez, estas mamás (ahora al hablar de la epidural) nos recuerdan que cada parte del proceso (embarazo, parto y puerperio) debe ser considerada dentro de un todo y de manera integrada y global (holística), incluso cuando se analizan por separado. En el siguiente capítulo entramos de lleno en el parto en el hogar, un ejemplo perfecto de articulación de todas las piezas del puzle que completa este extraordinario acontecimiento.

«Sentía que mi parto tenía que ser así, en casa, con personas de confianza y mucha intimidad».

CAPÍTULO 3

ÍNTIMO Y PRIVADO DESDE EL EMBARAZO

3

ÍNTIMO Y PRIVADO DESDE EL EMBARAZO

En el capítulo primero dimos «voz» al bebé intraútero; en el segundo intentamos plasmar las dudas, las incertidumbres y las presiones confrontadas por las mujeres que desean parir en casa; y ahora, las mamás protagonistas nos van a contar cómo se sintieron en el embarazo, el tipo de parto que desean vivenciar y el entorno en el que quieren que se produzca. Asimismo, si antes dimos valor a la complicidad de la pareja en la toma de decisión, ahora expondremos su trascendente papel en el resto del viaje.

Dijimos cuán importante es que las mujeres cuenten historias de parto a otras mujeres. Y así es. Pero igual de sustancial, y menos tratado, es el relato de lo vivido durante el embarazo. De manera que comenzar por aquí es poner la mirada en la gestación; como hicimos con el bebé, pero ahora desde la mirada materna. Completamos así las dos caras de la moneda. Unimos las dos medias naranjas. ¡Qué privilegio! Ahora sí que las historias, sus historias, se completan. Vamos entonces a ello.

«¡Radiante, hermosa, plena... como una diosa!»

1. EL CUERPO EMBARAZADO

Hablar de embarazo invita a reflexionar sobre el destacado rol de la estética corporal. Hoy el canon de belleza es tremendamente exigente, y alcanzarlo, una quimera:[1] «Nosotr@s nos representamos vestid@s, una

1. Rodrigáñez, C; *Ibid.*, 2002, pp. 93, 94.

imagen que oculta nuestros cuerpos; de hecho, nuestr@s cuerpos mism@s, sólo tienen que ver con lo que somos, en el sentido de su ajuste con lo que se llama la "figura", el modelo estético del momento. Nuestro modo de vivir y de ser descansa en una ruptura y dicotomización cuerpo/mente; el cuerpo está escondido, oculto por las ropas, el pudor, la vergüenza; siempre hay alguna parte de nuestro cuerpo que no se ajusta al modelo culturalmente establecido; alguna arruga, algún michelín. Algún centímetro más aquí o allá. El vestido además tiene que contribuir a modelarnos, a adaptar nuestro cuerpo a la "figura": esto te queda bien, esto te queda fatal, me hace gorda, etc. (...) La estética es una cuestión cultural, es decir, moldeable. (...) no es neutra. La estética tiene un importante componente de ostentación de atributos de Poder, de rasgos distintivos que indican el grado que se ocupa en la jerarquía social».

¿Y qué decir del cuerpo embarazado?[2] Éste, por extensión a la exigencia estética, no suele percibirse como bello. Exponiéndose muy pocas veces desnudo, y cuando se muestra es en algún reportaje fotográfico bucólico, a través del posado de modelos o actrices afamadas, donde no se han de descartar los múltiples retoques fotográficos. Y todavía es más subrayable la guerra a las secuelas posteriores al parto (rechazo al abdomen flácido, a la cicatriz de una cesárea, a las estrías, a la posible deformidad de las mamas por acción del amamantamiento prolongado...), que al igual que con el cuerpo gestante, también se presenta en vistosos reportajes, donde las mamás recién paridas, minuciosamente maquilladas y con la figura recuperada, presumen de cuerpos espléndidos a la semana de haber tenido a su bebé. Siendo, por cierto, privilegiado el arquetipo anoréxico, lo que lo aleja de la realidad corporal de la madre (lactante) de a pie.

Sobre este escenario también actúa la apropiación biomédica. Así lo ve Elixabete Imaz:[3] «(...) mientras que en un principio el parto concentraba todos los esfuerzos medicalizadores, más tarde va a ser el embarazo mismo lo que se convierte en centro de atención por parte de los médicos». ¿Recuerdan la *medicalización indefinida* de Foucault?[4] Y hay materia para ello si tenemos en cuenta los profundos cambios morfológicos que provoca la gravidez (y después el posparto). Si al inicio presentamos las múltiples transformaciones del bebé intraútero en su desarrollo, ¿cómo no va a proyectarse esa inmensísima riqueza en el embarazo de su mamá? Raquel Schallman lo destaca:[5] «Durante el embarazo, los órganos que es-

2. Las Ciencias Sociales se han ocupado del estudio del cuerpo, pero no del cuerpo embarazado (algunas corrientes del feminismo sí que han reflexionado sobre ello); seguramente por considerarlo un ámbito más biológico que cultural. Imaz Martínez, E; «Mujeres gestantes, madres en gestación. Metáforas de un cuerpo fronterizo», *Política y Sociedad*, n.º 36, pp. 97-111, 2001.
3. Imaz, E; *Ibid.*, p. 101.
4. Foucault, M; *Ibid.*, 1990, p. 75.
5. Schallman, R; *Ibid.*, p. 128.

tán alojados en el abdomen se van deslizando para hacerse lugar. Los intestinos hacia atrás, el estómago hacia arriba, los músculos se elongan tremendamente, las fibras de la piel se estiran tanto que a veces algunas se rompen y hay estrías. El cuerpo tiene que albergar a un niño de aproximadamente tres kilos, además el líquido amniótico, la placenta, el útero. Es un límite fisiológico». Si nos detuviéramos sólo unos instantes a deliberar sobre ello, dos seres que crecen armoniosamente sincronizados, sólo cabría hablar de milagro. Por eso, siempre quedamos maravillados al presenciar su fruto, el nacimiento.

Nosotros quisimos conocer cómo advierten nuestras protagonistas las modificaciones de sus cuerpos embarazados, atendiendo a las emociones y sentimientos que despierta el bebé que crece en su vientre. Y veremos cómo, ante este acontecer, es muy significativo y revelador su posicionamiento sobre los cambios en la gestación. Muchas perciben el cuerpo grávido como bello, disfrutable, sintiéndose maravilladas y felices con su barriga, de sentir la vida creciendo dentro de ellas, llegando incluso a desear que no finalice el embarazo. Las futuras mamás se sienten muy bien con un cuerpo que muda mes a mes al ser regazo.

> *«Me sentí muy feliz en mi cuerpo, me daba alegría ver crecer mi barriga, mis pechos; sólo al final del embarazo sufrí hemorroides, que fue bastante doloroso y molesto. Me sentí sexy y me encantaban mis curvas (suelo ser más bien flaca)»* (Mamá 8).

> *«He disfrutado mucho viendo crecer mi barriga. Me encantaba poder enseñarla todos los días en bañador en la piscina. Hasta la misma tarde de dar a luz, estuve en bañador en la piscina y haciéndome fotos de la barriga. Y me gustaba ponerme camisetas con dibujos alegres en el centro de la barriga»* (Mamá 9).

> *«El embarazo ha sido un período muy bonito para mí. No he escondido mi barriga, aunque sí he tratado de vestir de un modo que me sintiera siempre guapa; mi barriga era más bien pequeña, de modo que no se notaba hasta el quinto mes. A partir del sexto, la he lucido todo lo que he podido; antes, tal vez la escondía un poco porque no se apreciaba si era un embarazo o "unos kilos de más"»* (Mamá 14).

> *«Potenciaba el embarazo sin duda. Siempre me he sentido muy a gusto y he disfrutado de toda la voluptuosidad. Tengo muchas fotos y me ha encantado mi cuerpo»* (Mamá 17).

> *«Muy ilusionada. Me gustaba mucho estar embarazada; físicamente me gusta la barriga, por lo que me he sentido muy bien con mi cuerpo»* (Mamá 19).

«Me encantaba mi barriga y también me gustaba enseñarla, mi cuerpo me encantaba, de hecho, me encantan los cuerpos de las mujeres embarazadas» (Mamá 26).

«Respeto a mi cuerpo; lo que llevé peor fue el seno, que me creció mucho y sentía picor en los pezones. Me encantaba enseñar mi barriga, ver cómo crecía día a día» (Mamá 30).

«Respecto a mi relación con la barriga, estaba muy orgullosa de ella y no tenía ningún reparo en mostrarla o en vestir ropa ajustada. La única pega es que a veces me sentía bastante perdida a la hora de vestirme. No había día que no me sorprendiera el cambio del cuerpo al mirarme al espejo» (Mamá 34).

«Me gustaba ver mi cuerpo cambiar y compartirlo con su hermano y padre. Es una de las cosas más bonitas del embarazo, ver la tremenda transformación que tiene mi cuerpo» (Mamá 37).

Por supuesto que también sienten molestias y cambios desagradables (mareos, náuseas, vómitos, cansancio...), pero generalmente los enmarcan, justifican y comprenden como parte de una transformación enriquecedora y propia de su estado, sin darle mayor trascendencia y destacando la conciencia sobre el cuidado físico. En los encuentros con la comadrona que asistirá el parto en casa se aborda este tema, especialmente haciendo hincapié en la importancia de una dieta variada y equilibrada, de no coger excesivo peso, hacer ejercicio y buscar momentos de descanso.

«(...) el último mes fue el más pesado, por hinchazón, la espalda, mal dormir... cosas normales» (Mamá 6).

«Los cambios corporales fueron, en mi caso, muy progresivos. Durante los tres primeros meses perdí peso, por náuseas, vómitos e inapetencia, de modo que el embarazo no era para mí algo tangible. Eso me permitió esperar los cambios físicos (crecimiento de la barriga) con más ganas. Me gustaron mucho estos cambios. Me sentí muy bien con todo mi cuerpo, menos el último mes, que me sentí tremenda, pesada y muy incómoda en mi propio cuerpo» (Mamá 7).

«Las náuseas que tuve los tres primeros meses me descolocaron y me hacían estar pachucha. Por mi manera de vivir las cosas, dejé que se fueran pasando y las viví como algo normal y necesario si es que se estaban produciendo» (Mamá 15).

«Los tres primeros meses me encontraba físicamente mal. No escondía mi embarazo, pero tampoco lo potenciaba. Al final del embarazo sí que lo potencié más. Para mí, los mejores meses fueron los dos últimos, a pesar del dolor de costillas» (Mamá 20).

«Los cambios corporales se notaron muy pronto y me sentía un poco rara con la redondez, no me veía muy bien físicamente y me costó un poco hacerme a la idea, pero esta sensación mejoró hacia el final del embarazo curiosamente, me veía mejor y más guapa que al principio. Algo de pesadez al final, pero con el período de baja pude descansar y llevarlo bien» (Mamá 22).

«Me sentía bien, me gustaba ver cómo crecía la tripa y aparecía la línea negra, así como reconciliarme con mis pechos que siempre he considerado demasiado grandes y cuyo tamaño, a partir de saber que estaba embarazada, dejó de ser un problema» (Mamá 23).

«Desde el principio, aunque no fue un embarazo buscado, me he alegrado muchísimo. De hecho, fue un embarazo maravilloso. Incluso en el último mes me sentía muy bien, andaba mucho, no me sentía nada pesada. A nivel físico me sentía genial, hacía mucho ejercicio, iba a la piscina, andaba mucho, recuerdo que el primer trimestre iba mucho en bici» (Mamá 26).

«Me sentí muy bien durante el embarazo, en relación a los cambios físicos que fui experimentando (aumento de la barriga, movimientos del bebé). Lo único que recuerdo como negativo fueron los síntomas típicos como náuseas, vómitos y ciática, que me resultaron muy molestos durante todo el embarazo» (Mamá 29).

«Me sorprendió mucho la rapidez con la que se acontecieron los cambios; disfruté de ellos, aunque tuve molestias por aparición de varices» (Mamá 35).

«Me sentía cómoda con el crecimiento de la barriga, de hecho, compré la primera ropa de embarazada antes de las ocho semanas de embarazo; sin embargo, las náuseas y el cansancio fueron muy acusados al inicio, aunque mejoraron cuando dejé de trabajar y pude bajar el ritmo» (Mamá 41).

A la par de los cambios físicos, también se producen otros más sutiles, perceptibles sólo por la madre y que se encuentran íntimamente relacionados e interconectados con las necesidades del bebé. Es como si entre ambos existiera una línea telefónica directa, personal e intransferible.

Son dos en uno, no lo olvidemos. Thomas Verny y Pamela Weintraub lo explican así:[6] «(...) las madres saben intuitivamente lo que los científicos sólo en fechas muy recientes han descubierto: que antes de nacer, el niño es un individuo profundamente sensible, que establece una relación intensa con sus padres».[7] A este respecto, pero ahora centrado en la embarazada, Katherine Ellison añade:[8] «Aunque el embarazo y las primeras semanas del puerperio se suelan asociar con el letargo, muchas mujeres explican que notan sus sentidos mucho más despiertos y que se sienten mucho más responsables no sólo con respecto a sus bebés, sino con respecto al mundo en general». Por ejemplo,[9] desarrollando el olfato y con él la sensibilidad para detectar determinados alimentos que pueden contener parásitos y patógenos potencialmente dañinos para el embrión.[10] Y no son menores otros cambios intangibles,[11] como los que se producen en el sistema inmunológico materno al reducir su actividad evitando el rechazo del «cuerpo extraño» (el feto), sin que se haga más proclive a contraer enfermedades.

Y nos seguiríamos maravillando más y más si atendiéramos a lo que moviliza la gestación a todos los niveles. Deepak Chopra, David Simon y Vicki Abrams nos descubren cómo[12] «durante el embarazo, las células del feto también reciben toda la información sobre las experiencias y las sensaciones de la madre. (...) En lugar de funcionar en piloto automático, la madre debe aprovechar la oportunidad de su embarazo para tomar conciencia de su entorno y de los efectos que éste produce en ella». Estas poderosas, sutiles e íntimas conexiones llevan a la mujer a conocer nuevas facetas de sí misma, a re-descubrirse.

> *«Me sentía fenomenal. (...) En ningún momento intenté esconder los cambios físicos, todo lo contrario, estaba alucinada de las transformaciones; es más, me sirvió para crear, inventar, imaginar...»* (Mamá 2).

> *«La sensación de ver crecer mi barriga era muy agradable, es un estado precioso y de gran bienestar. Siempre he bailado, pero durante el embarazo descubrí otro sentido del ritmo corporal más lento, armónico y marcado. Creo que mi barriga era un complemento*

6. Verny, T; Weintraub, P; *Ibid.*, p.17.
7. En el primer capítulo nos ocupamos en extenso de ello.
8. Ellison, K; *Inteligencia maternal,* Barcelona, Ediciones Destino S.A., 2006, p. 78.
9. *Ibid.*, p. 82.
10. «Las mujeres que tienen náuseas corren menos peligro de aborto y las que vomitan están aún más protegidas que el resto. La elevada sensibilidad para con los olores de los alimentos desaparece enseguida tras el parto». *Ibid.*, p. 83.
11. *Ibid.*
12. Chopra, D; Simon, D; Abrams, V; *Ibid.*, pp. 51, 52.

> *fascinante a las nuevas coreografías (danzas de las diosas de la maternidad y la fertilidad), aspecto que de algún modo siento más lejano»* (Mamá 11).

> *«Físicamente fueron cambios lentos, yo apenas los notaba, iba engordándome la barriga, y yo celebraba su crecimiento, estaba contenta, y la dejaba ver, me ponía camisetas que la marcaran, pero sin enseñar mucho. Me volví más sensible, y dejé de ver películas de acción con mucha sangre o asesinatos»* (Mamá 28).

> *«Mi embarazo de Ana fue estupendo. Normalmente tengo episodios de migrañas y se me quitaron. Creo que ha sido la época en la que mejor me he encontrado»* (Mamá 39).

> *«Al poco tiempo de quedarme embarazada, sentía que el corazón se me había ensanchado, lo sentía de verdad, como si todo mi pecho fuese corazón, y que podía querer a todo el mundo, y todo me inspiraba ternura y todo lo vivo me emocionaba»* (Mamá 42).

En definitiva, lo que hemos podido recoger de estas experiencias, y lo compartimos con ustedes, es gran felicidad con su estado de buena esperanza. Adobado de sensaciones cambiantes, inenarrables (a veces), difíciles de explicar, pero que disfrutan, al punto de echarlas de menos cuando finaliza la gestación.

> *«Pues ha sido una de las épocas más alucinantes de mi vida. Era un momento que llevaba largo tiempo esperando, y que he vivido con plenitud y conciencia del importante tránsito por el que estaba pasando. Me sentí feliz casi todo el tiempo, y mi cuerpo reaccionó también apoyando esta felicidad que sentía. Para mí fue una época dulce, que me gusta recordar y que creo que no se me olvidará en mucho tiempo. (...) estos días previos me sentía muy hermosa, tan gorda, con el vientre tan tenso, y sintiendo cómo mi niña se movía ahí dentro. Aunque estuve a la búsqueda de la contracción que indicara el comienzo, no puedo dejar de sentir que fueron días muy dulces y especiales»* (Mamá 1).

> *«Estupendamente. Al principio me sentía muy vulnerable y me daba por llorar, pero después todo se estabilizó. Coincidió que me pedí la baja desde el quinto mes, lo que facilitó que pudiera ir disfrutando de los cambios hormonales que se producen en el embarazo. Estaba relajada, ilusionada, encantada»* (Mamá 2).

> *«Hubo momentos de mucha conexión y ternura, cantos, charlas, sentirnos mutuamente; igual los hubo de total desconexión, cuando*

sólo me daba cuenta de mi barriga y mis molestias sin poder estar disfrutando de la presencia del bebé. Y me dolía eso, porque lo intentaba, pero la pereza y el letargo a veces eran más fuertes» (Mamá 8).

«En un primer momento no aceptaba mi embarazo, me pilló desprevenida y me costó unas semanas asimilar mi nuevo estado. Después, en cuanto tramité mi baja, todo empezaba a ser maravilloso, los sabores, olores y las conversaciones. Siento que este estado sea tan corto» (Mamá 11).

«Me sentía muy bien. A veces preocupada, porque tuve muchos cambios y algunos momentos estresantes para mí, de que le afectara al bebé. A veces, no sabía cómo me sentía, era una sensación indescriptible. Se alternaban sensaciones, y en muchas ocasiones no sabía cómo me sentía. O no entendía cómo me sentía. No podía proyectar cómo iba a ser la maternidad. Quizás estuviera un poco desconectada de mi barriga, no sé por qué» (Mamá 20).

«Lo viví con mucha ilusión por dos motivos, porque probablemente fuese mi último embarazo (en ese momento no pensaba tener más hijos) y por tener planificado el parto en casa; me imaginaba la situación, cómo se desarrollaría, cómo recibiría la noticia mi familia, etc., todo con mucha ilusión y muy contenta con la decisión tomada» (Mamá 29).

«Mentalmente me sentí muy bien, amada, respetada, ilusionada y feliz» (Mamá 30).

«Me sentí conectada a ella y en una profunda transformación, con sentimientos de alegría mezclados con tristeza, rabia y melancolía. Iban alternándose, a veces me sentía sobrepasada, cansada, angustiada, sobre todo al comienzo; en el segundo trimestre llegó la calma, alegría y disfrute; en el tercer trimestre de nuevo cansancio, angustia, pesadez y ganas de que saliera» (Mamá 37).

La complejidad de la vinculación corpórea mujer embarazada y futuro bebé ha sido investigada por Imaz, a partir de las metáforas que las mamás utilizan al referirse a los cambios y alteraciones del cuerpo grávido en relación a las nuevas posiciones sociales de las mujeres: ¿se trata de un solo cuerpo?, ¿de un cuerpo que sostiene a otro?, ¿son dos cuerpos en uno, o, tal vez, independientes?... Conocerlas nos permite acercarnos a las imágenes que construye la mujer embarazada en relación a su cuerpo. La autora sugiere, inicialmente, tres imágenes en la relación mujer y bebé dentro del útero:[13] la de fusión,[14] la parasitaria,[15] y la del cuerpo escindido;[16] más tarde refiere una cuarta metáfora, que denomina «economía placentaria». En ésta,[17] propone la construcción de una imagen de la maternidad donde la distinción entre lo interior/lo exterior, sujeto/objeto y yo/el otro pierde de alguna forma su carácter rotundo, e incluso, belicoso, para dar lugar a concepciones más laxas y diluidas, más acordes, tal vez, con nuevas formas de maternidad que puedan estar emergiendo en nuestro entorno. Como hemos visto, las mamás de parto en el hogar relataban muy positivamente los cambios corporales en el período de gravidez, si bien salpicados de algunas de las dificultades que están en consonancia con esta singular experiencia.

> *«Son uno de los momentos mejores de la vida de una mujer, sentir cómo un bebé crece en tu seno es una de las experiencias más maravillosas por las que puede pasar una mujer»* (Mamá 1).

> *«Estaba muy contenta, era un niño muy esperado, así que presumí de barriga todo lo que pude. Es una sensación muy bonita ver cómo el cuerpo te cambia poco a poco sabiendo que hay un ser creciendo dentro. Además, el final del embarazo me pilló en verano, así que ¡tuve el barrigón fuera casi todo el tiempo!!»* (Mamá 3).

> *«Me encantó sentir y ver los cambios en mi cuerpo. Siempre me he preocupado por si soy gorda, pero en el embarazo supe que era mi hijo creciendo y me daba mucha alegría verle crecer. Por fin, era una mujer embarazada»* (Mamá 4).

> *«Mi embarazo fue maravilloso, me sentía hermosa con mi barriga y ese vicio de estarla acariciando siempre, y luego sentir a mi hija moviéndose dentro, era alucinante. Podría haberme quedado varios meses más si me dejaban»* (Mamá 5).

---

13. Ver: Imaz, E; *Ibid.*, 2001, pp. 104-110; y el capítulo cinco «La vivencia del cuerpo. Las representaciones sociales del embarazo: Tres metáforas del cuerpo materno», en: Imaz, E; *Ibid.*, 2010.
14. El embarazo como simbiosis madre-hijo, donde la mujer realiza su persona en la maternidad. La dependencia mutua y la autosuficiencia hacia el exterior caracterizan al vínculo emocional entre madre e hijo; reconocible, por ejemplo, cuando se dice que el cordón umbilical une a ambos.
15. El embarazo como invasión, en la mujer embarazada desaparece la diferencia entre objeto y sujeto: la mujer posee al feto, pero a la vez el feto la posee, se percibe como «invadida» por él, el feto como parásito supone una maternidad abnegada, sacrificada, donde se pierde la individualidad.
16. El feto como individuo habitante del vientre femenino, *distinto del cuerpo materno*, pero, a su vez, *a merced de él*. El feto adquiere autonomía a costa de la mujer gestante sita en una maternidad impotente sin autonomía, y por ello, al albur del auxilio experto. De ahí que esta imagen se asocia al poder médico y a las tecnologías. Sin duda, esta metáfora es la que más se aleja de las narraciones de las mamás de parto en casa.
17. Toma la referencia de la entrevista que Luce Irigaray le hace a la bióloga Hélène Rouch. Irigaray, L; *Yo, tú, nosotras*, Madrid, Editorial Cátedra, 1992, p. 35-41.

«Estaba deseando sobre todo verla. Aunque por otro lado me daba lástima porque era preciosa la sensación de tenerla dentro» (Mamá 12).

«Me sentía muy bien. Disfrutando al máximo de llevar dentro de mí a mi bebé» (Mamá 31).

Juzguen si sus relatos son ordinarios. Nosotros creemos que no. Y no hay ningún misterio y sí mucha conciencia de la situación en la que se está. Las mamás de nacimiento en el hogar están obligadas, por la singularidad de este tipo de parto, a realizar un potente ejercicio de reflexión que se proyecta positivamente en sus experiencias.

«Quería tener un parto normal»

2. ¿PARTO NORMAL?

Antes de nada, ¿qué es *parir*? La definición del DRAE, en su primera acepción,[18] lo refiere como:[19] 1. *Dicho de una hembra de cualquier especie vivípara: Expeler en tiempo oportuno el feto que tenía concebido.* Si la consulta la hacemos en diccionarios especializados en materia médica, no encontraríamos *parir*, y sí *parto.* Desde este término se centra el interés en la cuestión mecánica del evento (*Salida del feto y de sus anexos del claustro materno,*[20] *Fenómeno que ocurre al final del embarazo y que termina con el nacimiento de un recién nacido y la expulsión de la placenta...*[21]).

Nos sorprende el DRAE,[22] no los diccionarios médicos. Éstos centran fundamentalmente su interés en la explicación mecánica del proceso. Lo esperado. Pero ¿y el DRAE? Aquí nos vemos defraudados. No permite que identifiquemos lo que realmente supone el acontecimiento. En gran medida, nos hace sentir vacíos. Entonces, ¿no merece que invitemos a la Real Academia Española a que revise el término? El diccionario de todos debiera ser más sensible y no aferrarse únicamente a la visión biológica del

18. El resto de las entradas (2, 3, 4, y 5) ni siquiera tienen que ver con el evento.
19. DRAE.
20. Tomado del Diccionario médicobiológico, histórico y etimológico de la Universidad de Salamanca.
21. Tomado del Diccionario médico de la Clínica Universitaria de Navarra.
22. Y no somos sospechosos de no darle valor. De hecho, a pesar de apuntar las carencias que vamos encontrando al definir algunos de los términos que empleamos en este trabajo, lo usamos como referencia en múltiples ocasiones en el texto. Entendemos que el DRAE es una herramienta de consulta de primer orden. De ahí nuestro interés por mejorarla.

proceso, para abrirse y prestar atención a los aspectos más profundos e invisibilizados (los psico-sexual-espirituales) que son parte esencial en él. No somos tan inocentes para pensar que el cambio se va a producir; pero, académicos/as del DRAE, decirlo, ¡teníamos que decirlo![23]

Porque la definición no puede quedarse exclusivamente en que una hembra vivípara expele el feto, es decir, como haría cualquier mamífero y, también, ciertos anfibios, reptiles y peces. Si de lo que se trata es de sacar, tendría todo el sentido del mundo que las mamás demanden no sentir nada y terminar lo antes posible el *mal rato del parto*. Por eso alentamos a incluir expresiones cercanas a las usadas por las mujeres cuando se refieren a él (dar a luz, alumbrar, tener un hijo, momento trascendental, experiencia única...). La mamá, al contarlo, nunca dirá que *expelió* a su bebé, y aún menos, *al feto que tenía concebido*. Vivimos en una sociedad donde lo que no se nombra no existe, y aquí es extremadamente relevante hacerlo. De hecho, hay mujeres que nunca han escuchado relatos de experiencias satisfactorias del parto. Lo común, por el contrario, son las historias de los «malos» partos. Otra razón más por la que examinar la denominación, que se antoja muy corta, vacua, obsoleta y alejada del sentido dado por las protagonistas. Simplicidad y parir ligan mal, porque se trata de conceptuar un hecho complejo, el más arrollador, transformador y potente de la vida del ser humano, y que debe entenderse en su totalidad.[24] «Dar a luz puede ser una de las experiencias más enriquecedoras en la vida; una iniciación hacia una nueva dimensión de conciencia del cuerpo y la mente. Pero también puede convertirse en uno de los peores acontecimientos si se priva a la nueva madre de cualquier noción de fuerza interior o de capacidad». ¿Cómo asumir tal inmensidad desde la concepción de hembra vivípara que expele al feto? Las mamás que tuvieron a sus hijos en casa lo tienen muy claro.

> *«La situación en casa y los acompañantes fue tal como lo imaginé, pero no podía haber imaginado el tiempo que iba tardar, dónde iba a parir, ni cómo iba a ser el parto, ni el postparto. No tenía idea de lo que me esperaba, era mil veces más y mejor de lo que podría haber imaginado. Fue una experiencia única de otro mundo. Parir en casa te permite vivir esa experiencia sagrada que es tuya, y que se tiene que desarrollar naturalmente. Parir en el hospital no te permite vivir completamente lo que no se puede imaginar, superar las barreras que no sabes que tienes, aprender sobre ti misma en el proceso»* (Mamá 4).

23. La crítica feminista al *Diccionario* por «obsoleto» está de actualidad. Quizás en todo ello tenga algo que ver que (Varela, 2019: 177) la Real Academia Española permaneció cerrada a las mujeres trescientos años, hasta que, en 1981, se incorporó Carmen Conde.
24. Gaskin May, I; *Ibid.*, 2012, p. 30.

> *«El parto en casa para mí ha sido un triunfo, una experiencia necesaria y vital, algo hermoso, un orgullo. Aún me emociono cuando lo recuerdo. Un sueño hecho realidad, lo imaginaba tal cual, íntimo, tranquilo, con la confianza en la comadrona y mi pareja, me sentía segura. La verdad que creía que iba a ser más corto, sobre todo la fase de expulsivo, el esfuerzo fue mayor del que me imaginaba, pero mereció la pena»* (Mamá 22).

> *«Imaginé que sería un hermoso trance. Lleno de profundidad, reconexión con mi lado animal y que todo sería fluir, que mi mente no interferiría. La realidad fue otra: fue una experiencia de dualidad entre el deseo de ser consciente del paso de mi bebé y apoyarlo; y, por otro lado, la presión de mi mente que se agobiaba ante el dolor y mandaba mensajes constantes de queja e incapacidad. Lo único que se mantuvo de mi "fantasía" previa fue la ausencia de miedo. Confiaba en todo momento en que mi hijo estaría bien y las escuchas de su latido del corazón me daban fuerzas»* (Mamá 40).

> *«¿Que si el parto fue como me imaginé? El parto fue maravilloso. Probablemente la experiencia más bella, intensa, espiritual, mágica y poderosa de mi vida»* (Mamá 41).

¿Estos potentísimos relatos quedan recogidos en las obras de consulta? No, ¿verdad? Como no se hace eco de ellos, parecen descontextualizados, de ficción, de locas. ¿Qué estamos haciendo con el nacimiento cuando lo que debiera ser norma se ha convertido en excepción? ¡Cuánto poder robado a las mujeres, a las madres! Qué diferente sería si primaran sus expresiones: «un triunfo», «una experiencia necesaria y vital», «una experiencia de dualidad», «la experiencia más bella, intensa, mágica y poderosa de mi vida»..., por citar algunas de las que hemos tenido el privilegio de documentar.

Seguro que mayoritariamente las madres que inician su singladura hacia la maternidad, desde el mismo instante que conocen que están embarazadas, quieren un parto normal. Otra cosa es lo que eso significa. Y no es tarea fácil, porque ¿qué entiende cada mamá por parto normal? ¿Existe una definición consensuada? Empecemos diciendo que con el etiquetado de «normal» para nada queda despachada la cuestión. Demasiado generalista. Porque el epíteto «normal» provee preguntas y más preguntas: ¿en qué consiste?, ¿cuáles son sus características?, ¿qué entendemos por «normal» ?, ¿es lo mismo que frecuente?, ¿podemos denominar «normal» a un parto que termina de forma vaginal, aunque se haya intervenido (oxitocina, anestesia, rotura prematura de membranas, ventosa, alumbramiento dirigido...)?, ¿es posible tener un parto «normal» en un hospital?, y si así fuera, ¿qué lo distingue del nacimiento en el hogar?... Una forma de desmadejar este nudo gordiano, sin cortarlo a las bravas,[25] pudiera ser delimitando, con la máxima precisión, de qué hablamos cuando nos referimos a un parto «normal». Pero tampoco es de gran ayuda. Por ejemplo, al revisar su uso entre nuestras mamás, se infiere confusión porque se emplean diversos términos (natural, fisiológico, no instrumentado...) para definir la misma situación.

> *«Un parto lo más natural posible»* (Mamá 2).
>
> *«Un parto fisiológico dirigido por el bebé y la mamá»* (Mamá 18).
>
> *«(...) el que tiene lugar sucediéndose cada una de las fases del mismo sin complicaciones ni intervenciones instrumentalizadas»* (Mamá 22).

De acuerdo con Maribel Blázquez, se trata de la indefinición de conceptos múltiples empleados reiteradamente:[26] «(...) "fisiológico", "natural", "normal" y "humano", que se solapan y se usan a la vez, aunque cada uno de ellos presenta matices y significados distintos y que pueden implicar perspectivas también distintas, puesto que suponen una elaboración diferente de lo fisiológico y de la atención al embarazo». Por lo que este *quid pro quo* (uno por otro) genera más desconcierto que claridad. Dejando al margen otras denominaciones al uso, esta autora también se pregunta: ¿qué es un parto normal?, y después de analizar las dimensiones que derivaron de las conversaciones que realizó con distintas matronas, emergieron nuevos interrogantes:[27] «¿Un concepto estadístico? ¿Normativo-comportamental? ¿Referido al tipo de asistencia proporcionada o a la evolución del parto?». Y no acaba ahí la desazón, ya que algunas de sus informantes llegaron a rechazar explícitamente el término «normal». A este mismo callejón sin salida llega Ibone Olza:[28] «(...) ¿cómo saber qué es un parto normal? La pregunta aún no tiene respuesta. De hecho, hay entorno al parto un debate recurrente: según qué definamos como normal atenderemos de una u otra manera. Pero la definición tiene una trampa: ¿qué es al fin y al cabo un parto normal? ¿"Normal" significa habitual? ¿O más bien sano y fisiológico?». O, peor aún, como denuncia Marta Parra (anterior presidenta de la Asociación *El Parto es Nuestro*):[29] «(...) muchas mu-

25. Como hizo, según la leyenda, Alejandro Magno con el nudo de Gordias cuando se dirigía a conquistar el Imperio persa.
26. Blázquez Rodríguez, MI; *Ideologías y prácticas de género en la atención sanitaria del embarazo, parto y puerperio: el caso del área 12 de la Comunidad de Madrid*, Tesis doctoral, Universitat Rovira i Virgili (Tarragona), 2009, p. 248.
27. *Ibid.*, p. 233.
28. Olza, I; *Ibid.*, 2017, pp. 24, 25.
29. Parra, M; «Un parto común, un parto normal», *OB STARE*, n.º 20, 2012, p. 68.

jeres que son atendidas en el hospital confunden "común" (rotura de bolsa provocada, episiotomía, fórceps...) con "normal"». Y este galimatías es añejo. Así, por ejemplo, el monográfico de la revista *Integral, ecología, salud y vida natural* de 1984 arrancaba con el artículo «Parto natural» con esta misma deliberación:[30] «Parto natural, nacimiento natural, parto sin violencia, nacimiento sin violencia, parto consciente... demasiados nombres para un mismo fenómeno».

Lo incomprensible es hasta dónde se puede llevar la «normalidad» en el parto. Si revisamos, por ejemplo, la definición de parto normal de la SEGO de 2008,[31] sería el «trabajo de parto de una gestante sin factores de riesgo durante la gestación, que se inicia de forma espontánea entre la 37-42 semana y que, tras una evolución fisiológica de la dilatación y el parto, termina con el nacimiento de un recién nacido normal que se adapta de forma adecuada a la vida extrauterina. El alumbramiento y el puerperio inmediato deben, igualmente, evolucionar de forma fisiológica. Es el único tipo de parto susceptible de ser atendido como un parto no intervenido. Realizando, por tanto, el menor número posible de procedimientos activos, pero sin olvidar que, como cualquier trabajo de parto, obliga a una vigilancia exhaustiva del estado materno y fetal». De aquí destacar (además de la carga medicalizadora) que, para esta Sociedad, un parto normal sólo se puede definir retrospectivamente, cuando ha terminado.

La laxitud del calificativo normal aplicado al parto podría llevarnos a un punto muy alejado de la posición anterior (la de la Obstetricia hegemónica), situándonos, incluso, en enfoques esotéricos, heréticos, subalternos y/o resistentes al propio sistema. Si bien desde la oficialidad encontramos otras definiciones, como la acuñada en 2006 por la Federación de Asociaciones de Matronas de España (FAME), que adoptan posturas conciliadoras con el parto respetado, a saber:[32] «Es el proceso fisiológico único con el que la mujer finaliza su gestación a término, en el que están implicados factores psicológicos y socioculturales. Su inicio es espontáneo, se desarrolla y termina sin complicaciones, culmina con el nacimiento y no implica más intervención que el apoyo integral y respetuoso del mismo». En definitiva, siendo, por genérica, tan imprecisa la denominación, no podemos esperar que las futuras mamás lo tengan claro. La

30. «Parto natural»; *Integral, ecología, salud y vida natural,* Monográfico n.º 4, 1984, p. 7.
31. La propia SEGO modifica (suavizando) lo que entiende por parto normal. De hecho, cinco años antes (2003) lo entendía como: «(...) un proceso progresivamente acelerado que comienza en las semanas 33-34 del embarazo, hace eclosión alrededor de la 40 y termina con la expulsión del feto, placenta y membranas por la vía vaginal. Cuando todo esto ocurre entre las semanas 37-42 de amenorrea, con una duración temporal adecuada, un recién nacido que pesa más de 2500 g y presenta buena vitalidad, sin incidencias en el alumbramiento ni alteraciones del estado materno, podemos decir que estamos frente a un parto normal».
32. *Iniciativa Parto Normal. Documento de consenso*, FAME, 2008.
En: https://orbananos.files.wordpress.com/2008/03/ipn_libro.pdf

gran entropía en la que circunnavegan se encarna cuando llega el momento de dar a luz (dónde, con quién, en qué circunstancias). Insistimos, otra vez de la mano de las madres entrevistadas, en lo variopinto que se traduce la etiqueta de «normal» en el parto.

> «*Es aquél en el cual la mujer participa, como mujer capaz de ello que es, en el alumbramiento de su hijo. Es vivido por ella como una experiencia plena, aunque sea doloroso. (...) aun siendo asistido por profesionales, éstos son respetuosos con el momento que están viviendo y con la mujer que está en uno de los tránsitos más importantes de su existencia*» (Mamá 1).
>
> «*Desde mi punto de vista, no se puede definir un parto normal. Cada parto es diferente*» (Mamá 4).
>
> «*Intenso, desgarrador como experiencia y, al mismo tiempo, un ritual de paso hacia otra consciencia. Parto natural, sin prisas, sin agobios, sin miras excesivas, en la intimidad de la guarida de la mamá que la preparó para su retoño*» (Mamá 8).
>
> «*Es aquél que se desarrolla de manera natural, sin acelerarlo o intervenir en él por razones ajenas al propio parto, y siempre recurriendo a la intervención médica únicamente en caso de riesgo para la salud del bebé o la mamá, y no siguiendo protocolos estandarizados y procedimientos que tengan como objetivo un ahorro de tiempo o dinero*» (Mamá 9).
>
> «*Vaginal, sin medicaciones para hacerlo más rápido (oxitocina), sin gente alrededor, en la intimidad*» (Mamá 12).
>
> «*Comienza de forma espontánea*» (Mamá 13).
>
> «*Es aquél en el que se permite a la mujer parir sin prisas, sin hormonas artificiales, sin instrumentos tipo fórceps o ventosas, sin someterla a ninguna práctica que no sea imprescindible. Que se pueda mover libremente, adoptando la posición que desee... eso sería un parto normal*» (Mamá 17).
>
> «*No sientes que otros deciden por ti*» (Mamá 23).
>
> «*Es aquél donde la mujer puede seguir el ritmo que su cuerpo le pide, escucharse a sí misma y dejarse llevar, con la compañía de una compañera/o de confianza. Un parto normal se acercaría al parto de los animales, donde ellos buscan su lugar, su posición y su comodidad*» (Mamá 33).

«Como el de cualquier otra mamífera, donde la naturaleza y la vida se abren paso a través del cuerpo de la mujer, (...) donde hay que cuidar el entorno para que sea lo menos brusco para el bebé. La diferencia entre la mujer y el resto de los mamíferos es que nosotras somos conscientes de lo que sucede» (Mamá 34).

«En el que se respeta y se tiene plena fe y confianza en el proceso en sí» (Mamá 38).

«Al ritmo naturalmente marcado por el cuerpo de la mujer y su comunicación con el bebé» (Mamá 40).

«Un parto normal es aquél en el que se le facilita a la madre y al bebé realizar sus trabajos de parto y nacimiento, en el que la madre se siente libre y apoyada y el bebé es recibido con respeto, admiración y ternura. (...) Y además donde el padre nunca debería estorbar y debería ser considerado como parte activa del mismo» (Mamá 42).

Estas expresiones difieren de la definición de parto normal ofrecida por la SEGO, encajando mejor con la de la FAME, porque lo relevante para las mamás es el parto como función fisiológica, como experiencia vital que desean experimentar, reconociendo el momento como algo trascendental en su vida, en la de su bebé y de la familia. Están preparadas para vivirlo, al confiar plenamente en su capacidad como mujer para parir y del bebé para participar en el nacimiento. Considerando fundamental el respeto a los tiempos que ambos necesitan, a sus deseos, a su intimidad.

Testeados los posicionamientos, podría ser útil tomar mayor perspectiva e indagar qué, quién... hay detrás de la conceptuación de lo que es o no un parto «normal». El profesor de Obstetricia de la Universidad de Ámsterdam G.J. Kloosterman afirmó:[33] «(...) el parto espontáneo en mujeres sanas es un proceso que no puede ser más perfecto, y que es tan delicado que cualquier interferencia puede hacer que se desvíe de su curso óptimo...». Puntos de partida como éste no parecen haber servido de base al paradigma biomédico. Según lo visto, están los que apuestan por no

33. Tomado de Ina May Gaskin, quien después añade: «Kloosterman fue elocuente en sus afirmaciones acerca de la necesidad de convertir a las comadronas en un elemento esencial de los equipos de cuidados maternos, y ayudó a incorporar un sistema en los Países Bajos donde las mujeres acuden directamente a las comadronas para recibir atenciones. (...) Estas comadronas serían entrenadas y sabrían cuándo derivar algún caso que requiriera de la consulta de un obstetra. (...) De hecho, si una mujer desea visitar directamente a un obstetra, deberá pagar los gastos de su bolsillo. No obstante, los cuidados proporcionados por las comadronas quedan cubiertos por los servicios de la sanidad pública, incluso cuando es necesario derivar un caso a la consulta del especialista». May Gaskin, I; *Ibid.,* 2012, p. 107.

intervenir (*Primum non nocere*) y los que lo hacen por controlar. Y es que[34] «hay quien piensa en el parto como en un acontecimiento de "alta tecnología", un proceso controlable por la mente racional, propia o ajena. La realidad, sin embargo, es otra. Dar a luz es un acontecimiento sexual, un acontecimiento amoroso, y también un proceso instintivo, involuntario, totalmente dirigido no por la corteza cerebral, sino por el cerebro mamífero primitivo». Así[35] «comprender que el parto es un proceso involuntario que pone en juego estructuras arcaicas, primitivas, mamíferas del cerebro nos lleva a rechazar esta idea preconcebida según la cual la mujer puede aprender a dar a luz. No se puede ayudar a un proceso involuntario; sólo se puede procurar no perturbarlo demasiado».[36]

Romper esta dinámica es lo que requerirá asistencia médica, porque una intervención llevará a otras. Es entonces cuando[37] «una vez inhibido el parto, se hace "científicamente" justificable todo tipo de prácticas para sustituir la función de una naturaleza que, en estas condiciones, obviamente, no funciona: estimulación con oxitocina, episiotomía, anestesia, fórceps, cesáreas... se sustituye un proceso natural sofisticado y sabio por un conjunto de técnicas encaminadas a rescatar a la madre y al bebé de la situación creada. Y también para someter un proceso con un tempo propio al ritmo arbitrariamente establecido por los protocolos. De esta forma, la creencia de la obstetricia en la "dificultad" de nacer se confirma mediante el entorpecimiento del parto que su intervención provoca».

Las cuarenta y cinco mamás que comparten sus historias han vivido con éxito el nacimiento de su bebé en el hogar, y con sus relatos ponen de manifestó que parir en casa es una prueba evidente de que el parto respetuoso es la vía para que se ponga en marcha el proceso involuntario facilitador del parto. Fuera de este entorno privilegiado, a pesar de la evidencia científica sobre los males de la medicalización[38] «no hemos sido capaces en absoluto de aumentar el número de partos espontáneos en mujeres saludables», lo cual, no cabe duda, nos debería llevar a hacer un profundo ejercicio de reflexión sobre lo que se sigue haciendo mal. A continuación, revisamos lo que propone el parto en casa para abordar estas fallas.

---

34. Fernández del Castillo, I; *La revolución del nacimiento. Partos respetados. Nacimientos más seguros*, Barcelona, Editorial Granica, 2006, p. 23.
35. Odent, M; *Ibid.*, 2007, p. 17.
36. Incluso la Estrategia de Atención al Parto Normal, que analizamos, lo recoge: «(...) sólo se debe intervenir para corregir desviaciones de la normalidad». *Estrategia de Atención al Parto Normal.*
37. Fernández del Castillo, I; *Ibid.*, 2006, p. 23.
38. Gaskin May, I; *Ibid.*, 2012, p. 37.

«Deseaba ser la protagonista de mi parto y en mi casa lo soy»

3. LA IMPORTANCIA DEL HOGAR

Aquéllos que tienen mayor desconocimiento del parto en casa suelen ser los que más se cuestionan por qué las madres y sus parejas toman una decisión tan peculiar y arriesgada. Como veremos ahora, su deseo por tener un parto natural, normal, sin intervenciones médicas innecesarias, en la intimidad del hogar (de su dormitorio), rodeadas de las personas elegidas, sin celeridad, sintiéndose seguras, confiadas y radiantes, y sabiendo que ellas llevan las riendas del proceso... son las múltiples razones que les impulsan a ello.

> «*Total libertad. Esto te permite sentirte tú, desplegarte con tu personalidad, con lo que uno es en ese momento tan especial. Luego está la capacidad de cada una para dejarse desplegarse o no*» (Mamá 5).

> «*Quería estar tranquila, no sentirme molestada, que no me hicieran intervenciones innecesarias. Quería intimidad y compartir la experiencia solamente con mi familia y poder estar en todo momento en la tranquilidad de mi dormitorio y la calidez de mi hogar y no verme en un entorno hospitalario (rodeada de extraños)*» (Mamá 17).

> «*La libertad, en general, es básica para poder empoderarse y parir bien*» (Mamá 18).

> «*Me sentí con total libertad para moverme o para hacer cualquier cosa que sintiera que tuviera que hacer. El valor que le concedo a esto es muy alto porque en una experiencia tan vital como es un parto, hacer lo que sientas sin pensar qué tienes que hacer es muy importante, porque, a veces, lo que para nuestra mente puede ser una tontería para el momento puede suponer que todo sea más sencillo, más fácil, incluso salvar la vida del bebé o de la madre*» (Mamá 38).

> «*Ser autónoma en mis decisiones durante el parto tiene un valor impagable para mí. Es lo que me daba lucidez y fuerza para hacer lo mejor para mi bebé. Gracias a todo esto no pensé ni una vez en la posibilidad de ir al hospital o ponerme la epidural para acabar con el dolor. Deseaba experimentar lo que correspondiera, buscando la manera más natural de sobrellevarlo*» (Mamá 40).

Anhelan que todo esto esté presente en el nacimiento en el hogar, pues es clave para su éxito, porque al ser en casa[39] «(...) ocurre en un entorno que la pareja ha creado; es allí donde el nacimiento tiene más posibilidades de ser celebrado como una cosa natural y un momento importante en el ritmo de la vida». Al parir en tu hogar, como nos dice Elena Solé[40] «podemos vivir el nacimiento de nuestras hijas e hijos con plenitud cuando estamos en un ambiente tranquilo y cálido, rodeadas de las personas que hemos elegido para acompañarnos, que nos quieren, nos van a ayudar y nos van a permitir ser libres de decidir qué queremos y qué no queremos, que confían en nuestra sabiduría interior, que nos respetan. Podemos vivir un parto con caricias y masajes en lugar de agujas, monitores, sondas y rasuradoras. Con música relajante en lugar de parloteos sin sentido. Con olor de hierbas y flores y ese peculiar olor de los partos en lugar de desinfectantes. En un lugar decorado a nuestro gusto con colores que nos inspiren, luces suaves o velas en lugar de neón», y es que[41] «estas condiciones son las que permiten a la madre entrar en un auténtico estado ampliado de conciencia, fruto de complejas reacciones hormonales que favorecen la fisiología y le permite sintonizar con su instinto y con su poder para dar a luz».

Realmente no debiera resultarnos tan extraña esta alternativa teniendo en cuenta que el embarazo y el puerperio son propias del hogar (esto nadie lo pone en duda); entonces, ¿por qué se excluye el parto? Como vimos, hasta mediados del siglo XX, la gran mayoría de los nacimientos se producían en casa. Seguro que todos tenemos algún familiar que nos lo ha contado, *¡tus abuelos y yo nacimos en casa!* Esta práctica se trasladará al hospital con la paulatina medicalización de esta parte de la vida privada, erigiéndolo como norma y sustentándose en el argumento de la seguridad. Y ello a pesar de que la evidencia científica actual considera igual de seguro (o más) el parto en el hogar planificado de mujeres de **bajo riesgo** que el realizado en el hospital. Sin duda, la opacidad y el desconocimiento que lo rodea son claves explicativas. Es triste que prácticamente hayamos olvidado que la naturaleza ha dotado a las mujeres de todo lo necesario para que puedan parir y que la intervención del auxilio médico debe implementarse únicamente cuando esté justificada.

> «*Es cierto que hay que estar preparada para vivir el parto fuera del hospital, pero si se confía en el cuerpo, en el potencial que tenemos, y en quien te acompaña, es posible tener un buen parto en casa. Me*

39. Kitzinger, S; *Ibid.*,1996, pp. 13, 14.
40. Solé, E; *Recuperando la plenitud del alma en los nacimientos*, Ponencia en el I Congreso Internacional de Parto y Nacimiento en Casa, Jerez de la Frontera, octubre 2000.
41. Fernández del Castillo, I; *Ibid.*, 2014, p. 44.

gustaría puntualizar el hecho de que cinco meses después del parto, iba a parir una amiga mía en el hospital. Tenía mucho miedo, y cuando me lo dijo, yo le contesté: "Pero si parir no es nada". Entonces comprendí que gracias al parto respetado que yo había tenido, se me había quedado la sensación en el cuerpo de que un parto es un proceso natural y "fácil" si se lleva cuidado. Muy lejos de los "traumas" que a menudo coge la gente tras el hospital» (Mamá 15).

De esta manera, nuestra casa (aún mejor, nuestro hogar) nos puede proveer de las condiciones adecuadas para que se desarrolle el parto con completa garantía. El DRAE hace referencia a casa como: 1. *Edificio para habitar*; 2. *Edificio de una o pocas plantas destinado a vivienda unifamiliar, en oposición a piso.* Nosotros preferimos hablar de hogar, porque «casa», atiende sobre todo a lo arquitectónico, a la parte física donde se vive; y en nuestro contexto, cuando se utiliza el término «parir en casa», se refiere a *su* casa, al hogar de uno. El DRAE define hogar, en sus tres primeras acepciones, como:[42] 1. *Sitio donde se hace la lumbre en las cocinas, chimeneas, hornos de fundición, etc.*; 2. *Casa o domicilio*; 3. *Familia, grupo de personas emparentadas que viven juntas.* Más certera es la tercera acepción de *hogar* del diccionario de María Moliner:[43] 3. *Con respecto a una persona, lugar donde vive en la intimidad de su familia y desarrolla su vida privada.* Aquí sí se acomete completamente a lo que nos referimos.

Además, el hogar es el soporte de nuestra vida cotidiana. Para David Le Bretón[44] «(...) es el refugio de lo seguro, el lugar de los puntos de referencia tranquilizadores, el lugar transacional (...) del adulto. Es el lugar en el que se siente protegido dentro de una trama sólida de hábitos y rutinas que se fue creando en el transcurso del tiempo, de recorridos conocidos, rodeados de caras familiares. En ella se construye la vida afectiva, familiar, profesional, de las amistades; en ella se sueña la existencia. (...) Lo cotidiano erige una pasarela entre el mundo controlado y tranquilo de cada uno y las incertidumbres y el aparente desorden de la vida social». De ahí las constantes referencias que nos hacen las mamás; porque ¿hay mejor lugar que tu propio hogar para soñar y recibir al nuevo ser que se está gestando? Como manifiesta Raquel Schallman:[45] «La casa de una pareja tiene su forma, su olor, su desorden, incluso sus bacterias. El parto quizás tenga mucho que ver con la forma en que ellos transcurren sus días ahí, y es probable que tenga muchas menos interrupciones y complicaciones».

---

42. DRAE.
43. *Diccionario de uso del español María Moliner*, 3.ª ed., 2007 (a partir de ahora, D. M. Moliner).
44. Le Breton, D; *Antropología del cuerpo y modernidad*, Buenos Aires, Nueva Visión, 2002, pp. 106-108.
45. Schallman, R; *Ibid.*, 2007, p. 53.

«Me sentí con libertad, ¡estaba en mi casa! Importantísimo» (Mamá 10).

«Totalmente, ¡estaba en mi casa! Esto te da una tranquilidad. Importancia muy alta. Aunque Leonardo no estuvo en el parto, sí me lo trajeron después de nacer su hermana. Mi felicidad inmensa. Eso en un hospital no lo puedes experimentar» (Mamá 27).

«Lo bueno de tenerlos en casa es eso, que tienes tus cosas, tu ropa, tu intimidad...» (Mamá 39).

El *poder* del hogar también lo recoge Le Bretón en otra parte de su trabajo cuando cita al filósofo Gaston Bachelard en relación a la casa tradicional, refiriéndose a ella como[46] «(...) una de los mayores poderes de integración por medio de los pensamientos, los recuerdos y los sueños de los hombres; (...) excluye las contingencias, multiplica los consejos de continuidad. Sin ella, el hombre sería un ser disperso». Esta reflexión nos permite dimensionar mejor la confrontación que se puede llegar a producir entre el hogar y otros entornos, como el hospitalario, tan distintos a él. Si nos fijamos en la definición de hospital que recoge el DRAE: 1. *Establecimiento destinado al diagnóstico y tratamiento de enfermos, donde a menudo se practican la investigación y la docencia*,[47] nos encontramos que dista mucho de lo hogareño, del lugar tranquilizador e integrativo del que hablamos.

«(...) considero que el parto normal no ha de ser atendido en un hospital como si se tratara de una enfermedad, en primer lugar. Y porque en el hospital de referencia que tengo cerca (nombre del hospital), *no realizan parto respetado y no tienen ningún tipo de instalación para que la mujer que quiera tener un parto normal pueda hacerlo. Además, tengo bastante miedo al parto medicalizado, y por mi carácter rebelde, y porque me dedico al mundo de la salud, sé que ir a parir a un hospital hubiera derivado en que ésta fuera para mí una experiencia traumática y desagradable, cuando lo que quería para mí y para mi bebé era una vivencia tranquila en mi casa y con mi gente»* (Mamá 1).

---

46. Le Breton, D; *Ibid.*, pp. 91-92.
47. DRAE. Además de esta primera entrada, el diccionario recoge otras tres (2. *Casa que servía para acoger pobres y peregrinos por tiempo limitado*, 3. *Afable y caritativo con los huéspedes*, 4. *Perteneciente o relativo al buen hospedaje*), que, como podemos apreciar, están más vinculadas a la labor que esta institución desarrolló en el pasado.

«Porque intento evitar los hospitales, sobre todo, porque no considero que el parto sea una enfermedad o una operación quirúrgica» (Mamá 25).

«Al fin y al cabo, el hospital no deja de ser eso mismo, un hospital, un lugar frío lleno de gente desconocida. Un lugar donde pasan tantas personas y cambian tanto de turno que se vuelve inhumano, somos para ellos pacientes, no personas que tienen necesidades particulares y personales» (Mamá 33).

«Sí que lo pensé, pero visto mi nivel de ansiedad por los hospitales... y que pienso que depende mucho de quién "te toque" ese día en el hospital, decidí no jugármela» (Mamá 37).

En este sentido, «nuestro dormitorio» es una referencia singular del espacio de lo íntimo, quizás, el que más en el hogar. Y, por el contrario, lo más alejado a él, como entorno ajeno, el box hospitalario.

«Lo viví con mucha expectación, deseando que llegara el gran día. Recuerdo con mucha ternura ir preparando el dormitorio para recibir a mi bebé en un ambiente muy acogedor. Quería que todo estuviera limpio y ordenado» (Mamá 17).

«Di a luz en la habitación donde dormía. Llevaba el pijama puesto hasta que me lo tuve que quitar porque estaba húmedo por el sudor» (Mamá 26).

De hecho, en contraposición a lo casero, las madres insisten constantemente en rechazar el ambiente del hospital.

«Soy consciente de que el ambiente es importante para el trabajo de parto, y en el hospital me resulta difícil imaginar que se llega a esta intimidad necesaria... Creo que un parto normal en el hospital tiene que ser mucho más duro» (Mamá 6).

«El hospital como espacio en sí mismo no me inspira confianza y seguridad. Aunque luego podría argumentar muchos otros aspectos personales que me crean desconfianza, diría que éste es el principal motivo y confieso que nunca dudé de esta decisión» (Mamá 11).

«Para mí era muy importante no ver nada (material) que no fuera de mi hogar, no sabía que iba a reaccionar así, pero al llegar la comadrona, le pedí que lo alejara todo de mi vista. El que en ningún momento me hicieran un tacto vaginal, el no saber de números ni de centímetros fue para mí importante, me condicionaban esas cifras.

Como sentía al bebé, tampoco hubo que escucharlo, y eso estoy segura de que me relajó mucho más. No vi nada que pudiera estar también en un hospital y estoy segura de que ello me ayudó a dejarme fluir con más facilidad» (Mamá 16).

«Porque sentía que el hospital iba a ser un ambiente hostil donde no me sentiría cómoda. Considero inútiles, sino perjudiciales, las intervenciones y los protocolos que se llevan a cabo en el hospital tanto en el proceso del parto como en los primeros días del recién nacido» (Mamá 44).

Hay también centros que ofertan a las mamás y sus parejas «partos respetados».[48] Por ejemplo, la casa de nacimiento Migjorn,[49] que, regentada por un equipo de comadronas tituladas y con experiencia, ofrece[50] acompañamiento profesional basado en el respeto a los procesos fisiológicos del embarazo, del parto y del nacimiento, fomentando la autonomía y el protagonismo de la familia, con el tiempo que cada una necesite para vivir y disfrutar la experiencia.[51] Sin duda una propuesta muy interesante para muchas parejas. Josep Cónsola Cots, en nombre de la institución, sostiene:[52] «Nosotros intentamos que Migjorn sea un espacio en el cual las personas que lo transitan, al mismo tiempo lo practican (...) De este modo concebimos nuestro espacio, como lugar de encuentro, de cruce. Lugar de palabra intercambiada, de complicidad de compañeros de espacio y tiempo; de intimidad, de reconocimiento en un lenguaje compartido». Después, continúa haciendo referencia a los «no lugares» (refiriéndose a los hospitales), entendidos como[53] «el lugar donde hay que apurarse a caminar porque si no lo atropellan los que vienen detrás»; y contraponiéndolo al espacio (lugar) que oferta este centro.

Por desgracia, dispositivos como éste son una excepción en España, incluso la escasa oferta se ha reducido en los últimos tiempos (baste recordar el cierre de la clínica Acuario), y diremos más, nos consta que no se ha facilitado la apertura de los que han estado en proyecto, encontrán-

48. https://migjorn.net/atencion-al-parto/
49. Fundada en el año 2002 por Montserrat Catalán y Ángels Flor y sita en Sant Vicenç de Castellet, municipio de la comarca del Bages, en la provincia de Barcelona.
50. https://migjorn.net/atencion-al-parto/
51. Además, este servicio amplía la asistencia del parto en el domicilio «(...) siempre y cuando la vivienda esté cerca de un centro hospitalario (máximo a 20 minutos) y reúna condiciones básicas de salubridad». https://migjorn.net/atencion-al-parto/
52. Cónsola Cots, J; «Migjorn, un lugar», En: *Parir, nacer y crecer. Migjorn, casa de nacimientos*, Buenos Aires, Editorial Madreselva, 2012, p. 37.
53. *Ibid.*

dose con numerosísimos obstáculos.[54] Así, hacer referencia a Migjorn, permite dimensionar las diferencias con los centros hospitalarios, con los «no lugares». Marc Augé acuñó el término bajo la hipótesis de que[55] «(...) la sobremodernidad es productora de no lugares, es decir, de espacios que no son en sí lugares antropológicos», por lo que nos hallamos en[56] «un mundo donde se nace en la clínica y donde se muere en el hospital»; o, dicho de otra forma, donde trascurre el inicio y el fin de la vida. O si se prefiere, en ausencia de espacios antropológicos donde el habitante[57] «(...) vive en la historia, no hace historia». Por eso son tan vivaces las experiencias del parto en casa.

Según el filósofo e historiador francés Michel Certeau:[58] «Todo relato es relato de viaje, una práctica del espacio»; es así que el hospital («no lugar») destile historias tan distintas a las del hogar. No olvidemos que la vida intrauterina se desarrolla en un «lugar antropológico», el seno materno; por eso es crucial para el *continuum* que el inicio de la existencia extrauterina ofrezca también un regazo protector (el hogar, el «lugar»). Walter Benjamin sostenía que «(...) en los hospitales se muere de hambre de piel». Sentencia radical, pero que sintoniza con nuestro argumento, que llama a las caricias, al calor y al amor como elementos esenciales del nacimiento y, por supuesto, de la vida.

Es verdad que se han realizado esfuerzos para que los hospitales sean más sensibles con el parto respetado; en concreto, a través de las directrices inspiradas en las políticas del «Parto Humanizado» (Estrategia del Parto Normal).[59] Pero no debemos olvidar que los hospitales están concebidos para facilitar el ritmo de trabajo de sus profesionales orientados por los diferentes protocolos de actuación; y cambiar este enfoque no es tarea menor. Además, la humanización del parto no consiste únicamente en pintar paredes con colores relajantes, poner luz tenue, incorporar una bañera (que rara vez se utiliza y/o depende de la hora del parto), incluir unas pelotas y cojines en el mobiliario, o permitir que la pareja pueda acompañar y estar presente en el parto. Sin menospreciar el esfuerzo que supone para las instituciones poner a disposición de los profesionales de la Obstetricia todos estos recursos, si no hay una transformación (de con-

---

54. Muy recientemente (octubre de 2020) la Comunidad de Sanidad y Consumo de las Cortes Valencianas ha aprobado una propuesta para analizar la viabilidad de crear casas de parto priorizando su implantación en hospitales que tengan experiencia en embarazo, parto y puerperio y lactancia humanizados en el sistema de sanidad de la Comunidad Autónoma de Valencia. La iniciativa es digna de aplauso, no cabe duda, aunque se trate de «analizar la viabilidad».
55. Augé, M; *Ibid.*, p. 83.
56. *Ibid.*
57. *Ibid.*, p. 60.
58. Certeau, M; *La invención de lo cotidiano. 1 artes de hacer*, Universidad Iberoamericana, México D.F., 2000, p. 128.
59. Estrategia del Parto Normal es la denominación oficial.

ciencia, de filosofía) del personal que acompaña el nacimiento, las mejoras ambientales serán meras anécdotas. Y todavía más, pueden generar el aumento de la frustración en ambas partes (las mujeres y los profesionales) sin que ninguna vea cubiertas sus expectativas.

Los intentos de cambio han propiciado proyectos interesantes. Como el de *Arquitectura para Maternidades*, dirigido por las arquitectas Ángela Müller y Marta Parra,[60] que se ocupa de transformar el espacio donde las mujeres dan a luz. Parte de un precepto muy sencillo, pero a la vez lleno de intenciones y responsabilidad, abordar su diseño, es decir, «la arquitectura como herramienta para proporcionar el entorno más adecuado posible, "disfrazando", "tuneando" los espacios hospitalarios de modo que puedan evocar su hábitat íntimo y natural de la mujer pariendo». Lo resaltable en la implementación, como después aseveran, es que «en muchas ocasiones nos topamos con reticencias ante el cambio de modelo, que dificultan en un primer momento el cambio espacial. Este cambio de mentalidad supone el mayor inconveniente, muy por encima de condicionantes económicos o de índole más pragmática». Así, la mayoría de las veces[61] «el resultado, cuando el proyecto no es concebido de manera integral, es una sala saturada de pequeño material, colocado de manera aleatoria y con una vaga sensación de espacio desangelado, insulso, como un *tuttifrutti* de equipamiento... Espacio no cuidado, no pensado desde y para la belleza», es decir, muy distante del lugar antropológico, identitario, relacional e histórico (que diría Augé) al que se pretende emular. Lejano del silencio, de la penumbra, de la intimidad y privacidad en libertad que requiere el acontecimiento.

Las mamás también solicitan respeto en el proceso, que es suyo y quieren hacer suyo, asiéndolo para que no escape. Si por respeto entendemos:[62] 1. *Veneración, acatamiento que se hace a alguien*; 2. *Miramiento, consideración, deferencia*, el nacimiento en el hogar asegura que la mamá y el bebé sean los protagonistas respetados con la atención, amor, ternura y mimo que exige la ocasión. Fuera del hogar, atendiendo a las recomendaciones de Ina May,[63] «el buen cuidado de la madre requiere de personas atentas, bien entrenadas, calmadas y compasivas, que conozcan la fisiología del parto. Ninguna cantidad de equipos nuevos puede cubrir esa necesidad. El buen cuidado de la madre también requiere atención continua cara a cara. Las parturientas (especialmente aquellas que son primerizas) no tienen por qué compartir a su comadrona o enfermera con varias mujeres a la vez. (...) Nuestra sociedad, con su actitud reverente hacia la tecnolo-

60. https://undiaunaarquitecta2.wordpress.com/2017/02/18/marta-parra-casado-1972-angela-muller-1974/
61. Fernández del Castillo, I; *Ibid.*, 2014, p. 79.
62. DRAE (se recogen las dos primeras entradas).
63. May Gaskin, I; *Ibid.*, 2012, pp. 157, 170.

gía como solución a todos los problemas, ha descuidado con demasiada frecuencia el único elemento importante en los cuidados maternos: el factor humano».

Así, y de acuerdo con Ibone Olza,[64] «parir bien acompañada es clave. El miedo bloquea, detiene y complica el parto. El derecho a estar acompañada en el parto es algo básico. Sin embargo, todavía son demasiados los profesionales que atienden partos que ni comprenden ni respetan».[65] El que la matrona le hable en determinados momentos, que pueda tranquilizar y/o consolar a la futura mamá cuando lo requiere, lo solicita... deposita el poder en la parturienta, y así[66] «(...) nos damos cuenta de que en realidad no está pasando nada malo. Saberlo en esos momentos es tan tranquilizador que puede parecer que disminuye el dolor o que aumente nuestro propio umbral de tolerancia».

> *«La sutileza de la comadrona para explorarme, para notar los latidos de Jara, para proponerme una ducha de agua caliente..., ese estado de tranquilidad y respeto, para mí, fue imprescindible para no estresarme y sentirme relajada y libre de decidir o hacer. No hubiera querido una matrona que me esté chillando dándome fuerzas a base de gritos, pues no es mi estilo...»* (Mamá 2).

> *«(...) mientras, la comadrona me "trataba" el dolor con agua caliente por el vientre (durante la dilatación en la bañera) y masajes en los chakras de la espalda (durante el expulsivo, en el suelo y de rodillas)»* (Mamá 14).

> *«(...) Me sentí más que acompañada por la comadrona, que no me quitó ojo de encima. Hasta cuando parecía que no estaba mirando, lo tenia todo controlado y sabia perfectamente en que momento estaba yo»* (Mamá 15).

---

64. Olza, I; *Ibid.*, 2017, p. 172.
65. Esta actitud no es malintencionada, por supuesto que no. Más bien se trata de que muchos profesionales, durante su formación, han centrado su atención en la patología y las posibles complicaciones del parto, por lo que habitualmente no presencian partos «sin ninguna intervención», ésos donde se vivencia el poder de la mujer para parir y del bebé para nacer. Nos consta que hay profesionales de la salud que sienten pavor al pensar en el parto vaginal, «si me quedo embarazada, prefiero una cesárea programada», nos dicen. Siendo así, es difícil que después puedan acompañar sin intervenir. Esta realidad es más común en los obstetras y pediatras. Nos vienen a la mente los comentarios de una residente de medicina pediátrica que sentía verdadero pánico a parir. Después de una pequeña conversación, se puso de manifiesto que los únicos partos con los que tienen contacto los pediatras son los problemáticos (uso de fórceps, ventosas, donde hay cesáreas urgentes...), nunca están presentes en los que no se intervine y todo se desarrolla con normalidad.
66. May Gaskin, I; *Ibid.*, 2016, p. 194.

«Mucho más de lo que esperaba con mi comadrona, fue más que algo "profesional", sentí una entrega que iba mucho más allá de alguien que hace su trabajo. Me sentí acompañada y querida» (Mamá 16).

«Yo buscaba o necesitaba más a mi comadrona que a mi pareja. Durante la dilatación, se mantenía discretamente camuflada en la oscuridad de la casa, pero sabía que estaba allí; me gustó su actitud también más adelante, acompañándome, pero dejándome ir a mi aire, sin consolarme» (Mamá 23).

«En todo momento me sentí respetada, acompañada y amada tanto por mi pareja como por la comadrona. Respeto a la matrona, es una mujer sabia, amorosa y una gran profesional, sabe actuar en cada momento de una forma respetuosa. Antes, durante y después nos transmitió seguridad y confianza, nos guio e hizo que todo fuera sencillo» (Mamá 30).

«Mejor de lo que esperaba, acompañada, comprendida, consolada, arropada, amada... (...) la matrona llegó sobre las 12, su llegada iluminó mi pasillo, aquel por el que yo caminaba contando mis pasos mientras intentaba sujetar mis dolores, llegó y todo fue rápido, a las 13 horas nacía mi bebé, me impresionó que fuera todo tan sencillo; "si tienes ganas de apretar, aprieta", y efectivamente yo tenía ganas de apretar, elegí la silla de partos y en media hora llegó» (Mamá 33).

En el hospital no se procede así. Y no es que lo digamos nosotros, es una realidad reconocida. El deterioro del trato humanizado en la asistencia hospitalaria al parto en España desencadenó (promovida, fundamentalmente, por las asociaciones de mujeres, como *El Parto Es Nuestro*, *Plataforma Pro-Derechos del Nacimiento...*) que en las instituciones sanitarias públicas se pusieran en marcha iniciativas como la *Estrategia de Atención al Parto Normal en el Sistema Nacional de Salud* (2008).[67] Su prólogo y objetivo lo muestran sin rodeos:[68] (Prólogo) «La presente Estrategia responde a una demanda social, profesional y de las administraciones sanitarias autonómicas, que se viene manifestando de manera creciente en los últimos años y ante la que el Ministerio de Sanidad y Consumo ha correspondido liderando el proceso participativo con todas las personas y colectivos impli-

67. *Estrategia de Atención al Parto Normal en el Sistema Nacional de Salud,* Madrid, Ministerio de Sanidad y Consumo, 2008.

68. *Ibid.*, p. 9.

cados, necesario para lograr su elaboración y consenso»; (Objetivo):[69] «(...) potenciar la atención al parto normal en el Sistema Nacional de Salud, mejorando la calidad asistencial, y manteniendo los niveles de seguridad actuales. (...) se debe realizar bajo el concepto general de que el nacimiento es un proceso fisiológico en el que sólo se debe intervenir para corregir desviaciones de la normalidad, y que las y los profesionales sanitarios que participan atendiendo el parto deben favorecer un clima de confianza, seguridad e intimidad, respetando la privacidad, dignidad y confidencialidad de las mujeres». No hay más que decir, queda bien claro: se han de eliminar las prácticas innecesarias y perjudiciales a la luz de la evidencia científica.[70]

Las fallas del sistema quedan patentes en otro párrafo del mismo documento:[71] «Aunque la atención al parto en nuestro Sistema Nacional de Salud se desarrolla con criterios de seguridad y calidad semejantes a los de los países de nuestro entorno, son los aspectos de calidez, participación y protagonismo de las mujeres en el proceso del parto, sobre los que hay un sentimiento generalizado de necesidad de mejora. Ése es el objetivo sustancial de esta Estrategia». Entonces, si son las mismas instituciones sanitarias las que reconocen insuficiencias a la hora de atender el parto «normal», se puede entender que las mamás que decidieron parir en el hogar antes de la puesta en marcha de la *Estrategia* no fueran tan insensatas como en primera instancia nos hubiera podido parecer. Sobre todo, como se expuso atrás, porque la seguridad del parto en casa planificado para las mujeres de **bajo riesgo** y sus bebés no es menor que en el ámbito hospitalario; y por supuesto, porque todas las carestías escrutadas del parto hospitalario (calidez, respeto, participación y protagonismo...) son las fortalezas del parto en el hogar. Ante tales pruebas, podemos afirmar que las mujeres que eligieron el parto en casa antes de que se pusiera en marcha la *Estrategia* acertaron al encontrar allí tanta seguridad como en el hospital, y, además, la intimidad y respeto que no ofrecía el centro hospitalario.

La pregunta ahora es lo acontecido tras la implementación de la *Estrategia*. Si, tal como pretende, solventa las lagunas que ella misma reconoce, sí podríamos cargarnos de razones para tildar de estulticia la elección del parto en el hogar, ¿para qué arriesgar una vez aplicada la Estrategia? Tristemente, sin restar valor al intento por cambiar «las cosas», transcurrido un período más que suficiente desde su im-

69. *Ibid.*, p. 33.

70. Este llamado no es nuevo. La OMS (allá por el año 1985) ya lo recomendó con carácter universal en la Conferencia de Fortaleza: *Tecnología Apropiada para el Parto*. WHO; «Appropiate technology for birth», *Lancet*; n.º 2, 1985, pp. 436-437.

71. *Estrategia de Atención al Parto Normal en el Sistema Nacional de Salud, Ibid.*, p. 33.

plantación[72]«(...) el tiempo ha pasado, y los grandes cambios que auguraba la *Estrategia de Atención al Parto* no se han producido, o no en la medida en que cabía esperar ni en proporción a la calidad y profundidad del trabajo realizado. Los testimonios de las mujeres y de un sector de profesionales,[73] así como las estadísticas de intervenciones, tanto las oficiales como las elaboradas por la Asociación *El Parto es Nuestro*, han demostrado que los cambios, en muchos sitios, son más cosméticos que de fondo, y que ha cambiado más el discurso que la práctica. O lo que es lo mismo: en muchos centros han cambiado unas pocas cosas accesorias, para continuar prácticamente igual. Esto ha demostrado: primero, que hay profesionales/centros que no están interesados en cambiar la situación. Segundo: algo inaudito e impensable en otras especialidades médicas: que se lo pueden permitir. O, dicho de otro modo, la obstetricia (y la neonatología) continúa disfrutando de un exceso de poder que, unido a una evidente falta de consciencia, sigue manteniendo en gran medida el estado de ciertas situaciones a pesar de las recomendaciones oficiales y del trabajo realizado. Tercero: que es difícil cambiar prácticas cuando estos cambios desafían el sistema interno de creencias y valores, tanto a nivel personal como colectivo». El desenlace de este mal sueño se encarna en la atención que las mamás reciben en los paritorios. Estructuralmente, aunque caben excepciones, casi nada o muy poco ha cambiado.

> *«Partía de la experiencia de mi primer parto. Ya sabía lo que era un parto, en qué consistían los protocolos hospitalarios y cómo me había sentido yo en esa situación. Era consciente de la quiniela que suponía tener la suerte de que los profesionales que me atendieran fueran respetuosos y entendieran la forma en la que quería parir. Además de las limitaciones de las instalaciones, que distan mucho de conseguir un ambiente íntimo»* (Mamá 35).

Con todo, seguro que muchas de las lectoras que han dado a luz experimentaron un parto respetuoso. Si es así, ¡muchas felicidades! A las que no, todo lo prometido les parecerá ciencia ficción. Sin duda, estas líneas estarán rememorando las situaciones especiales e inolvidables de la singular e intransferible experiencia de su parto. A quien haya visto cumplidas todas sus expectativas, lo reiteramos, ¡enhorabuena!, de veras. Las mamás a las que entrevistamos, considérese que sólo una minoría había tenido un parto hospitalario previo, no tuvieron tanta suerte.

72. Fernández del Castillo, I; *Ibid.*, 2014, pp. 19, 20.
73. Se refiere al sufrimiento de muchos profesionales que se encuentran en la encrucijada de saber que están aplicando procedimientos o técnicas que no están indicadas y dificultan el proceso natural del parto.

> *«Tenía la convicción de que las decisiones tomadas por el personal hospitalario que me atendió en el parto de mi primer hijo ocasionaron problemas por los cuales finalmente acabó con ventosa»* (Mamá 41).

Y no es por falta de documentos institucionales donde se insta al cambio. Por destacar uno, *La Estrategia Nacional de Salud Sexual y Reproductiva*, de 2011, vuelve a hacer hincapié en la atención humanizada:[74] «El cuidado de las mujeres embarazadas difiere sensiblemente de otros procedimientos médicos ya que está dirigido a la población sana durante un proceso fisiológico importante y trascendente en la vida de las mujeres, sus parejas, bebés y familias. Por ello, el respeto a la evolución natural del embarazo debe presidir toda la atención sanitaria y cualquier intervención debe ser valorada para ser aplicada sólo si ha demostrado beneficio y está de acuerdo con las necesidades y deseos de cada mujer. Se trata de ofrecer una atención de excelencia, científica, personalizada, que contemple la identificación de riesgos psicosociales y necesidades específicas, que contribuya a capacitar a las mujeres para tomar decisiones informadas, a mejorar su conocimiento acerca del proceso y a proporcionar preparación maternal y paternal, ofreciendo apoyo continuado y por profesionales expertos/as. Existe considerable evidencia sobre los cuidados prenatales que permiten elaborar recomendaciones e identificar aquellas cuestiones que requieren nuevas investigaciones».

Y aludimos específicamente a este documento, porque al abrigo de esta última *Estrategia* (2011) se incorpora la figura del Plan de Parto,[75] que consiste en[76] «recoger en un documento los deseos de cada mujer respecto al embarazo y parto, tras información y asesoramiento de la matrona responsable de su atención», al que se agrega un conjunto de Recomendaciones.[77] Para tal fin, se elabora un documento específico,[78] el *Plan de Parto y Nacimiento*,[79] «(...) en el que la mujer puede expresar sus preferencias, necesidades, deseos y expectativas sobre el proceso del parto y el nacimiento. Disponer de esta información por escrito será de gran ayuda para el equipo profesional que atiende en el momento del parto, facilitará la comprensión del proceso y la participación activa tanto de la mujer como de su pareja o acompañante, y evitará tener que comunicar sus pre-

---

74. *Estrategia Nacional de Salud Reproductiva*, Madrid, Ministerio de Sanidad, Política Social e Igualdad, 2011, p. 89.
75. Como indica el documento anterior: «Durante 2009, se han creado dos Grupos de Trabajo. Uno de ellos encargado de elaborar y consensuar un plan de parto y nacimiento que sirva de referencia para el conjunto del SNS. *Ibid.*, p. 77.
76. *Ibid.*, p. 96.
77. *Ibid.*, pp. 96-97.
78. www.mscbs.gob.es/organizacion/sns/planCalidadSNS/pdf/equidad/planPartoNacimiento.pdf
79. *Ibid.*, p. 3.

ferencias el día del parto, momento en que el estado emocional y físico es más vulnerable y la mujer se halla centrada en el proceso vivencial». La plataforma *El Parto es Nuestro* entiende el Plan de Parto como «(...) una manifestación de voluntad escrita, el ejercicio del derecho de cualquier usuario a decidir libremente, a consentir o no consentir sobre las intervenciones médicas que se le propongan. Es por tanto una manifestación jurídicamente válida, basada en la Ley General de Sanidad y Ley Básica Reguladora de Derechos y Deberes en Materia de Información y Documentación Clínica que los asistentes al parto han de respetar».

Muy bien, muy bien, todo muy bien. Pues si así fuera, ¿qué falta? Tengo las Estrategias e incluso un documento donde plasmarlo, el Plan de *mi* parto. Lo esperado sería que, de su mano, la mamá acudiera al centro hospitalario de referencia para tener allí a su bebé y fuera asistida con plenas garantías de respeto y humanización. ¿Pero qué ocurre realmente? Nosotros, con la intención de obtener una visión más cercana a la realidad, preguntamos a las mamás protagonistas si conocían lo planteado por el Sistema Nacional de Salud sobre el «Parto Humanizado» y, en concreto, por la posibilidad de presentar un Plan de Parto. Sus experiencias fueron tan ilustrativas como elocuentes.

> *«La deseché porque los casos que conozco que han querido llevar a cabo su Plan de Parto, algo les ha impedido hacerlo y les ha salido justo totalmente al contrario de lo que querían. No todo el personal sanitario está dispuesto a hacerlo y si vas al hospital, te arriesgas a encontrarte a alguien así»* (Mamá 2).

> *«Porque conozco muchos casos en que el hospital, por protocolos de seguridad, desechan tu plan y hacen lo que quieren con tu parto»* (Mamá 5).

> *«Sí, la pensé y la deseché por falta de confianza en el personal sanitario y los protocolos por los que se rigen para el pleno respeto al proceso de parto de cada mujer»* (Mamá 7).

> *«Por hablar con muchas mamás. Cómo en algún momento no las han respetado o no les ha servido para nada...»* (Mamá 8).

> *«Me informé sobre los Planes de Parto de la clínica que me correspondía por mi seguro, y nunca habían recibido ninguno. Por la conversación que tuve, intuí que no iba a ser muy bien recibido (al decirle a un profesional lo que tiene o no que hacer). Además, la última decisión ante cualquier complicación habría sido de ellos, ya que sé que en un momento así, si me presionan a mí o a mi marido con realizar alguna práctica contraria al Plan de Parto, lo habríamos hecho. No me dieron confianza. Tan sólo habían reci-*

bido en una ocasión una carta de una mujer que decía que no quería epidural. La operadora me comentó con cierta "ironía" que al final se la puso. Dadas las circunstancias, sabíamos que en un momento tan delicado como el parto, no lo podríamos controlar» (Mamá 14).

«Sí. Pero la matrona del centro de salud nos dijo que si lo hacíamos, preparásemos varias copias porque a veces se "pierden" por el camino, y, aun así, dependía de los profesionales que nos tocaran en nuestro parto que se pudiera hacer más o menos natural» (Mamá 15).

«No acabo de creerlo del todo, al menos en mi hospital, a veces me parece una mera cuestión política. La realidad es otra y dependerá de las personas que ese día estén allí trabajando» (Mamá 16).

«En caso de tener que ir al hospital, que nuestro parto en casa no fuera posible, sí que pensamos en esta posibilidad, pero desechamos la idea por si se convertía en motivo de burla o crítica. Pensábamos exponer nuestros deseos una vez se presentara el momento y jugárnosla (como han dicho que hicimos en nuestro parto), a ver si el personal que nos atendiera fuera más abierto» (Mamá 28).

«El hospital público que me corresponde no lo ofrece, y por los testimonios de amigas, el personal sanitario no respetó su Plan de Parto, lo cual no me da ninguna confianza» (Mamá 34).

«Ya para mi primer parto elegí un hospital público en el que existía un amplio grupo de matrones/as que estaban por la labor de favorecer el parto normal (pero no todos), contaban con salas individualizadas de dilatación, tenían la pelota, el taburete... se respiraba una cierta sensibilidad no presente en otros hospitales. Y allí me presenté con mi Plan de Parto personalizado (eso sí, obvié registrarlo). Finalmente, el parto concluyó con maniobra de Kristeller y episiotomía» (Mamá 35).

«Sí, la conocíamos y nos informamos. Pero todo apuntaba a que depende del equipo que finalmente asiste el parto el que se respete el plan elaborado con los padres. Por lo que no es algo fiable» (Mamá 40).

«Cuando parí a mi primer hijo, ya existía la Iniciativa de Parto Normal que leí antes de parir y que en ningún caso se cumplió por parte del personal sanitario, por lo que no pensé en ningún momento en esa posibilidad» (Mamá 41).

«Porque considero que depende del equipo que te toque; al final, cómo se desarrolle un parto depende mucho de la actitud del profesional que te acompañe y de la empatía que haya entre la embarazada y su matrona. Esta iniciativa puede ser algo muy bonito con lo que el personal del hospital conecte realmente y quiera que tenga lugar, o un coñazo que encima los ponga de mal humor y ya la hemos "cagado"» (Mamá 42).

Es lícito que Asociaciones como el *Parto es Nuestro,* sabedoras de que el Plan de Parto entra de lleno en espacios de estricto control profesional y conociendo de primera mano las resistencias al cambio, den a las mujeres una información adicional, que podíamos calificar de orden jurídico-administrativo,[80] para luego entrar en un plano que casi nos atrevemos a denominar reivindicativo.[81] Vaya por delante que quien mejor conoce lo que les ocurre a las mujeres en los paritorios son las propias mujeres, las que van a parir, las que paren. Por lo que es muy significativo que el asociacionismo femenino sea el que tome el testigo de esta realidad y se exprese en estos términos.

Así las cosas, todavía seguiría siendo bastante sensato optar por el nacimiento en el hogar. Ni las Estrategias, ni los Planes de Parto... parecen asegurar el parto respetuoso. Y qué ha fallado después de tantos esfuerzos. A nuestro juicio, so pena de otras razones, merece la pena reparar en el contraste existente entre la Recomendación y la Obligación de las medidas que se recogen en los distintos documentos de la humanización del parto. El primer término (Recomendación) atañe al encargo, a la súplica, al consejo, o, como dicen algunos, es como la petitoria de «la carta a los Reyes Magos»; frente al segundo (Obligación), que trata de la imposición, la exigencia, y el cumplimiento. Es obvio que los cambios que se intentan implementar en el parto se hallan en el plano de las recomendaciones, lo

80. «Es recomendable enviarlo al Servicio de Atención al Usuario del hospital por correo con acuse de recibo y conservar el justificante de recepción que nos entregue Correos. Enviaremos tres copias: una para Atención al Usuario, otra para el Servicio de Ginecología y Obstetricia, y otra para el Servicio de Neonatología, ya que ambos servicios están implicados en los cuidados de la parturienta y el neonato». www.elpartoesnuestro.es/index.php?option=com_content&task=view&id=237&Itemid=103

81. «Pediremos expresamente que el Plan de Parto se incorpore a nuestro historial y el día del parto llevaremos una copia por si fuera necesario entregarla a los asistentes. Tened presente que muchos profesionales sanitarios desconocen la ley y los derechos de los usuarios, y algunos piensan que los protocolos son de obligado cumplimiento para los usuarios. En caso de duda, pedid siempre la hoja de consentimiento informado y aseguraos de que realmente informa de los riesgos, indicaciones y alternativas de cada intervención. Si no es así, no firméis nada. La renuncia al tratamiento propuesto no significa que puedan daros el alta obligatoria cuando existan alternativas (casi siempre existen soluciones alternativas). Un argumento muy común para conseguir que los usuarios se sometan a cualquier intervención propuesta es que el médico es "el responsable". Esto es falso en tanto responsable es quien responde, quien paga un precio por sus actos. Piensa que el precio siempre lo paga el paciente, ya que es éste y no el médico quien va a sufrir verdaderamente, en su piel, las consecuencias de los actos médicos». *Ibid.*

que no suele conducir a resultados concretos; por eso, como sostenían las mamás, va a depender de en manos de quién nos pongamos para que se lleve o no a cabo un parto respetuoso. Se ha de tener suerte, porque ni siquiera se trata de un compromiso, de una palabra dada. ¡Qué triste! Cuando leíamos la entrevista que la revista *Discovery Dsalud* realizó a Germán Velásquez (colombiano que durante más de veinte años ha ocupado destacados cargos en la Organización Mundial de la Salud) en relación al acceso de los medicamentos en los países subdesarrollados, lo vimos claro. Él sostenía que[82] «en materia de salud pública no podemos seguir sólo "recomendando", como hace la OMS. Hay que utilizar la jurisprudencia nacional e internacional».

Pues sí, las recomendaciones, con la mejor de las intenciones, sólo han quedado en lo políticamente correcto. El propio Ministerio de Sanidad, Servicios Sociales e Igualdad lo pone de manifiesto en el *Informe sobre la atención al parto y nacimiento en el Sistema Nacional de Salud* de diciembre 2012, al recoger los resultados de la primera evaluación de la *Estrategia de Atención al Parto Normal* (EAPN) en el Sistema Nacional de Salud. Por señalar alguno de los datos más relevantes,[83] «el 5,8 % de maternidades carecen de protocolo de atención al parto y nacimiento. Ello unido a aquéllas (26 %) que no los han actualizado tras la aprobación de la EAPN[84] pone de manifiesto la necesidad de insistir en establecer protocolos actualizados en la totalidad de los centros hospitalarios (...) En cuanto a los centros hospitalarios que sí disponen de protocolo, el estudio nos muestra un bajo nivel global de inclusión de las recomendaciones de la Estrategia. Tan sólo el 9 % de los centros incorporan en sus protocolos todos y cada uno de los aspectos considerados en esta evaluación». Las causas de la variabilidad en la atención son diversas, pudiendo intervenir factores relacionados con la organización de la asistencia o su accesibilidad, con las expectativas o preferencias de los usuarios, con la presencia de cuidados innecesarios o inapropiados, con diferencias en la oferta de recursos y con el alto grado de incertidumbre clínica que acompaña a las decisiones médicas. En fin, un verdadero despropósito.

Todo esto encaja con las dudas que exponían las mamás de parto en casa. Es una lotería. No hay garantías de que su parto sea atendido como un parto normal. Según lo visto, si queremos que el cambio se realice de veras, se ha de pasar de la súplica, el consejo o el encargo, a la imposición, la exigencia y el cumplimiento. Muchas mujeres están hartas de tropezar siempre con la misma piedra. No nos extrañan las amargas quejas que se

---

82. En: *Discovery Dsalud*, n.º 144, 2011.

83. *Informe sobre la atención al parto y nacimiento en el Sistema Nacional de Salud. Ibid.*, p. 63.

84. Estrategia de Atención al Parto Normal (EAPN).

pueden leer en un blog como el de la Asociación *El parto es Nuestro* (y en sus diferentes listas y campañas). En concreto nos referimos a una internauta que se identifica como Susana y se manifestó así sobre la Estrategia del Parto Normal:[85] «Maravilloso instrumento de información a las madres y la sociedad española. Normaliza las buenas prácticas que deberían ser lo habitual desde 1985.[86] Ojalá sus páginas no sirvan sólo para que los asociados a la SEGO envuelvan en ellas su bocadillo de media mañana».

Entonces, ¿por qué no pasar a la acción? Si la aplicación de la *Estrategia* está avalada por las propias instituciones de salud, ¿debe ser acatada?, ¿no es negligente que quede en simples recomendaciones?, ¿y por qué no se actúa con la misma rotundidad en salud que en otros ámbitos?[87] Y de veras que no dudamos de lo bienintencionado de muchos/as de los/as participantes en la elaboración de las Estrategias (y otros documentos afines), si bien tampoco desestimamos el despliegue de otras estrategias, como la que plantea Isabel Fernández del Castillo a partir de la reflexión de la filósofa Isabel Aler, a saber, la capacidad de «hacer suyo el discurso ajeno»:[88] «Y eso es lo que está sucediendo en numerosas maternidades españolas. Las expresiones "parto humanizado", "parto respetado", "hay que devolver el protagonismo a la mujer" u "ofrecemos tecnología para poder tener un parto natural" empiezan a formar parte de la "oferta" de los servicios de los centros, pero en un porcentaje importante de los casos, según constatan las mujeres, detrás hay más de lo mismo, con otro nombre. Cuidémonos».

Una situación que se asemeja también al gatopardismo (o a lo lampedusiano, si se prefiere):[89] «Si queremos que todo siga como está, necesitamos que todo cambie». De lo que se trata es de mantener la influencia y el poder, y si es necesario, «cambiar todo para que nada cambie».[90] Así y a pesar de las cacareadas medidas[91] «(...) para las familias que utilizan los servicios de obstetricia y neonatología de los hospitales, resulta inexplicable y desalentador que en muchos centros todo siga igual». Entendemos que el parto en casa permite evitar a las parejas los múltiples desencuen-

---

85. http://blogelpartoesnuestro.com/2011/12/23/el-primer-plan-de-parto-y-nacimiento-nacional/
86. Se refiere a las recomendaciones de Fortaleza.
87. «(...) Esta situación resulta, de nuevo, atípica si la comparamos con el funcionamiento de otros servicios públicos. Mientras en Educación, por ejemplo, cada nuevo plan educativo se aplica por decreto y desde arriba, y ningún centro se atrevería a no aplicarlo, en Sanidad, y concretamente en Obstetricia, todo queda al libre albedrío de los profesionales» May Gaskin, I; *Ibid.*, 2012, p. 12.
88. Prólogo de May Gaskin, I; *Ibid.*, 2012, p. 18.
89. Tomado de la famosa obra *El gatopardo* de Giussepe Tomasi di Lampedusa (1896-1957), de uno de los diálogos entre los personajes Tancredi y su tío, el príncipe Fabrizio.
90. Lo que tiene mucho que ver con las advertencias foucaultianas: «(...) que la medicina forma parte de un sistema histórico; que no es una ciencia pura y que forma parte de un sistema económico y de un sistema de poder, y que es necesario determinar los vínculos entre la medicina, la economía, el poder y la sociedad para ver en qué medida se puede rectificar o aplicar el modelo». Foucault, M; *Ibid.*, 1990, p. 84.
91. May Gaskin, I; *Ibid.*, 2012, p. 12.

tros que acaecen en los centros de asistencia al parto. En su caso son muy conscientes de que el nacimiento en el hogar, además de otras muchas cosas, sí les garantiza un parto respetado. Y, por cierto, esperamos haber esgrimidos argumentos más que suficientes para que nadie tilde de desatinado apostar por este modo de nacer, antes, durante y después de la/s Estrategia/s. Éste podía ser su eslogan: *Nacimiento en el Hogar Antes, Durante y Después de la/s Estrategia/s* (NH ADDE).

> «*No considero que el parto sea una enfermedad, sino un momento natural en una mujer, con un carácter muy íntimo, que no está en consonancia con la esencia de los partos que se practican en la mayoría de los hospitales españoles. Ni siquiera ahora que se está potenciando la filosofía del "parto normal". Todavía si existieran casas de partos concertadas y cercanas a los hospitales, estaría de acuerdo en ir a ellas, ya que formarían parte del derecho que tenemos todas las mujeres de que el Estado asuma los gastos de nuestro parto. Pero como en mi región esta circunstancia no existe, en ningún momento pensé en que tendría que ir a un hospital*» (Mamá 1).

> «*Una vez embarazada, decidí que si el bebé naciera en España, quería que el parto fuera en casa. En caso de tener casa en Inglaterra y vivir allí, también elegiría parir en casa. Porque quería que el parto fuera natural. No quería ninguna intervención médica que no fuera necesaria. Sabía que en los hospitales en España siguen un protocolo que, en la mayoría de los casos, no permite que el parto sea natural*» (Mamá 4).

> «*Decidimos parir en casa porque nuestra experiencia anterior nos dejó descontentos. Fue en el hospital y no pude estar acompañada las quince horas que duró el parto. Tampoco en el expulsivo pudo estar mi pareja. Fue un choque hacer la dilatación en casa y llegar al hospital y bloquearme*» (Mamá 15).

> «*(...) sentí que era la opción más natural para nosotros en este momento. Y porque el hospital ya no me parecía un lugar seguro para mí, al menos no tanto como en el primer parto*» (Mamá 16).

> «*Estoy en contra del sistema, el cual nos trata como números sin tener en cuenta nuestras necesidades*» (Mamá 31).

Estos reclamos, como muchos otros, no pueden ser obviados. Las resistencias al cambio requieren del soporte legal y del aval de la evidencia científica. De otra manera, seguiremos estancados, cuando no, perdiendo el poco terreno ganado. Porque la evidencia está, pero no se implementa en la práctica. Esto, igual que defendimos en otro trabajo,[92] también nos concita a reflexionar sobre lo que hay de científico/creencial en la asistencia obstétrica, es decir, cuando no se aplica lo que dicta la evidencia científica actual, y se deja guiar por otros derroteros (lo que me enseñaron, lo que se hace por costumbre, lo que dicta la tecnología...). A propósito de esto último, la profesora de Humanidades Clínicas Médicas y Bioética en la Facultad de Medicina de la Universidad Northwestern (EE. UU.) afirma, en un artículo de prensa publicado en *The Atlantic*, que[93] «muchos estudiantes de medicina, como la mayoría de los pacientes estadounidenses, confunden ciencia y tecnología. Piensan que lo que significa ser un médico científico es aportar la máxima tecnología posible a cualquier paciente. Y esto los hace peligrosos. De hecho, si observamos los estudios científicos sobre el nacimiento, se encuentra una y otra vez que muchas intervenciones tecnológicas aumentan el riesgo para la madre y el niño en lugar de disminuirlo».[94] El título del artículo no puede ser más certero: «El nacimiento más científico es a menudo el nacimiento menos tecnológico».

Y debemos insistir en que ninguna práctica disciplinar que se considere científica puede estar al margen de la evidencia que la nutre. Ponerlo encima de la mesa es de obligado cumplimiento al tratar un tema tan sensible como éste. Por eso debe quedar claro que el nacimiento en el hogar que defendemos en estas páginas está apoyado en los dictados de la ciencia y huye de posiciones relativistas. Coincidimos de hecho con Alan Chalmer en que[95] «(...) una cosa es impedir los usos ilícitos de las categorías de ciencia y método científico, y otra, apostar por las reacciones individualistas o relativistas de la ciencia». En este sentido, no se trata de que un punto de vista sea tan bueno como cualquier otro, porque si se quiere cambiar una situación de forma controlada, como mejor se logrará será comprendiendo la situación y dominando los medios disponibles para modificarla. Por eso estamos apelando a que la evidencia científica sea faro y guía de los procedimientos, y a huir de las prácticas que se desarrollan por rutinas aprendidas, hoy obsoletas. Entonces, hemos de poner todo el peso en la validación del conocimiento científico, sin perder de vista la influencia de las circunstancias históricas, psicológicas y socioculturales del embarazo, el parto y el puerperio.[96]

---

92. Rico Becerra, JI; «Enfermería, cuidado y ciencia», *Cultura de los cuidados*, n.º 28, 2010.
93. Dreger A; «The Most Scientific Birth Is Often the Least Technological Birth», *The Atlantic,* 2012.
94. La traducción es nuestra.
95. Chalmer, A; *¿Qué es esa cosa llamada ciencia? Una valoración de la naturaleza y el estatuto de la ciencia y sus métodos*, Madrid, Siglo xxi, 1999, pp. 123-141.
96. Por si hubiera alguna duda de nuestra intención, hacemos también propia la apostilla de Beltrán Villalva, cuando refiere que cuestionar el privilegio epistemológico atribuido al conocimiento científico no ha de llevar a considerarlo como una mera extensión del sentido común. Beltrán Villalva, M; «Sobre la confianza en una ciencia secularizada», en *Globalización, riesgo y reflexividad; tres temas de la teoría social contemporánea* (García, F; Ramos, R. ed.), Madrid, CIS, 1999, p. 302.

Y lo hemos de tomar muy en serio, porque la concienciación de las mujeres por estas fallas sistemáticas ha llevado a que calamitosamente cada vez sea más común la expresión *violencia obstétrica*, que se podría definir como el[97] «(…) conjunto de prácticas que degrada, oprime e intimida a las mujeres de distintas maneras dentro de la atención a la salud reproductiva, fundamentalmente en el período del embarazo, parto y postparto. Se trata de una violación de los derechos humanos y reproductivos de las mujeres, y puede ser tanto física (uso de procedimientos innecesarios en el embarazo y el parto, falta de respeto en los ritmos naturales del parto) como psicológica (infantilización de las mujeres, trato despectivo y humillante, insultos y vejaciones)». Y es inconcebible recibir este trato, porque[98] «no hay segundas oportunidades con el parto. Cada parto es único e irrepetible. Incluso si después de un primer parto traumático se tiene un segundo parto maravilloso, la pena por lo que se perdió en el primero no cesa. Tal vez incluso se agrande, es lo que tiene ser consciente».

> *«Porque mi primer parto fue en un hospital respetuoso, en teoría, pero en la práctica me sentí anulada»* (Mamá 18).

> *«No puedo explicar mi segundo parto sin la comparación con el primero, y con esta comparación no quiero premiar uno y desvalorar otro, pues quizás sin una experiencia tan dura no hubiera tomado la decisión del parto en casa. Sobre todo, me apeno por la llegada al mundo tan diferente de un hijo a otro, pero no hay mal que por bien no venga, y los lamentos no sirven de nada; este nacimiento tan duro que llegó tras un parto de 20 horas, una epidural que paralizo mi parto, un "ambiente espeluznante" y una cesárea con el posterior alejamiento bebé-mamá durante dos horas. Esta experiencia tenía que marcar un antes y un después, y así fue. Con el segundo hijo no podía cometer los mismos errores. Tan sólo era cuestión de confianza, confiando en el gran don que tenemos las mujeres, es posible, si así se prefiere, parir sin epidural, sin potro y sin luces y prisas. Porque somos seres perfectos para dar a luz. Así, mis lamentos se convirtieron en mis aliados para darme fuerza y poder y crecerme para*

97. García García, EM; *La violencia obstétrica como violencia de género. Estudio etnográfico de la violencia asistencial en el embarazo y el parto en España y de la percepción de usuarias y profesionales*, Tesis doctoral, Universidad Autónoma de Madrid, 2018, p. 42. En el texto, después, la autora vincula la violencia obstétrica con la violencia de género. También lo hace Fernández Guillén advirtiendo la relación entre estas violencias y alertándonos de su gravedad y repercusión «(…) para la salud y la psicología de la persona que la sufre y la sociedad en su conjunto». Fernández Guillén, F; «¿Qué es la violencia obstétrica? Algunos aspectos sociales, éticos y jurídicos», *Dilemata*, n.º 18, 2015, p. 125.

98. Olza, I; *Ibid.*, 2017, p. 176.

tomar la decisión de parir en casa. Porque como mamás embarazadas, vulnerables y llenas de miedos, no necesitamos que nos inviten a pincharnos la epidural, o ahora o nunca, te arrepentirás..., porque en ese estado no necesitamos estar tumbadas y encerradas en una habitación, porque en esos momentos difíciles necesitas a tu bebé a tu lado y no tienen derecho a quitártelo, deberíamos saber qué derechos tenemos y qué poder sobre nuestros recién nacidos. Sobre todo, necesitamos "respeto" a algo que no deberíamos permitir que nos lo pisotearan» (Mamá 33).

«Porque el parto de mi primer hijo, que fue en el hospital, fue poco respetado, con violencia obstétrica y con poco respeto a mis decisiones, con lo que hemos tenido consecuencias a corto y largo plazo, tanto él como yo. Además, tenía miedo a ir de nuevo a un hospital a dar a luz, tanto que en las revisiones llegaba con ansiedad al hospital» (Mamá 37).

El hecho de que muchas mujeres hayan vivido sus partos así hace que cada vez más voces en todos los puntos del planeta se sumen a este alegato. La terminología no es nueva.[99] La *Convención Interamericana para Prevenir, Sancionar y Erradicar la Violencia contra la Mujer*, conocida como Convención de Belém do Pará,[100] en 1994 definió la violencia contra las mujeres como una violación de los derechos humanos y de las libertades fundamentales. Posteriormente, su Comité de Expertas del Mecanismo de Seguimiento recomendó a los Estados que dispusieran legislación para hacer punible esta tipología de violencia.[101] Entendemos acertadísimo que Rosa María Martínez Ortega, al abordar conceptualmente la violencia obstétrica, incluya también al bebé como damnificado:[102] «(...) consiste en la apropiación del cuerpo y procesos reproductivos de las mujeres *y de los derechos más básicos de los neonatos por personal de la salud»*.[103] Gracias, Rosa María. Nos congratula este punto de partida, porque completa el círculo de la violencia obstétrica y dota de sentido al planteamiento de nuestro libro.

---

99. El término (violencia obstétrica) se documenta por primera vez en una publicación del siglo XIX (Blundell, J; *The principles and practice of obstetricy*, Londres, E. Cox. St. Thomas´s Street, 1834, p. 255): «(...) hemorragias, desgarros tremendos, inversiones de útero..., esto son los efectos de la violencia obstétrica, una violencia obstétrica feroz y atroz». En: Vivas, E; *Ibid.*, p. 168.
100. Belém, ciudad portuaria de la región brasileña del bajo Amazonas, es la capital del estado de Pará.
101. Algunos estados latinoamericanos ya cuentan con ella y la tipifican como delito.
102. Martínez Ortega, RM; *Atención y cuidados profesionales a mujeres víctimas de violencia de género*, Madrid, FUDEN, 2019, p. 131.
103. La cursiva es nuestra.

Estos llamados ponen en juicio el quehacer de los profesionales sanitarios en relación a determinadas prácticas obstétricas. Por ceñirnos al ámbito nacional, es conocida la respuesta de la SEGO en relación al uso recurrente del término. En un manifiesto firmado por su Consejo Rector y Asesor del Comité Científico, titulado: «Violencia obstétrica: un concepto legalmente delictivo, moralmente inadecuado, científicamente inaceptable», declara no sentirse aludida, desvinculando cualesquiera de sus prácticas obstétricas en el ámbito de la misma.[104] Sirva como contraste lo manifestado por la OMS, que a través del reciente informe de Dubravka Šimonović (Relatora Especial sobre la violencia contra la mujer, sus causas y consecuencias), denominado «Enfoque basado en los derechos humanos del maltrato y la violencia generalizada y sistemática contra la mujer en los servicios de salud reproductiva, con especial hincapié en la atención del parto y la violencia obstétrica», se hace eco del problema analizando[105] «(...) la cuestión del maltrato y la violencia contra las mujeres en los servicios de salud reproductiva con especial hincapié en la atención del parto y la violencia obstétrica, así como las causas profundas y los problemas estructurales que deben afrontarse para luchar contra estas formas de maltrato y violencia». A todas luces parece que el problema existe; y por la parte que nos toca, no son nada exagerados los relatos de las penosas vivencias de parto de un buen número de mujeres. Como recoge el diario *El País* a propósito del Informe de la OMS:[106] «La violencia obstétrica se hace visible para la ONU. Este reconocimiento desculpabiliza a las madres, valida sus experiencias, y califica de "tortura" el realizar una cesárea o una episiotomía sin consentimiento».

Por concluir con el asunto, el referido informe de la ONU,[107] al final (IV-Conclusión y recomendaciones a los Estados y otras partes interesadas) señala que para combatir y prevenir el maltrato y la violencia contra la mujer (y específicamente para la Prevención de la violencia obstétrica), los Estados deben[108] «(...) considerar la posibilidad de permitir el parto en casa e impedir la penalización de dicha modalidad de parto». En otra

---

104. Cabe añadir que en noviembre de 2014, la asociación *El Parto es Nuestro*, conscientes de las altas tasas de violencia obstétrica en nuestro país y de la visibilización de este fenómeno» crea el Observatorio de Violencia Obstétrica (OVO).
www.elpartoesnuestro.es/informacion/campanas/observatorio-de-la-violencia-obstetrica
105. Šimonović, D; *Enfoque basado en los derechos humanos del maltrato y la violencia contra la mujer en los servicios de salud reproductiva, con especial hincapié en la atención del parto y la violencia obstétrica*, ONU, Informe A/74/137, 2019. Hemos de recordar que la OMS en un informe anterior (*Prevención y erradicación de la falta de respeto y el maltrato durante la atención del parto en centros de salud*, 2014), aun sin utilizar la expresión violencia obstétrica, se manifiesta en contra de las prácticas que amenazan los derechos a la vida, a la salud, a la integridad y a la no discriminación.
En: www.who.int/reproductivehealth/topics/maternal_perinatal/statement-childbirth/es/
106. *El País*, 27 de septiembre, 2019.
107. Šimonović, D; *Ibid.*, 2019.
108. *Ibid.*, p. 26.

parte del Informe recoge la queja de una organización no gubernamental sueca frente a la inacción de su Gobierno a la hora de ofrecer alternativas de parto extrahospitalario (centros de maternidad y parto asistido en casa); y aquí viene lo que queremos recalcar:[109] «(...) a pesar de que se ha demostrado la mayor seguridad de estas opciones y su potencial para mitigar el problema de la violencia obstétrica», y ello porque[110] «se observó también la falta de una atención basada en datos empíricos y las consecuencias físicas de la medicalización excesiva durante el parto, que a menudo causa lesiones en el recién nacido. En opinión de la organización, esa falta de acción es un reflejo de la misoginia y del hecho de que no se otorga prioridad a la salud física y mental de las mujeres, ni a corto ni a largo plazo». Nada más que añadir. Como se dice coloquialmente, «blanco y en botella».[111]

«Soy muy tímida en mi intimidad»

4. INTIMIDAD Y PRIVACIDAD

Hay otros dos términos que resumen a la perfección lo que las mamás esperan de su parto en el hogar: intimidad y privacidad.[112] Ambos, sin serlo, solemos verlos como sinónimos. Muchos autores, al tratar el asunto, lo refieren como el «caos de la privacidad».[113] Es más, por si no fuera suficiente dicho embrollo, el derecho a la privacidad es traducido en español como «derecho a la intimidad».[114] Por eso es conviene reparar en ellos y así acercarnos más certeramente a las demandas maternas.

El DRAE recoge dos entradas de intimidad:[115] 1. *Amistad íntima*; 2. *Zona espiritual íntima y reservada de una persona o de un grupo, especialmente de una familia*. El diccionario María Moliner relega claramente el término al ám-

109. Šimonović, D; *Ibid.*, p. 8.
110. *Ibid.*
111. Por cierto, un reciente dictamen (de 9 de marzo 2020) de expertos de la ONU pertenecientes al Comité para la Eliminación de la Discriminación contra la Mujer (CEDAW) ha considerado que una señora en España que fue sometida a intervenciones médicas innecesarias durante el parto de su hija, incluida la inducción al parto sin aparente justificación, fue víctima de violencia obstétrica. Los expertos instan a España a adoptar políticas públicas para combatir dicha violencia, que incluye malos tratos, abusos verbales y físicos. Explicamos atrás el caso concreto al analizar el estudio ARRIVE. www.ohchr.org/SP/
112. Muy vinculados, por cierto, con otros de gran interés para nosotros, como seguridad o libre expresión.
113. Toscano, M; «Sobre el concepto de privacidad: la relación entre privacidad e intimidad», *ISEGORÍA* (Revista de Filosofía Moral y Política), n.º 57, p. 533.
114. Lo recoge la Constitución española en el TÍTULO I (De los derechos y deberes fundamentales, Capítulo Segundo), SECCIÓN 1.ª (De los derechos fundamentales y de las libertades públicas), Artículo 18.
115. DRAE.

bito más particular del sujeto[116] 1. *Conjunto de sentimientos y pensamientos que cada persona guarda en su interior. La intimidad es el aspecto más personal y reservado de un sujeto.* Si echamos un vistazo a la lengua de Shakespeare, en inglés intimidad (*Intimacy*) es definida como:[117] *Una situación en la que tienes una amistad cercana o una relación sexual con alguien.* Una entrada muy cercana a la primera del DRAE (*Amistad íntima*). Por tanto, podríamos concluir que la intimidad si bien se circunscribe fundamentalmente a la persona, también se vincula a ciertos reductos[118] («(...) un grupo, especialmente de una familia»).[119]

¿Y qué es entonces la privacidad? El DRAE nos da las siguientes definiciones: 1. *Cualidad de privado*; 2. *Ámbito de la vida privada que se tiene derecho a proteger de cualquier intromisión.* Si recurrimos de nuevo a la lengua británica, privacidad (*Privacy*) se entiende como:[120] 1. *El estado de estar lejos de la vista o el interés de otras personas*; 2. *El derecho a estar solo y hacer cosas sin que otras personas lo vean o escuchen.* Entonces, en cuanto a la privacidad, entendemos que *Privacy* acomete de forma más esclarecedora lo que las mamás y sus parejas buscan en el nacimiento en el hogar. Así, para aclarar los matices que diferencian ambos términos, podríamos decir que la privacidad es la puerta de acceso a la intimidad (entendida, como vimos atrás, como lo más *personal y reservado del sujeto*[121] pero sin llegar a *confinarla al reducto inaccesible de la conciencia*),[122] o lo que es lo mismo, su apertura o cierre a otras personas.[123] Por eso, cuidado con constreñir en exceso la intimidad, ya que podríamos confiar aspectos de nuestra intimidad en el ámbito laboral que no mostramos a la familia o los amigos; e incluso la necesidad o el interés de mantener nuestra privacidad respecto de nuestros íntimos, y aún más, de propios y extraños; por ejemplo, cuando en determinados momentos del parto (especialmente durante la dilatación) buscamos soledad, reclamando en un determinado instante estar sola.

> *«Por la intimidad que representa el momento. Esa libertad que te acompañen cuando quieres, pero que te dejen sola cuando lo deseas»* (Mamá 6).

116. D. M. Moliner.
117. Diccionario Cambridge. https://dictionary.cambridge.org/es/
118. DRAE.
119. Si bien, el derecho a la intimidad únicamente puede ser de la persona física. En este sentido, una institución, por ejemplo, no gozaría de dicho derecho, y sí el grupo o la familia, pero en tanto que está formado por personas que individualmente lo poseen.
120. Diccionario Cambridge. https://dictionary.cambridge.org/es/
121. D. M. Moliner.
122. En el sentido de que la intimidad también es una experiencia compartida (amigos íntimos, relaciones íntimas, intimidad en el hogar...). Toscano, M; *Ibid.*, pp. 543, 544.
123. *Ibid.*, pp. 545, 546, 549.

«(...) el parto es un acontecimiento natural, y así quería vivirlo, de manera íntima y natural» (Mamá 7).

«Incluso hubo momentos en los que quería estar sola» (Mamá 12).

«También necesité estar sola y se me respetó» (Mamá 18).

«Pude estar un rato a solas conmigo misma escuchándome, escribiendo carteles con mensajes positivos para que me motivasen durante el parto» (Mamá 34).

O piénsese, por ejemplo, al inicio de la gestación, cuando una pareja busca a un profesional que los asista. Por nuestra experiencia, la mamá prefiere para su parto una comadrona (mujer) y, por supuesto, esta elección nada tiene que ver con la capacitación técnica profesional y sí con la privacidad, que facilita que una mujer abra su intimidad a la otra.

«Sentía que quería parir entre mujeres, no sabía con anterioridad si iba a ser eso lo que deseara llegado el momento, pero lo intuía. Busqué una comadrona mujer desde el principio y una amiga que me acompañaran. Tuve un profesional que sabía y que me sostenía emocionalmente, y a una amiga que no sólo me sostuvo, sino que me ofreció su amor» (Mamá 16).

De manera que la intimidad tiene un amplio rango de acción, aunque para este trabajo la vinculemos más con las emociones del amor, el afecto y el cuidado. Y lo señalamos porque ni siquiera en este ámbito es siempre así. Estamos ahora pensando en la disímil relación de intimidad que se da entre la pareja, y la pareja y la comadrona que los asiste; o cuando, ¡oh!, sorpresa, la mamá pide a su pareja que se marche a otra habitación para quedarse únicamente con la comadrona.

«Durante el parto sólo me acompañó la matrona, porque sentí que era mejor para mí que mi pareja se quedase fuera. La matrona hizo un trabajo excelente de acompañamiento, transmitiéndome confianza, fuerza, calma, amor y respetando mis necesidades en todo momento» (Mamá 34).

A continuación, abordamos tres aspectos vinculados al tándem *intimidad-privacidad* que son considerados fundamentales por las madres: la necesidad de moverse y la respiración como gran aliado para aliviar el dolor y respirar libremente; la presencia de otras personas en el acontecimiento; y finalmente, la influencia que en la esfera de lo íntimo tiene el ambiente (sonidos, olores, luces, temperatura...).

«Moverme por mi casa y ver mis espacios íntimos»

LA NECESIDAD DE MOVERSE Y RESPIRAR LIBREMENTE DURANTE EL PARTO

Para las madres, es prioritario moverse sin restricción durante todo el parto, lo que supone situarse en el nadir de las sujeciones, de las dos cintas que se anudan en la cintura de la parturienta en el hospital para el monitoreo (las mujeres lo suelen referir como «mañana me ponen las correas»), precisamente en el momento en el que cualquier roce es tan molesto y que hace tan difícil permanecer en la cama sin anestesia.

> *«Este punto señala algo de lo que careces si das a luz en un hospital. Poder moverme por mi casa, poder ver mis espacios íntimos en este momento en el que las hormonas te dejan en un estado de percepción sensorial tan diferente de lo habitual, pues es un lujo. (...) Supongo que todas estas horas atada a una cama en un hospital o paseando por los pasillos de una maternidad cualquiera deben generar otro tipo de sensaciones bastante más negativas en las mujeres que lo viven»* (Mamá 1).

> *«Creo que es lo más importante. El sentirse libre para hacer lo que te pide el cuerpo, pues al fin y al cabo es una escucha continua de tu cuerpo y tu bebé y en cada momento te pide una cosa diferente. Si no llega a ser por la libertad que tuve para moverme, creo que no hubiera sido capaz de parir. En un hospital hubiera pedido la epidural, o la cesárea, pues no me habría sentido tan bien como en mi casa y me hubiera bloqueado a nivel físico y mental, lo que habría provocado el hecho de tener que intervenirme»* (Mamá 2).

> *«No quise parir en un hospital principalmente por la obligatoriedad de usar el potro y de conectarse a los monitores (lo que limita el movimiento)»* (Mamá 14).

Una libertad que no queda limitada a la deambulación y/o los cambios posturales, también incluye autonomía para beber y comer (normalmente algo frugal) durante cualquier momento del parto. Ingesta que en el hospital suele estar prohibida, aunque cada vez hay mayor permisividad con los líquidos; por supuesto que, como otras muchas cosas, depende del asistente. Pero ¡cuidado!, porque la decisión de privarlo no está justificada científicamente:[124] «Puede que no se le permita comer nada, e in-

124. Kitzinger, S; *Ibid.*, 2015. p. 38.

cluso los líquidos pueden estar restringidos en el caso de que tenga una cesárea, y que se le aspiren los contenidos del estómago bajo el efecto de la anestesia general (síndrome de Mendelson). Pero el vaciado gástrico es más lento que el parto, y la evidencia respalda que esta práctica tiene carencias. A la mujer que no mantiene altos sus niveles de glucosa en sangre y no está bien hidratada, es probable que le aumenten los niveles de cetona y que tenga un parto más largo y más doloroso. Cuando se utilizan fluidos intravenosos en lugar de permitirle comer y beber si lo desea, no sólo está sujeta a un gotero y es incapaz de moverse con facilidad, sino que puede estar en peligro por una sobrecarga de líquidos». En esto, tampoco hemos de pasarnos de frenada. Que la mamá tome algo no implica que el parto sea una carrera de maratón y se requiera administrar energía continua. Es mucho más sencillo y sutil, únicamente debe escuchar su cuerpo e ingerir algo si le apetece.

> «*La posibilidad de beber siempre disponible, el poder sentirme libre, sin estar pendiente de nada ni de nadie... Después de mi experiencia no imagino un parto que no sea así, tiene que ser horrible cuando estás con las contracciones, encima estar pendiente de otras cosas o de lo que te dicen... buff*» (Mamá 6).

> «*Recuerdo el parto con una tremenda sed, pedía agua continuamente, esto para mí fue algo muy importante, beber agua y saciar la sed, y mejor que te la den, es de agradecer porque a veces te da una flojera que imposibilita algún movimiento. Este aspecto fue vital para mí en el parto*» (Mamá 11).

> «*También me sentí libre para beber en el transcurso del parto (no tuve ganas de comer). Cené tranquilamente durante las primeras contracciones, y ya luego, fui bebiendo algún sorbo de agua*» (Mamá 17).

> «*El movimiento es fundamental, que te faciliten lo que te apetezca para comer o beber también, para mí comer era prácticamente lo último que me apetecía, pero beber agua, fundamental, me ayudo mucho que estuviesen pendientes y me la facilitasen cada vez que lo requería*» (Mamá 22).

> «*Me moví bastante, el salón era amplio, recuerdo subir y bajar escaleras. También pude tomar lo que quise, no tenía hambre, pero agradecí poder tomar agua. Bebí muchísima, todo el tiempo, al menos tres litros, recuerdo tomarla a sorbitos durante todo el parto y sobre todo al final. Por lo general no suelo beber mucha agua por lo que me parece fundamental que se de libertad para beberla*» (Mamá 23).

«Me parece una barbaridad, como le hicieron a mi madre, que a pesar de tener un parto largo no le dieran ni agua, y cuando ya no aguantaba más, le mojaran los labios con una gasa» (Mamá 28).

«Nunca olvidaré lo maravilloso y simbólico que me resultó poder tomarme un caldo que me preparó mi madre justo antes de que las contracciones arreciaran» (Mamá 35).

«También bebí cuanta agua quise. No me apetecía comer nada, pero estoy segura de que no habría habido ningún problema por ello» (Mamá 36).

«No quise comer nada. Pero bebí continuamente agua con un preparado de homeospagyria[125] *para facilitar el desarrollo del trabajo de parto»* (Mamá 40).

«Comí cuando tuve hambre, y recuerdo que tenía mucha, y bebí mucha agua, así que todo fue importante» (Mamá 42).

Nos centraremos ahora en las implicaciones de la movilidad. Recordarán que la biomedicina utiliza el dolor como argumento principal para medicalizar el parto; pues también lo hace con la movilidad; en concreto, con la dificultad al parir de la hembra humana por su condición bípeda y en relación al proceso de encefalización de la especie humana. En este sentido, los mensajes que reciben las mujeres son demoledores: *puede que no tengas un parto vaginal porque tu pelvis es estrecha*, o *porque el bebé es muy grande*, o *porque el diámetro de la cabeza está por encima del percentil normal*, o *porque...* Si bien, y aquí viene la segunda parte, la mamá no debe preocuparse de esos «fallos», es más, ni de los suyos ni de los de su bebé, ya que la Obstetricia (mediante cesárea y/o parto instrumentado y la epidural) le promete *¡tendrás un hijo sano y sin dolor!* De tal manera que, sea cual sea el motivo de la «imperfección», siempre podrá quedar justificado el rescate de la intervención médica.

Este principio parte de la vinculación que hace nuestra medicina de la complejidad del parto humano y la evolución biológica de nuestra especie (la bipedestación y el aumento del tamaño cerebral, fundamentalmente). Para Juan Luis Arsuaga la consecuencia es:[126] «(...) desde un punto de vista social, el parto del simio se describe como rápido y poco doloro-

125. La Homeospagyria se engloba dentro de las denominadas homeoterapias. Se trata de un sistema terapéutico que emplea dosis infinitesimales y que clínicamente compara el organismo y sus reacciones con modelos observados en la naturaleza (En: http://biosomaibiza.com/homeospagyria/).

126. Arsuaga, JL; *Ibid.*, pp. 169, 170.

so, y en el humano es largo y, más que doloroso, traumático. (...) la consecuencia de este paradigma que separa tan nítidamente al ser humano del animal es que se infiere que el parto humano necesita asistencia médica, de manera imprescindible, porque de otro modo es extremadamente peligroso y doloroso». Hoy, normalizado este mensaje, el margen que queda es pequeño. Una vez más se impone el riesgo y el peligro al «por si acaso». Cuando lo verdaderamente interesante del nacimiento en nuestra especie está en lo que el propio Arsuaga se pregunta:[127] (...) Pero ¿no debería considerarse el parto humano un éxito de la evolución, que soluciona admirablemente un problema, más que un fracaso?».

¡Eureka!, porque si el comienzo de la deambulación influyó en los cambios de la pelvis,[128] esto no fue lo que originó las dificultades en el parto. Tuvieron que pasar miles de años para que, con el aumento del tamaño cerebral, empezaran las complicaciones. Ante la novedosa situación fruto del proceso evolutivo, la solución (o al menos parte de ella) vino de la adaptación del bebé. Tres pilares la fundamentan: acortar lo máximo posible la duración del embarazo (nacimiento prematuro); las fontanelas sin cerrar para facilitar el moldeamiento necesario para descender por la pelvis; y los movimientos de torsión y flexión del bebé (movimientos cardinales del parto) que favorecen el nacimiento. De manera que[129] «el parto humano es otra increíble solución de la madre naturaleza a un "conflicto de intereses" entre la *encefalización* (el crecimiento del cerebro) y la postura bípeda», es decir, del *dilema obstétrico*».[130]

Laura García Carrascosa, tras una meticulosa revisión, lo plantea desde una perspectiva similar, pero dando un giro a la hipótesis de partida:[131] «(...) mi opinión es contraria a considerar que el proceso de parto es más complicado en los humanos que en otras especies y mucho menos que se haya tenido que pagar un precio evolutivo en términos de peligrosidad para conseguir un mayor grado de encefalización. Precisamente si algo es peculiar en la especie humana es que el mayor desarrollo de la encefalización ocurre extra-útero (...) una ventaja adaptativa ya que le permite una mayor plasticidad. Podría ser incluso que este proceso de encefalización extraútero fuera una ventaja tal que al no necesitar gestar bebés con una cabeza tan grande como la que se requeriría en

127. *Ibid.*, p. 170.
128. «(...) el eje del canal del parto se ha curvado. Ésta es una singularidad de la especie humana que no se da en ningún otro mamífero. (...) En las demás especies, el feto no tiene que cambiar de trayectoria para recorrer todo el canal del parto». Arsuaga, JL; *Ibid.*, p. 113.
129. Arsuaga, JL; *Ibid.*, p. 24.
130. Small, M; *Ibid.*
131. García Carrascosa, L; «El miedo al dolor en el parto y cómo afecta a su desarrollo. Importancia del parto natural». 7.ª ed. España; 2010, pp. 22-23. www.sarajort.es/imagenes/upload/File/el_miedo_y_dolor_en_el_parto.pdf

caso de hacer todo ese desarrollo intra-útero, la pelvis femenina se viese liberada de esa necesidad de tener un diámetro tan grande y permitir con ello que evolucionase estrechando aún más el canal de parto y dando lugar a la aparición de bipedismo. El diámetro podría de esta forma ajustarse al grado de encefalización mínimo necesario para que la cría fuese lo suficientemente capaz para sobrevivir extraútero y que la mujer pudiera convertirse en bípeda». Así, para la autora, las explicaciones de que la encefalización genera el dilema obstétrico debieran ser puestas en cuarentena. En otro trabajo también asevera que[132] «(...) la encefalización no puede seguir siendo un argumento que constituya en modo alguno un conflicto obstétrico».

Entonces, ¿dónde está el problema? Arsuaga retoma los cuestionamientos de la antropóloga Dana Walrath[133] («¿Es toda esta historia un mito construido por la ciencia? (...) ¿No deberíamos revisar a fondo sus fundamentos? ¿No estaremos considerando como *anormales* todos los partos que se salen de esta *norma* tan rígida, y no estaremos interviniendo quirúrgicamente cuando no hace falta? (...) ¿Cualquier parto que se prolongue es patológico? ¿Toda presentación que no sea cefálica, de vértice y en occipitopúbica debe ser corregida con fórceps, o el parto vaginal impedido, practicándose una cesárea?»), y añade otros también de primer orden:[134] «¿Es más largo y doloroso el parto humano que el de los primates?[135] (...) ¿De qué depende el tipo de presentación y las diferentes posiciones de la cabeza en el parto humano? ¿Cuánto tiene que ver en todo esto la forma de la pelvis materna? Y ésta, a su vez, ¿hasta qué punto varía con las poblaciones humanas, o con la alimentación, o con la actividad que haya desarrollado la mujer en su vida? ¿No será que el parto en occipitopúbica es tan abrumadoramente mayoritario en los hospitales, según las estadísticas, porque no se permiten otras variantes? ¿Cuántos partos se completarían con éxito y sin mayores problemas si se permitieran? (...) ¿no favorecerá la postura de las madres en los hospitales, en decúbito supino, la modalidad del parto considerada "normal"?».

Estos interrogantes tentativos sugieren una nueva perspectiva que ampara el importante valor que le dan las madres a la libertad de movimiento. Es además pura intimidad. Pero todo esto podría ser secundario si no se tuviera presente que traduce el buen desenlace del parto. Es así de radical la afirmación: ¡una parturienta sin libertad de movimiento está

---

132. García Carrascosa, L; «La normalidad del parto normal», *Ob Stare*, n.º 20, 2012, p. 58.
133. Arsuaga, JL; *Ibid.*, pp. 171-172.
134. *Ibid.*, p. 171.
135. Una posición que el autor pone en duda: «(...) es difícil saber cuánto duran los trabajos de parto en monos y simios, y cuánto duelen (no nos lo pueden contar y lo tenemos que deducir por posturas y gestos)». *Ibid.*, p. 171.

abocada a la intervención médica! Ina May Gaskin, al poner el foco de atención en la pelvis, nos aclara que[136] «el problema de la medicina occidental ha sido que muy pocos médicos son conscientes de que la pelvis de una mujer viva es diferente a la pelvis de una mujer muerta. Los cuatro huesos de la pelvis de una mujer viva pueden flexionarse y moverse en relación con cada uno, mientras que la pelvis de una mujer fallecida es rígida en tamaño y forma. Esto quiere decir que la forma interna y las dimensiones de la pelvis cambian significativamente dependiendo de la posición asumida por la mujer y el grado de flexión de sus piernas a la altura de la cadera». Por eso, y lo decimos en voz alta, ¡la libertad de movimiento en el parto no es un capricho ni una moda!, ya que la movilidad intrínseca de la pelvis debiera considerarse la cuarta medida adaptativa a la bipedestación.

A este respecto son importantes los trabajos que durante décadas están realizando Blandine Calais-Germain (en Francia) y Nuria Vives Parés (en España) para que los profesionales sanitarios que acompañan nacimientos tomen conciencia de la movilidad pélvica. Por ejemplo, Calais-Germain en *El periné femenino y el parto*[137] aclara que «entre el sacro y los huesos ilíacos son posibles pequeños movimientos. Implican simultáneamente a la sínfisis púbica y al menos una de las articulaciones sacroilíacas. Estos movimientos modifican la forma de la pelvis: el tamaño de los estrechos y la forma de la excavación. En la vida diaria, tienen escasa amplitud, pero ésta es mucho mayor durante el parto, puesto que las articulaciones resultan más móviles gracias a la impregnación acuosa de las partes blandas y por la presencia de ciertas hormonas». En otro trabajo (*Parir en movimiento*), junto a Nuria Vives, explica que[138] «el objetivo de esta obra no es movilizar lo que se encuentra alrededor de la pelvis, sino la propia pelvis», ofreciéndonos movimientos claves para la adecuada resolución del parto.[139] Y todavía más. Esta movilidad de las articulaciones sacroilíacas posibilitan el ancestral milagro del parto vaginal de nuestra especie. Movilidad que, como es obvio, queda reducida si la mujer no tie-

---

136. May Gaskin, I; *Ibid.*, 2012, p. 100.

137. Calais-Germain, B; *El periné femenino y el parto. Elementos de anatomía y bases de ejercicios*, Barcelona, Editorial La Liebre de Marzo S. L., 1998, p. 28.

138. Calais-Germain, B; Vives Parés, N; *Parir en movimiento. La movilidad de la PELVIS en el parto*, Barcelona, Editorial La Liebre de Marzo, S. L., 2009, p. 28.

139. Como la nutación del sacro: «(...) Con este movimiento, la parte alta del sacro bascula *hacia delante*. El promontorio sacro se *acerca* al pubis y *desciende* ligeramente. A la inversa, el coxis se *aleja* del pubis y *sube* ligeramente. El movimiento se efectúa principalmente en las sacroilíacas. Aumenta la distancia entre el coxis y el pubis. La nutación sacra es un movimiento importante en la última fase del *expulsivo* (...) ya que amplía el *estrecho inferior*. Un apoyo de la pelvis materna sobre la parte baja del sacro puede impedir este movimiento. Por lo tanto, es importante que, en la última fase del expulsivo, se evite cualquier apoyo sobre el coxis y la mitad inferior del sacro, ya sea en posición acostada (es necesario liberar el extremo de la mesa de partos), ya sea en posición sentada (no debemos sentarnos en un apoyo dorsal en la parte baja del sacro)». Calais-Germain, B; Vives Parés, N; *Ibid.*, p. 56

ne permiso para levantarse de la cama y, aún más, si se pone la anestesia epidural. ¿Les suena? Al no poder moverse por sí sola, necesitará de terceras personas que le ayuden a adoptar diferentes posiciones según la fase del parto en la que se halle.

Es revelador entender que la pelvis no es un cilindro rígido, por lo que sus diámetros internos se pueden modificar con pequeños movimientos de las piernas de la madre, y que sus cambiantes posiciones, además de aliviar el dolor, aumentarán los espacios pelvianos, lo que unido a la plasticidad de la cabeza fetal y al efecto de las contracciones favorecerán el descenso pélvico correcto del bebé y, por ende, un parto más fácil.

Lo que no significa, y muchas veces se entiende mal, que la mujer deba permanecer en movimiento durante todo el parto, incluso cuando no lo demanda.[140] Por lo que debemos apostar es porque tenga libertad para escuchar su cuerpo y se deje guiar por su sabiduría interior:[141] «El cerebro de la mujer, pues, contiene genéticamente inscritas todas las instrucciones necesarias para llevar a cabo óptimamente el proceso del parto. (...) Por ello, cada movimiento, cada posición que la mujer adopta espontáneamente durante el parto tiene un propósito y es el más eficaz. (...) Es el instinto (y no la mente racional) el que tiene la conexión con el cuerpo y sus necesidades; por ello, cuando las mujeres se mueven instintivamente durante el parto, éste es mucho más seguro y rápido que cuando el proceso se manipula desde fuera».

Por nuestras observaciones, y la de otros muchos autores, sabemos que es común que, en la primera fase del parto, a la madre le apetezca descansar, beber, comer algo ligero, estar tumbada, dormir, respirar lentamente durante las contracciones...; posteriormente, en la última fase, se halla mucho más activa, moviéndose más, cambiando de una posición a otra y agarrándose a algo o a alguien:[142] «Más bien será su equilibrio hormonal el que influirá en la postura que adopte. Cuando el nivel de adrenalina es bajo, las mujeres tienden a acostarse y quedarse quietas. Si hay una subida de adrenalina, más bien se pondrán de pie». Pero como en

---

140. A este respecto Michel Odent nos aclara: «(...) numerosos libros destinados al gran público trasmiten recomendaciones que ilustran las frecuentes dificultades a las que nos enfrentamos a la hora de alcanzar una comprensión profunda de los conceptos básicos. Por ejemplo, con frecuencia podemos encontrar en estas publicaciones la sugerencia de estar de pie y andar durante el parto, basada en la idea simplista de que la fuerza de la gravedad facilitará de este modo el descenso del bebé, ignorando que la condición previa para que el parto se desarrolle de forma correcta es un nivel bajo de adrenalina. Imaginemos a una mujer al principio del trabajo de parto que se encuentra en una actitud pasiva, por ejemplo, acostada sobre un lado. Esta situación, que nos indica que su nivel de adrenalina es bajo, a priori va a favorecer que el parto avance fácilmente. Intervenir animándola a levantarse y caminar no sólo resultará inútil, sino que puede llegar a ser desagradable y contraproducente. Comparar esta situación con otra. (...) imaginemos que en el preciso instante que estamos a punto de dormirnos una voz nos dice: "¡Levántate y camina!"». Odent, M; *Ibid.*, 2014, pp. 86, 87.

141. Fernández del Castillo, I; *Ibid.*, 2014, p. 317.

142. Odent, M; *El bebé es un mamífero,* Tenerife, Editorial OB STARE, 2007, p. 56.

otros ámbitos de lo humano, y el parto es un buen ejemplo, no existen reglas universales. Dos más dos no suman cuatro. Lo verdaderamente importante es la introspección, escucharse.

La mujer sólo necesita conectar con su cuerpo. No es necesario que aprenda a moverse para la ocasión, o que memorice posiciones recogidas en revistas, libros, DVD... o ensayadas en sesiones de gimnasia. Por supuesto que es muy acertado y damos un gran valor a que realice ejercicio físico durante el embarazo y busque información, que comprenda el sentido del movimiento y pueda reclamarlo. En ese sentido, no tenemos que olvidar ni sorprendernos de que después de tantos años de partos medicalizados, hay muchas mujeres que no «saben» que se pueden levantar de la cama o cambiar en ella de posición, dando por sentado que tienen que permanecer postradas y en la máxima quietud, porque *¡si se mueve, se pierden los latidos del corazón del bebé!* No existe manual que lo explique, que recoja la riqueza (el catálogo) corporal en el momento de situarse y resituarse cómo y dónde es más satisfactorio para facilitar las distintas fases del parto.

> *«(...) la parte consciente de mi parto fueron sólo un par de horas, así que no me dio tiempo a moverme mucho. De la silla al váter, luego a la cama unos minutos y en cuanto probé la silla de partos, encontré mi sitio y no me moví más. Para mí fue importantísimo el encontrar mi sitio a mi ritmo, sin que nadie me presionara. Creo que la libertad de poder usar tu instinto en esos momentos es fundamental»* (Mamá 3).

> *«Me movía por toda la casa y tomé lo que quería. Durante las contracciones fuertes, me movía a donde mejor me convenía. Al principio estaba tumbada de lado para descansar; después de rodillas apoyada en la cama, quería estar así; luego en la silla de parto, que fue la mejor posición para empujar y abrir las piernas»* (Mamá 4).

> *«Tuve libertad para moverme, comer, beber, darme una ducha, en cualquier momento. Para mí esto fue muy importante porque el parto duró unas 22 horas y había momentos que tenía mucha hambre y comer me daba energía. El poder moverme libremente por mi casa o subir y bajar escaleras, salir a pasear, fue muy importante. De hecho, hubo un momento, en el expulsivo, que le dije a mi marido que nuestras madres tenían mucho más mérito habiendo parido sin epidural, de forma natural, teniendo que estar tumbadas en una cama o recostadas por obligación. En ningún momento sentí que esa postura me beneficiara a mí. Sólo utilicé la cama para descansar entre las contracciones. Me dormía un poquito y luego seguía con el trabajo»* (Mamá 9).

«Me fui moviendo a lo largo del parto según me pedía mi instinto. También me sentí muy a gusto yendo al baño cuando quise o un ratito en la ducha que me ayudó muchísimo. El valor que le concedo a eso es elevadísimo. No podría concebir el parto sin toda esa libertad para moverme» (Mamá 17).

«Me podía mover en las posiciones que yo quería. Las que más he usado han sido estar a cuatro patas y sentada en la silla especial para el parto, no la que usan en los hospitales que te tienes que sentar boca arriba (de hecho, esta posición era impensable para mí en el parto). (...) Para mí era muy importante escuchar mi cuerpo, ya que he tenido momentos de mover la pelvis en la silla, ponerme de pie, ponerme a cuatro patas, sujetándome a los hombros de mi pareja. Estoy segura de que todos estos movimientos han hecho posible que la niña avanzara a su ritmo y con más facilidad, y al mismo tiempo hicieron que el parto fuese más fácil para mí» (Mamá 26).

«Me pude dar un baño para relajarme, me sentaba, paseaba, me acostaba, tuve libertad para hacer lo que quisiese» (Mamá 39).

«Creo que la postura que elegí, dentro de la piscina de partos, y que mantuve hasta que ya había nacido mi hija fue absolutamente decisiva para el correcto desarrollo del parto. No necesité comer ni beber nada» (Mamá 41).

«Fue esencial que pudiera moverme, de hecho, me di cuenta de que cuando cambiaba de posición, facilitaba que viniera otra contracción, así que no dejé de moverme en todo el tiempo» (Mamá 42).

«A la libertad de movimiento le concedo muchísimo valor, porque el cuerpo me pedía imperiosamente ciertas posturas. No sé cómo habría hecho de no tener esa libertad, sobre todo en el expulsivo, que me tiré al suelo. Necesitaba parir así» (Mamá 43).

Con esta concepción de la pelvis y su movilidad, se debilita el argumento del parto medicalizado (bipedestación-encefalización). Pero aún hay más, pues el parto no sólo depende de la movilidad pélvica y la adaptación del bebé. Así, a las transformaciones anatómicas del *Homo sapiens* originadas por la verticalidad, se añade la peculiaridad del cérvix uterino humano (su ubicación, grosor...). Moyses Paciornik nos aclara que[143] «en

143. Paciornik, M; *Parir en cuclillas... y otras cosas más. Aprenda a vivir como los indios,* 1987, p. 40.

los cuadrúpedos, como el cuerpo está en posición horizontal, todas las vísceras reposan sobre la pared abdominal, que para aguantar debe ser fuerte y resistente. En cuanto al cuello del útero, en los animales es dúctil, poco desarrollado, abriéndose fácilmente, al contrario del cuello uterino de las mujeres, que es grueso, duro, resistente, cerrado, de difícil dilatación. ¿Por qué? Porque en el animal cuadrúpedo, el útero grávido descansa sobre la pared abdominal, el animal puede correr y saltar, que no hay peligro de que pierda a la cría. Pero en la mujer, de pie, si tuviera un cuello distendido, imaginemos que ocurriría si corriera, saltara, en un esfuerzo grande, defecando, tosiendo. Se arriesgaría a perder, abortar a su hijo». Esclarecedoras son también las aportaciones de Frédérick Leboyer:[144] «Desde una perspectiva puramente mecánica, ¿qué es lo que hace que el cuello se abra? La causa son las contracciones del útero, que actúan de dos maneras: al tirar de las comisuras del cuello, lo obligan a entreabrirse como si "bostezara", y, al mismo tiempo, el fondo del útero se convierte en un arco poderosamente tenso que impulsa hacia abajo su flecha, o sea, el bebé. Con cada contracción, el prisionero empuja con más y con más fuerza la puerta de su prisión. (...) Y de esta manera, bajo la acción de estas dos fuerzas armoniosamente combinadas, el cuello se abre cada vez más y progresa la dilatación».

Ina May Gaskin trasciende la parte puramente mecánica y nos traslada a donde queremos llegar, destacando que[145] «los esfínteres excretores, cervical y vaginal funcionan mejor en una atmósfera de intimidad y privacidad. (...) no pueden abrirse a voluntad ni responden bien a las órdenes. Cuando un esfínter de una persona está en el proceso de abrirse, puede cerrarse de pronto si esa persona se altera, se asusta, se siente humillada o se avergüenza». Todo esto encaja con las apreciaciones de Michel Odent:[146] «Es fácil resumir la comprensión del proceso del nacimiento que nos ofrece el ámbito de la fisiología moderna: es un proceso involuntario controlado por estructuras cerebrales arcaicas, como el hipotálamo y la hipófisis, de donde surge el necesario flujo hormonal. Por lo tanto, resulta obvio que, en general, no se puede ayudar a un proceso involuntario, pero en cambio puede que determinadas situaciones lo inhiban. (...) Dicho en otras palabras, partiendo de esta perspectiva, la palabra clave es "protección" (de un proceso involuntario)». Protección que se conseguirá más fácilmente en la intimidad del hogar, aunque ésta no sea condición suficiente. De hecho, tenemos que ser exquisitamente cuidadosos en los momentos en los que la mujer necesita de toda su fortaleza, de su intimidad, que puede ser quebrada y/o potenciada

144. Leboyer, F; *Ibid.*, 1998, p. 35.
145. May Gaskin, I; *Ibid.*, 2016, p. 214.
146. Odent, M; *Ibid.*, 2014, p. 72.

por actos sutiles, a veces irrelevantes para los ajenos y que pueden pasar desapercibidos para los que acompañan el nacimiento, pero no para la mamá: una puerta que se abre repentinamente, una mirada a destiempo, un tacto vaginal sin la correspondiente solicitud o realizado con mayor brusquedad, un recuerdo antiguo que emerge... sin olvidarnos del poder de las palabras (lo dicho y/o lo silenciado) y el lenguaje no verbal.[147]

> «*Cuando pienso en el parto, siempre me vienen a la cabeza dos momentos; el primero, cuando estaba tumbada en mi cama y tú* (se refiere a la comadrona) *tenías las manos en mi barriga y me dijiste: "Disfruta de este momento" y realmente lo pude disfrutar porque me sentía tranquila, confiada, sin ningún tipo de miedo, tú estabas acompañándome y no necesitaba nada más. El segundo momento que siempre recuerdo es cuando estaba en la bañera y las contracciones ya dolían más y tú me dijiste: "Poderosa", y entonces pensé "claro que puedo", y cuando me dijiste: "Estás donde tú quieres estar". Es increíble el poder que tienen esas palabras de aliento en ese momento*» (Mamá 29).

Todos son elementos de gran transcendencia para el fluir del parto (el poder del movimiento y del entorno, y su correlato pélvico-cervical que permite la dilatación) y debiera ser contado a todas las madres y parejas cuando se quedan embarazadas, además de ser incluido en los currículums formativos de todos los profesionales que atienden a las parturientas. Lamentablemente, como reclama Ina May, en la medicina convencional suele haber un gran desconocimiento y confusión sobre el correcto funcionamiento del parto:[148] «En lugar de apoyarse en el conocimiento de la Ley de los Esfínteres, (...) casi todos los tocólogos creen en una serie de hipótesis que denominan la Ley de las tres P. Las Tres P son el Pasajero (el bebé), el Pasaje (la pelvis y la vagina) y los Poderes (la fuerza de las contracciones uterina). (...) Según la Ley de la Tres P, si el parto no produce un niño en el tiempo previsto, es culpa de la mujer; tiene un niño demasiado grande, una vagina demasiado pequeña o un útero demasiado débil. Según la Ley de los Esfínteres, los partos que no terminan en un alumbramiento normal al cabo de un período "razonable" de tiempo suelen tardar o detenerse por falta de intimidad, miedo y la estimulación de la parte indebida del cerebro de la parturienta. (...) Lo malo de la Ley de las Tres P es que no tiene en cuenta las abundantes pruebas que demuestran la importancia de los aspectos emocional, psicológico y espiritual».

---

147. Volveremos sobre esto en el epígrafe: La influencia del ambiente en la esfera de lo íntimo.
148. May Gaskin, I; *Ibid.*, 2016, p. 211.

Cuánto desconocimiento, ¿verdad?[149] «En las facultades de medicina o en las escuelas de comadronas se preparan a los alumnos y alumnas para responder a determinadas preguntas y a evitar otras... aquéllas que precisamente hoy día nos tendríamos que plantear. Por ejemplo: ¿qué tipo de ambiente puede inhibir a la mujer que da a luz, perturbar el primer contacto entre la madre y su bebé, y perturbar también el inicio de la lactancia? (...) No deberíamos avergonzarnos y admitir finalmente que los demás mamíferos pueden ayudarnos a redescubrir lo que hemos olvidado. Y lo que las culturas humanas han olvidado o quieren olvidar es la necesidad de intimidad, de privacidad, de la mujer que da a luz y recibe a su bebé».

La contracción es el mecanismo que posibilita la dilatación uterina. Esto lo sabemos todos. Otra cosa es que sin la tranquilidad, el respeto, la intimidad, el tiempo, el movimiento, las pausas y el descanso, no se generarán de modo eficiente. Porque todo va de la mano. Y no se producirán sin el contexto preciso, lo que da que pensar que en muchas ocasiones nos ocupamos de lo secundario sin atender lo principal:[150] «Nunca presté atención a las dimensiones de la dilatación cervical; no tienen la importancia que se les suele dar. El verdadero problema en el parto consiste en la adaptación del feto al canal pélvico de la madre, que suele ocurrir despacio y felizmente, a menos que la actitud de la madre, su miedo, su impaciencia, su falta de confianza en sí misma y en quien la asiste, no desencadene una anormal resistencia que impida el desarrollo de la función».

En el mismo marco de la libre movilidad durante el parto está la **Respiración**. Un gran aliado de la mujer durante la contracción, siempre y cuando no se ajuste a determinados patrones enseñados en las clases de preparación al parto. Primero de todo cabría preguntarse si es necesario «enseñar» a respirar para la ocasión. No en vano, se suelen ofertar sesiones monográficas de preparación para embarazadas con la finalidad de aprender *Técnicas de respiración para el parto*. Otra cosa es el enfoque que se les dé:[151] «(...) las técnicas artificiales de respiración se basan en un concepto puramente mecanicista, (...) no tiene en cuenta la insoslayable relación existente entre la respiración y el estado emocional y hormonal. Cada estado emocional va de la mano de un determinado estado hormonal, y a cada estado anímico le corresponde un tipo de respiración».

---

149. Odent, M; *Ibid*, 2007, pp. 24, 25.
150. Ruiz Vélez-Frías, C; *Ibid.*, p. 76.
151. Fernández del Castillo, I; *Ibid.*, 2014, p.122.

Cuando hacemos por hacer, el efecto es calamitoso. La respiración,[152] «(...) lejos de obedecer a la voluntad, se halla bajo el control de las emociones. Por eso, cualquier intento de "controlarla", de manipularla, provoca en cierto modo su "desquite", obteniéndose el resultado contrario».[153] Es así que, para el parto, lo que deben conocer las mujeres sobre la respiración es[154] «no oponerse, no bloquearse y, sobre todo, no bloquear la respiración: ¡respira! ¡respira! Sin detenerse nunca mientras duren las contracciones, obviamente, para dejar que el aliento se apacigüe entre éstas. En efecto, cuando éstas cesan, es preciso disfrutar del profundo reposo, de la completa relajación». Por todo esto, quien ha tenido la fortuna de presenciar un parto natural tendrá una lectura diferente. Al principio de la dilatación, la mamá seguirá respirando lentamente, con normalidad, haciendo hincapié en la espiración, que cada vez se hará más prolongada, pero siempre suave (como si se intentara mover la llama de una vela, pero sin apagarla; o como el que pretende empañar un cristal para garabatear en el vaho). Poco a poco irá dejando salir un susurro, que aumentará de intensidad a medida que avance el parto y tendrá como efecto la prolongación de la espiración; a la par, puede que inconscientemente mueva la pelvis con un ligero balanceo. Mientras susurra (suelta el aire, espira), podemos alentar, con voz baja, a que imagine que se está abriendo lentamente, dejando salir a su bebé hacia la vagina, hacia el mundo, hacia la vida, hacia el descubrimiento:[155] «(...) la respiración profunda y completa favorece, ya en el expulsivo, la llegada de esa sensación tan particularmente agradable y placentera de dejar salir al hijo que llevas dentro. Dejarse llevar por las sensaciones, siguiendo la onda de la respiración hacia la pelvis, con el deseo consciente de abrirse, permite que surja involuntariamente el gusto por "el dejar que ocurra". (...) Ya en las últimas contracciones de expulsivo, cuando la cabeza del feto está coro-

---

152. Leboyer, F; *Ibid.*,1998, p. 254.
153. Para Leboyer: «Existen sobre todo (...) dos "técnicas de respiración", que se enseñan a las mujeres ¡y que sólo pueden conducir al desastre (...) la respiración llamada *jadeo del perro* o del perrito, que se les invita a utilizar durante la primera parte del trabajo del parto, o sea, durante la dilatación, y el: "Coged aire con el pecho y ¡empujad!, ¡empujad!". (...) *El perrito* es una respiración jadeante, rápida, superficial y torácica que provoca una hiperoxigenación, como resultado de la cual la mujer muy pronto empieza a sentir mareos y pierde todo el control de la situación, (...) se ve inundada por emociones negativas e intensamente dolorosas que afloran a la superficie. (...) durante la dilatación, la mujer necesita justamente todo lo contrario... (...) *Coged aire y ¡empujad! ¡empujad!* Ésta es otra de las respiraciones que *no debe emplearse nunca.* Y que se enseña, o se enseñaba, para la *expulsión.* Pedir a la mujer que coja todo el aire que pueda y además con el pecho es un error doble y doblemente criminal: todo el trabajo del parto, o sea, el "esfuerzo" de la mujer para "acompañar" las contracciones, debe hacerse durante la espiración, ¡todo lo contrario de "coge aire"! Y, lejos de hacerse "con el pecho", la espiración debe hacerse "con el vientre" (...) Y, encima, la exhortación de las comadronas iba acompañada del tristemente famoso: ¡"Como si quisieras ir de vientre", lo cual, dadas las circunstancias, es para quedar sencillamente consternados». Leboyer, F; *Ibid.*,1998, pp. 255, 256, 257.
154. *Ibid.*, p. 264.
155. Sánchez Pinuaga, M; Serrano Hortelano, X; *Ibid.*, pp. 123, 124.

nando, la consigna no será sólo aquella de "¡Empuja!", sino el recuerdo de "¡Ábrete!", "Respira profundo dejando salir tu voz hacia abajo"».

> «*Solo empezó a doler con las contracciones, después de romper las aguas. Me dolía mucho y lo dije, estaba enfadada con el dolor. Ahora no puedo describirlo. Al principio no sabía cómo manejarlo mejor y grité mucho. Después me di cuenta de que no podía seguir así y empecé a respirar. En parte el problema fue que estaba utilizando la máquina TENS*[156] *para compensar el dolor, la resulta fue que dolió el doble. Dejé de usar el tens y busqué la mejor forma de respirar con las contracciones para aguantar el dolor. Fue entonces cuando pensé: "Cada contracción me lleva más cerca de conocer a mi hijo". Sentí el cuello del útero abriéndose, mi hijo saliendo poco a poco al mundo*» (Mamá 4).

> «*Al principio pensé que no podía manejarlo, después, soplé y soplé y soplé, y pude sublimarlo*» (Mamá 18).

> «*En todo momento estuve conectada con la respiración y colocándome de la postura que me encontraba mejor, y así sentía menos dolor, eso me hizo llevarlo bien*» (Mamá 30).

> «*Mi vivencia fue que podía llevar el dolor, no era tan potente como pensaba, y que tenía momentos de descanso; eso sumado a la respiración y al agua me ayudó a llevarlo*» (Mamá 37).

> «*Es difícil de describir el dolor de las contracciones. Fue una experiencia muy muy bonita, el ser consciente de cómo acompañas a tu cuerpo mientras éste se va abriendo para que nazca el bebé. Fue esencial la respiración, aprender a soltar... no poner resistencia, entrar en ese trance*» (Mamá 42).

La conexión con nuestro propio cuerpo ridiculiza y deja de lado el manual de cómo y cuándo movernos o respirar, por lo que, a la hora de la verdad, ese artificio no sirve para nada. Cada parto es único, como cada mujer. Y esto hay que explicarlo hasta la extenuación para que llegue a todos los foros posibles. Porque, ¡cuántas malas experiencias forjadas!, ¡cuánto perdón habría que pedir! Tenemos en este momento en nuestro

---

156. TENS: por sus siglas en inglés, Estimulación Eléctrica Nerviosa Transcutánea. Consiste en analgesia inducida por neuroestimulación transcutánea o percutánea, para el alivio o el bloqueo del dolor crónico o agudo, prácticamente libre de efectos colaterales adversos. www.efisioterapia.net/articulos/t-e-n-s-estimulacion-nerviosa-transcutanea

pensamiento las cesáreas innecesarias y los partos instrumentados sobrevenidos a la intervención de muchas mujeres de **bajo riesgo** que posiblemente hubieran logrado su gran objetivo, con el tiempo, el movimiento, el ambiente y el acompañamiento conveniente. Ya en 1912, Kloetsman defendió:[157] «Una mujer sana que da a luz espontáneamente realiza una labor que no puede ser mejorada. Esta labor se cumplirá óptimamente si la mujer siente confianza en sí misma y queda en un ambiente en el que ella constituye el centro (como sería su propia casa)». Breve, claro y conciso.

«Tener la seguridad de rodearme de las personas adecuadas donde encontrar apoyo y confianza»

LA PRESENCIA DE OTRAS PERSONAS EN EL PARTO

Ina May,[158] «dado lo misterioso que es el cuerpo femenino», se pregunta:[159] «¿Qué mayor enigma que un proceso corporal que cambia en función de quién esté cerca?». ¿Por qué algo tan sencillo es, a la vez, tan difícil de entender? Si partiéramos de esta premisa, otro sería el resultado.

Ésta es la razón de que el segundo de los aspectos que vinculamos al par intimidad-privacidad se ocupe de quién y cuántos deben estar presentes en los momentos en los que se está desarrollando el parto. Algo fundamental si se pretende encontrar en el hogar el entorno íntimo, privado, tranquilo y silencioso pertinente. Isabel Fernández del Castillo nos da unas oportunas recomendaciones:[160] «En lo que concierne al acompañamiento durante el parto, es conveniente no establecer reglas fijas y no crear nuevas costumbres. La mujer necesita sentirse totalmente libre para elegir, ya que es ella quien debe sentirse desinhibida para dar a luz y poder cambiar de opinión en el curso de los acontecimientos».

> *«(...) quería tener la seguridad de rodearme de las personas adecuadas donde encontrar apoyo y confianza. Y porque creo que el parto es un proceso natural y que si el resto de los mamíferos saben parir, tenía la confianza de que llegado el momento yo también sabría, siempre y cuando me rodeara de personas que me escucharan y no me sintiera anulada»* (Mamá 9).

---

157. En: Olza, I; *Ibid.*, 2017, pp. 63, 64.
158. May Gaskin, I; *Ibid.*, 2016, p. 220.
159. *Ibid.*
160. Fernández del Castillo, I.; *Ibid.*, 2014, p. 60.

> «*Quería vivir mi parto, sentirlo y disfrutarlo junto a mi pareja. Me horrorizaba la idea de tener que ir al hospital, que me trastearan, me separaran de mi pareja, que la excluyeran del parto, que rompieran la magia del nacimiento, mecanizándolo*» (Mamá 28).

Esta petición de soledad, de un acompañamiento privado, entronca con lo que se cuestiona Odent:[161] «¿Por qué los mamíferos se esconden, se aíslan para dar a luz? ¿Por qué esta necesidad universal de intimidad? Está claro que no es para protegerse de los depredadores o de los animales peligrosos, porque en este caso la estrategia sería precisamente la opuesta, buscaría la protección del grupo. Las hembras se esconden para protegerse de los miembros de su propio grupo. (...) La mujer que da a luz ¿puede encontrar un clima de intimidad en un hospital?».

El asunto vuelve a abrir la necesidad de contrastar el parto hospitalario y en el hogar. En el primero, la privacidad (*privacy*) referida al estado y al derecho de estar solo y hacer cosas sin que otras personas lo vean o escuchen,[162] suele estar ausente al tratarse de un espacio público y muy abierto. El hospital tiene su propia vida, sus «ruidos» peculiares (monitores y bombas que no dejan de emitir sonidos extraños al ajeno, interfonos y timbres que nunca cesan...), potentes luces continuamente encendidas, puertas que se abren y cierran, instrumental técnico visible, miembros anónimos de la plantilla que entran y salen (estudiantes observando y, muchas veces, sin identificar), además de un flujo continuo de pacientes, familiares (y en bastantes ocasiones, todo eso, a medio vestir)... Este singular escenario provoca una intromisión directa y continuada en la intimidad de la mujer (y su pareja). Esto le es propio. Es así y ya está. No se repara en ello. Quien habita este espacio no cae en la cuenta. Es lo que hay que hacer, lo que toca, sin más. El grado de normalización es tal que, por ejemplo, las mujeres embarazadas cuando acuden a la consulta de monitores, se levantan la ropa hasta el pecho sin deparar en si hay otras mujeres o parejas en la sala; incluso, al ingresar para el parto desde el servicio de urgencias, se les pide que se cambien de ropa antes de dirigirse al paritorio y no cuestionan nada, ni siquiera cuando se les indica ¡que se quiten las bragas! y se les sienta en una silla de ruedas paseándolas por los pasillos de la institución hasta llegar al destino. Cuando, en raras ocasiones, la mujer muestra cierto reparo en desnudarse con la rapidez exigida, la respuesta es taxativa: *¡No te preocupes, estamos acostumbrados, no nos vamos a asustar de lo que veamos!*

161. Odent, M; *Ibid.*, 2007, p. 26.

162. Diccionario Cambridge. https://dictionary.cambridge.org/es/

«(...) lo que más me atraía de un parto en casa era alejarme del ajetreo de la estancia en el hospital» (Mamá 36).

De muchas de estas situaciones es de lo que las madres quieren huir. Y la decisión de parir en casa es una posibilidad de tomar distancia. Pero, como advertimos, el nacimiento en el hogar no lo garantiza. De ahí la gran responsabilidad de los profesionales que acompañan el parto en el hogar. Y nos consta que lo tienen claro, si bien nunca está de más reparar en lo verdaderamente importante, ya que su disposición lo puede cambiar todo. ¡Qué gran responsabilidad!

«(...) porque soy muy tímida en mi intimidad y sé que en el hospital no hubiera podido desenvolverme libremente» (Mamá 8).

«(...) me di cuenta de que en mi casa iba a tener el espacio de intimidad necesario para que mi hija naciese segura y feliz» (Mamá 19).

Vaya por delante entonces que reducir al máximo el ajetreo (el número de personas asistentes) devendrá en un mejor resultado. Así, tendría muy poco sentido elegir este modo de parir y, a la vez, convertir el acontecimiento en un espectáculo, llegando, incluso, a superar el número de personas que habitualmente intervienen en un parto hospitalario. Es verdad que la casa siempre juega a favor, a diferencia del hospital; allí la madre conoce a todos los presentes. Pero mucha atención con lo que estamos advirtiendo.

«Sólo estaba la matrona y mi pareja. Como yo quise» (Mamá 27).

«Sí me sentí acompañada, aunque reconozco que cuanta menos gente haya para mí mejor. Creo que en esos momentos una necesita toda la tranquilidad que pueda» (Mamá 39).

Es frecuente que cuando una mujer queda embarazada y lo comparte con amigos o familiares de confianza, inicialmente le apetezca que algunos de ellos la acompañen en el «gran día», si bien a medida que avanza la gestación, la tendencia es reclamar estar sola con su pareja. También se pueden dar otras circunstancias, por ejemplo, que solicite que la compañía venga de parte de una amiga o una hermana y el día que se le avisa no pueda personarse, no está localizable... Situación que en un principio descoloca en gran medida a la mamá (*¿me habrán abandonado?*), pero una vez entiende a lo que también se enfrentan los acompañantes invitados (no todo el mundo está preparado para presenciar el nacimiento en casa de un ser querido), lo comprende y se hace cargo. Estamos ante una experiencia arrolladora, de profundo aprendizaje y trasformación, y aún más cuando se desarrolla en el hogar, porque no sólo «remueve» y despierta sentimientos encontrados en la madre y la pareja, también lo hace con todos los de alrededor, incluso con los no presentes, aunque fundamentalmente con quien lo vive en primera persona.[163] Es tal el poder del parto que, de alguna manera, una vez finaliza, todos perciben transformaciones. En mayor o menor medida, nada vuelve a ser igual. Se crean unos lazos invisibles imborrables de los que también forma parte la comadrona («el hada madrina de mi hijo», como la llamaron algunos papás).

> «*Me fundo en tu abrazo y sé que estarás en mí para siempre, y sonrío al sentir que yo, que nosotros, somos también ya parte de ti...*» (Mamá 16).

En nuestro caso es destacable que la inmensa mayoría de las parejas quisieron estar a solas con la comadrona. Dos fueron las excepciones, si bien sólo en un caso participó una tercera persona en el acompañamiento, la otra invitada no se presentó al no poder localizarla.

> «*Si hubiera sabido que iba a ser tan rápido, habría avisado con más tiempo a una amiga que iba a estar presente para hacer fotografías y vídeo, porque no me dio tiempo a avisarla y tenía algo más de dos horas de camino, pero por otro lado pienso que si sucedió así, es porque así debía ser*» (Mamá 29).

Una vez decidida la compañía, como el objetivo es que la mujer disfrute de la máxima privacidad, los asistentes deben estar lo más invisibilizados posible. Labor nada simple, pues significa estar sin estar. Por eso, reducir al máximo el número de participantes facilita llevar a buen puerto dicha máxima. ¿Y por qué es así?:[164] «Todo el mundo sabe que cuando uno se siente observado, la tendencia es a cambiar de actitud. No sentirse observada se convierte así en una necesidad básica para la parturienta. (...) "*Privacy*" implica que se debe desconfiar de cualquier instrumento que pueda ser percibido como una forma de observación, y representa una diferencia fundamental entre una partera que está ubicada en frente de la mujer y otra que se sitúa en un costado».

---

163. A nosotros se nos han presentado diferentes situaciones. A las mamás invitadas que tuvieron una mala experiencia previa en el hospital les fue doblemente complejo enfrentarse al acompañamiento al no sentirse preparadas para vivir sensaciones que se contagian y salen a relucir en la magia del parto en el hogar (repleta de sonidos, olores, gemidos, risas, fluidos...), rememorando el propio.
164. Odent, M; *Ibid.*, 2008, p. 113.

«La comadrona supo hacerse casi invisible en este momento en el que tu cuerpo te lleva a los dominios de la pura naturaleza y dejas de ser tú, o mejor es cuando eres tú más profundamente. Pero no sentí ninguna interferencia por parte de ninguno en los momentos claves del parto» (Mamá 1).

«Aunque las que queremos parir en casa lo tenemos muy claro, el apoyo psicológico de la comadrona es definitivo para hacer parto en casa. Su positivismo, energía, confianza, amor, cariño, profesionalidad, delicadeza, madurez, comprensión, escucha y respeto hacen que todo sea muy fácil. Durante el parto me sorprendió su manera de actuar, su saber estar sin estar, el cariño con el que me hablaba, la dulzura con la que me daba fuerzas para seguir... fue lo que dio el punto mágico al nacimiento de Jara. Me sentía libre, lo cual quiere decir que estaba totalmente desinhibida, confiaba en los que había a mi alrededor, todo era perfecto» (Mamá 2).

«Se respetó mi intimidad siempre. Me quedé asombrada de la forma de trabajar de la comadrona, pidiendo permiso en las exploraciones, con eficacia y efectividad en aquellas cosas que yo imaginaba que podían ser más engorrosas» (Mamá 9).

«Me sentí libre, incluso no recuerdo bien la presencia de la matrona y mi pareja en algunos momentos del parto, es como si hubiera muchas nieblas respecto a las personas. Sé que estaban y me ofrecían ayuda, pero nunca me abandonó la sensación de intimidad, aspecto muy necesario y de agradecer» (Mamá 11).

«La comadrona y mi marido estaban presentes, pero hasta que yo no lo solicité, no se hicieron notar. Fueron una constante de ánimo, fuerza y apoyo sin intervención agresiva, tal como yo deseaba» (Mamá 36).

«Fue un parto rápido y yo estaba muy concentrada en él, por lo que mi pareja y la matrona tuvieron el papel expectante que yo necesitaba» (Mamá 41).

Y no estamos exagerando. En esta época donde todo se fotografía y graba, podemos encontrar y contratar, por ejemplo, a profesionales que se publicitan como «fotógrafos de partos», con la intención de asegurar un recuerdo (con alta calidad de ejecución videográfica) de todo el acontecer. Admitimos que es apetecible y tentador recoger estos momentos, sobre todo del inicio de la dilatación, así como del expulsivo y de los primeros minutos del nacimiento, pero al hacerlo, atentamos contra el acto de parir (¡y aténganse a las consecuencias!). La necesaria privacidad (no sentirse observada) es incompatible con la actividad de un fotógrafo que busca la pose perfecta:[165] «Las cámaras son mucho más peligrosas de lo que suele creerse. Hubo una época en que considerábamos conveniente hacer fotografías o grabaciones en vídeo para cambiar las imágenes mentales que se asocian con la palabra "nacimiento", pero la cámara sólo era mencionada o introducida pasado el punto de no retorno, cuando el parto ya no podía ser inhibido de ninguna manera. Ahora es esencial detener la epidemia de vídeos y fotos, que a menudo contribuyen a que el parto sea largo y difícil. Pero nuestra sociedad en conjunto, y las culturas humanas en general, no logran comprender fácilmente la necesidad de la parturienta de tener intimidad».

De nuestras mamás, sólo una grabó el parto (en concreto, el final del expulsivo, cuando el bebé estaba coronando) y muy pocas realizaron fotografías. Asimismo, en todos los casos únicamente estaban presentes la pareja y la comadrona, y por supuesto, las fotos siempre se tomaron después del alumbramiento, y en momentos postreros, por ejemplo, del bebé amamantando.

Cuanto mayor es el número de asistentes, se incrementa el riesgo de «meter la pata»; y no por falta de querer echar una mano, al contrario, por un exceso de actitud en situaciones que no se terminan de comprender:[166] «(...) los nacimientos más rápidos y sencillos exigen aislamiento durante las primeras fases y necesitan ayuda sólo en el momento del parto en sí. El grito característico de las últimas contracciones bien podría ser una llamada de socorro. Durante la primera fase del trabajo del parto, se da siempre la tendencia a subestimar la importancia de la intimidad y a exagerar la necesidad de ayuda por parte de otras personas».

Pero no es únicamente una cuestión numérica; igual de importante es el rol que jugará cada uno de los presentes. De ahí que también nos ocupemos de quiénes. Para Sheila Kitzinger,[167] «el género del acompañante del parto es el segundo punto a tener en consideración. Por supuesto, éste no tiene por qué ser el padre. (...) Debe ser alguien en quien confíes, que entienda tus prioridades, que sepa comunicarse y con quien puedas relajarte y sentirte libre para dejarte ir», porque[168] «el apoyo emocional fuerte y el consuelo proporcionado por alguien de confianza marca una diferencia asombrosa».

En nuestra vivencia, al igual que el apoyo de **la pareja** fue trascendental en la toma de decisión, lo será en el momento del parto. De hecho,

---

165. Odent, M; *Ibid.*, 1991, p.35.
166. *Ibid.*, pp. 109, 110.
167. Kitzinger, S; *La nueva experiencia de dar a luz. Vivir el parto de forma consciente, natural y feliz*, Barcelona, Editorial Integral, 2012, p. 48.
168. Kitzinger, S; *Ibid.*, 2015. p. 124.

como ellas (sí, no se trata de un error) han tenido que emprender un nuevo camino durante los nueve meses de la gestación, buscándose en lo más íntimo, profundizando, y afrontando dudas, miedos, deseos..., leen, acuden a los encuentros con la comadrona,[169] hablan con otros padres que han pasado por la experiencia, y lo comparten y debaten con sus parejas. No pasan por el envite de «puntillas», «sienten que quieren vivirlo», desean saber cómo mimar a su pareja en estos momentos, no se conforman «con presenciarlo», son conscientes de que se trata de una oportunidad irrepetible y no se la quieren perder. Es así que están dispuestos a participar de pleno en la magia del nacimiento de su bebé, lo que nos concita a sugerir que «el papá también se embaraza». La implicación puede provocar cambios físicos, psicoafectivos y, por qué no, sufrir «depresión postparto».[170] Cierto que en nuestro medio se desconoce, pero existe, ¡porque ocurrir, ocurre! Además, no es nada nuevo.[171]

El contrapunto a la pareja que acompaña en el parto en casa lo pone quien se siente «obligado» a hacerlo: «Tienes que estar en el parto de tu mujer». Lo habrán escuchado multitud de veces. Tradicionalmente esta labor ha estado reservada al ámbito femenino. No debemos olvidar que la presencia del padre en los partos es muy reciente; se inicia incluso a posteriori de la normalización del parto hospitalario. Antaño, los hombres llevaban a la mujer al hospital y ellas pedían que otra mujer de confianza las acompañara. A muchos de ustedes les evocará la imagen del papá nervioso que deambula por los pasillos de un lado para otro, cigarro en mano, a la espera de la buena nueva. Esto ya no es así. En poco tiempo, lo que algunas mujeres solicitaban excepcionalmente se fue convirtiendo en norma y después en «exigencia».

La estandarización de esta medida estuvo por encima, por ejemplo, de contar con los interesados. ¿La madre quiere estar sola o acompañada?; y si solicita acompañamiento, de quién, ¿la pareja, una amiga, la her-

169. Para nosotros es condición que el padre esté en los encuentros con la comadrona.

170. Sin duda la cuestión merece ser contrastada. Lean, no obstante, lo que nos cuenta Michel Odent: «Cuando, unos días después del parto, visitaba a la familia, encontraba a la madre radiante y activa con el bebé. Al final de la visita solía preguntar educadamente por el resto de la familia. A raíz de ello empecé a darme cuenta de los problemas de salud de los padres después de haber participado en un nacimiento en casa moderno. Casi siempre su dolencia tenía un diagnóstico preciso: lumbago, cólico nefrítico, dolores abdominales o un ataque de dolor de muelas. Solían comentarme estos síntomas añadiendo algún comentario sobre su mala suerte». Odent, M; *Ibid.,* 2011, p. 129.

171. En algunas sociedades tradicionales, el padre adquiría un papel singular en el período del parto o el momento posterior al mismo. A esta costumbre se la conoce como *covada* (del francés *couver*: incubar). Aunque la cuestión es compleja, al menos referir cómo el padre, en la *covada*, llegaba a realizar similares comportamientos que la mujer parturienta (movimientos de las contracciones, restricción de determinados alimentos, separación del grupo...).

mana, la madre...? De otro lado, la pareja ¿quiere o no estar presente?[172] Para muchos hombres está abriendo una parte de la intimidad de su compañera, y de ellos mismos, en la que no quiere/sabe cómo participar. Es frecuente que el padre, sobre todo el menos informado, no desee ver a su consorte en ese estado. Puede no entender el intenso proceso por el que transitan madre y bebé, sus seres más queridos, no lo olvidemos. Una pareja que acompaña «forzada» por la presión social es la peor compañía posible. Además del trauma de la experiencia, se suma el miedo contagioso que interfiere el proceso involuntario del parto. Pasado el trance, observamos a las mamás en los paritorios, en esos primeros minutos de encuentro con su bebé, pasar rápidamente el bebé al papá desarbolado por la situación, para que lo coja («yo ya lo abrazaré después», alegan), provocando la ruptura de la impronta e interrumpiendo la magia madre-bebé de un instante irrecuperable. Error tras error. Pensemos en ello, porque posiblemente su ausencia (cuando no se está preparado) es una opción más sensata que la contraria; y todavía más, no debemos culpabilizar la objeción porque, obviamente, no por eso «los quiere menos». En resumidas cuentas, es acertadísima la presencia de la pareja en el parto, pero sin trivializarla, por lo que hay que hacer un ejercicio previo que dote al acto de pleno sentido.[173]

Posiblemente estas situaciones se dulcificarían si el acompañamiento se produjera desde el principio, como las parejas de parto en casa; asistiendo a las sesiones que ofrecen las matronas en el centro de salud (sin olvidar que estos dispositivos deberían facilitar la participación, por ejemplo, habilitando tardes, sábados y/o franjas temporales más compatibles con los horarios laborales de los interesados). Cuán diferentes serían los comportamientos y las vivencias cuando llega el momento culmen. Para que la sala de paritorios no genere un *shock*, donde el miedo les hace quedar hipnotizados abstraídos por la pantalla del monitor, a la vez que su compañera queda en un segundo plano, «sola», sin acompañar. El devenir del acontecimiento no ayuda y suele generar más angustia, que se amplifica ante el más ínfimo cambio en la frecuencia cardíaca del bebé o de cualquier otro parámetro «chillado» por el complejo aparataje. Ante

---

172. En distintas oportunidades, al margen de esta investigación, hemos escuchado como la pareja (varón contándonos su experiencia de un parto en el hospital) relataba este instante como un antes y un después de cómo percibe a su mujer, haciendo mención, en concreto, a la esfera sexual, aseverando que tiene la imagen grabada, que a veces revive en los momentos de máxima intimidad, cuando se le realizó la episiotomía y el personal sanitario le invitó a que se pusiera delante para ver cómo nacía su hijo.

173. En las culturas ancestrales lo creencial ha servido para canalizar la relación hombre/mujer en el parto. Mircea Eliade nos cuenta: «Para los indios bribri, (...) cuando una mujer siente que su parto está cercano, se lo dice a su marido, que con presteza construye una choza en un lugar solitario. Allí vivirá sola sin mantener conversación con nadie, salvo con su madre o alguna otra mujer» (Mircea, E; *Ibid.*, pp. 177, 178). Puede que a estos indios de Costa Rica, separar a la pareja les diera mejor resultado (social) que permitir la participación del varón en lo que desconoce (y/o no es de su competencia).

tal panorama, es común que implore (con los ojos, cuando no verbalmente) a los profesionales que terminen cuanto antes, con rapidez, solicitando primero la epidural y después la cesárea, porque así «mi mujer deja de sufrir y mi bebé nacerá sano». Seguramente, en esta petición también sale a relucir el nivel de tolerancia del peticionario, y para nada sorprende que esté distorsionado. Lo que percibe es el dolor, el sufrimiento de los suyos. Y aún más, debe resistir *in situ*. El abandono no es aceptable, «¡tienes que estar!» (le han dicho). La situación se tensa y suele acabar con reproches posteriores en casa por sentirse abandonada, por estar de parte de los profesionales que la han atendido...

En el parto en el hogar, esto no cabe. Previamente se ha dialogado y reflexionado profundamente con la pareja. La flexibilidad debe ser regla, teniéndose que priorizar en todo momento la decisión de la mamá, por cambiante que sea:[174] «(...) para poder atravesar una instancia así, es imprescindible que ellos hagan una alianza nueva, asimétrica. Algo diferente a lo que quizás estaban acostumbrados hasta entonces. Lo esencial en este tipo de parto es el reconocimiento de que el papel central lo tiene la mujer. Es ella la que lleva al bebé dentro de sí, la que deberá ser oída en sus deseos y necesidades, y el varón tendrá que escucharla con el corazón y apoyarla. El rol de él será fundamental en otro sentido: como soporte para que ese nacimiento ocurra». ¿Ven cómo se trata de otro planeta?

> *«Hay que tomar en cuenta que estuvimos de parto durante 36 horas. En diferentes momentos, la comadrona y mi marido (Adolfo) me acompañaron. Él me ayudó asegurándome de que podía hacerlo y que el bebé iba a nacer en casa. Después de romper las aguas, no quería que estuviera él, no sé por qué, a lo mejor me daba vergüenza, sabía que él no podía entender lo que sentía. Al final, no quería que me dejaran sola, estuvimos tan reventados que temía que se iban a cansar»* (Mamá 4).

> *«Con mi pareja sí fue tal como esperaba, me dejó decidir en todo momento lo que deseaba y lo respetó, supo ocupar su lugar»* (Mamá 16).

> *«Yo buscaba o necesitaba más a mi comadrona que a mi pareja. Mi pareja estuvo allí también, si bien yo sentía que no lo necesitaba e incluso me sentía un poco incómoda al saber que estaba despierto a altas horas de la noche y porque tuviese que esperar tantas horas para ver nacer a su hija»* (Mamá 23).

174. Schallman, R; *Ibid.*, 2007, pp. 68, 69.

«Durante el parto sólo me acompañó la matrona porque sentí que era mejor para mí que mi pareja se quedase fuera» (Mamá 34).

«Tuve menos compañía de mi pareja de la que pensé que tendría, pero sin embargo estuvo en los momentos que realmente le necesité; me dio baños de agua caliente cuando estaba colapsada y fue mi compañero en el expulsivo, entre otras cosas» (Mamá 40).

Cuando la madre decide que quiere que esté su par, su papel es extremadamente relevante en muchos momentos del evento, sujetando, acariciando, besando cariñosamente, masajeando con manos amorosas, alentando en los momentos oportunos, diciéndole esas palabras de consuelo que sólo ellos conocen, calentando la habitación, preparando el agua de la bañera o la piscina, ocupándose de los otros hijos, o preparando un tentempié; pero siempre en el marco de la máxima «invisibilización».

«Fue maravilloso. Sólo hubo apoyo, ternura y respeto. En el expulsivo, mi pareja fue fundamental puesto que di a luz sentada en la silla de partos y necesitaba un apoyo para la espalda, si no, con cada contracción sentía que me iba a caer. Mi compañero estuvo sujetándome por las axilas durante todo el expulsivo y aguantando los embates que mi cabeza daba en su pecho con cada contracción. Para mí fue una satisfacción saber que él estuvo ahí, apoyando en este momento tan especial del nacimiento de nuestra hija» (Mamá 1).

«Me sentí muy acompañada por la comadrona y por mi marido. No hubiera podido llevar todas esas sensaciones sin ellos. En los momentos de mayor dolor, en los que no me podía sujetar, siempre tuve a mi marido. (...) Vivir esta experiencia con mi marido ha sido muy importante para mí» (Mamá 9).

«Lo único que no imaginaba era la intensidad del dolor. Y pensaba que iba a ser más rápido. Pero me bloqueé y se paralizó el parto. Hasta que decidí cambiar el chip, y por las palabras y apoyo de mi marido, que me animaron a seguir. Realmente porque me liberé de la presión que tenía por si decidía ir al hospital porque en ese momento no aguantaba más. Pero una vez liberada de esa presión, el parto siguió su proceso. (...) Lo que me sorprendió fue la participación tan intensa y tan buena de mi marido, que me imaginaba que iba a estar más disperso, pero no, estuvo en todo momento ahí» (Mamá 12).

«Gracias, amor mío, mi compañero, mi pareja, mi lucero del alba. Para ti no tengo palabras porque todas son pequeñas para expresar lo que siento. Sin ti, sin tu amor, sin tu confianza en mí, sin tu in-

condicionalidad sin reservas, esto no habría sido posible. Gracias por permitirme sentirlo, por respetarme y esperar fuera cuando lo necesité. Gracias por dejarme vivirlo, sin juicios, sin sombras...CON AMOR» (Mamá 16).

«Me sentí totalmente acompañada de mi pareja. Muy fusionados los dos. Me abrazaba a él cuando las contracciones comenzaron a ser muy intensas y los dos de pie nos movíamos rítmicamente hasta que pasaba la contracción. Fue un soporte emocional y físico fantástico. También en el momento del expulsivo me abracé a él, que estaba sentado en un taburete pequeño y yo de rodillas inclinada sobre él. Me gustó mucho esa manera tan amorosa de atravesar el proceso del parto y ver la conexión con el momento de la concepción de ese bebé» (Mamá 17).

«La compañía de Fran, mi compañero de viaje, mi cómplice, la otra mitad creadora de la nueva vida que estaba formándose, era mi bandera, me transmitía seguridad y protección en todo momento, la disposición total y serena para lo que iba necesitando, predispuesto a apoyarme al máximo, con una mirada de confianza en mí que me daba fuerza y entereza. Generosa actitud, fundamental papel. Fran en pie sujetándome por los brazos y la espalda como un pilar fuerte y enraizado al suelo, yo colgando de él, en posición vertical totalmente» (Mamá 22).

«De David qué puedo decir..., se enfrentó a una situación que en su vida pensaba vivir, apartó su miedo y ahí estuvo, a mi lado (...) Fue muy importante para mí que mi pareja estuviera conmigo, me hizo afrontar el parto de otra manera, su apoyo fue fundamental. Me imaginaba el parto y no podía imaginarme a otras personas para que me acompañaran» (Mamá 28).

Hasta este momento, no ha aparecido ninguna voz de los padres. Sin ser nuestro principal objetivo del trabajo, los invitamos a participar en uno de los apartados del cuestionario. Finalmente, cuatro papás lo hicieron. Recogemos sus relatos como refuerzo a nuestro planteamiento de la necesidad de estar preparado para experienciar positivamente una situación tan especial como el nacimiento de un ser querido, «carne de su carne».

«Me gustaría puntualizar varios aspectos del parto en casa: la tranquilidad que se respira durante el proceso de dilatación, sentir y ver a mi mujer cómo escuchaba su cuerpo y hacía lo que más deseaba en cada momento (tararear una canción, mover las caderas en círculo, abrir las piernas, quitarse ropa, bañarse, ducharse, etc.); la tranquilidad de una matrona que en momentos actuaba como mera espec-

tadora, y que si tenía que actuar, lo hacía bajo explicaciones detalladas y tranquilas de lo que debía hacer. Además, con la amabilidad y respeto que realiza su trabajo; lo que más me impactó fue la reacción del bebé al llegar a este mundo, con simples quejidos (no con un llanto atroz) y con una respiración pausada y parpadeos una vez sobre el pecho de mi mujer. Fue algo tan hermoso que no puedo dejar de recordar a mi primer hijo llorando sin consuelo mientras el personal sanitario lo movía cogido por las piernas, cabeza abajo, para pesarlo, medirlo, etc.; con la experiencia vivida, recomendaría a todo el mundo que realizara su preparación para vivir sus partos en casa siempre que sea perfectamente viable» (Papá 1).

«En el momento del parto, tuve la sensación de impotencia durante todo el tiempo, ya que no podía hacer nada para calmar ese dolor, acortar el tiempo, hasta que me di cuenta por cómo actuaba la matrona que teníamos que esperar, ayudar, pasar desapercibidos. Fue una experiencia muy positiva poder tener el nacimiento de Mara en casa como habíamos decidido, que todo transcurriera bien y que la comadrona fuera la persona que nos ayudó y guio en él. Me queda la satisfacción de poder haber ayudado en el parto de Mara, aunque todos sabemos que todo el trabajo lo hizo la madre. Sin duda alguna, repetiría» (Papá 2).

«El parto de mi segunda hija en casa fue una experiencia preciosa y emocionante, donde además de dar la bienvenida a nuestra hija, pudimos disfrutar de todas las sensaciones y emociones que este momento nos trajo. Estamos muy contentos de haber tomado esta decisión, superando los miedos y las presiones sociales que existen en este tema. Nos gustaría que la sanidad pública apoyase esta forma de parto, resolviendo la incertidumbre y a veces temor (en este caso por parte del padre) de tener que necesitar una asistencia sanitaria urgente por alguna complicación extraordinaria» (Papá 3).

«El parto de Rodrigo ha sido una de las vivencias más intensas de mi vida» (Papá 4).

Entre el grupo de posibles acompañantes, no debe olvidarse, cuando los hay, la presencia de **otros hijos** de la pareja. Por lo vivido por nosotros y sin pretensión de generalizar, hasta que no desaparecen de la escena (son recogidos por familiares y/o amigos y abandonan la casa, o se han dormido en otra habitación), el proceso del parto no avanza o no llega a iniciarse. Para la madre es muy complicado desatender sus necesidades, lo que le impide entrar de lleno en el involuntario acto de parir, enlenteciéndose, cuando no frenándose en seco o yendo hacia atrás. A pesar de todo, por eso debe gestionarse, es frecuente la petición: «¡Quiero que mis hijos estén en el parto!». Quizás durante la búsqueda de información sobre el nacimiento en el hogar, han leído y visto vídeos donde aparecen todos los hermanitos reunidos. La importancia para nosotros de la limitación de personas en la escena es tan crucial que, al abordarlo con los interesados, se dialoga sobre el porqué de esta petición. ¿Son sus verdaderos deseos (lo piden por ellos, por sus hijos) o buscan emular lo que han hecho otros? Si finalmente los papás optan por la presencia de sus infantes, se les solicita que haya una tercera persona disponible para que los pueda atender.

> *«No cambiaría nada. A veces he pensado que me hubiese gustado que estuviera presente mi hijo, pero no estoy convencida de que hubiese sido lo mejor para él y para mí»* (Mamá 19).

> *«Porque quería pasar los primeros días con el bebé y mi familia en intimidad. Porque no quería excluir a mi hija de tres años teniéndola que dejar con los abuelos, quería que ella viviera y entendiera el proceso»* (Mamá 44).

Como casi siempre, y todavía más en este transcurso tan especial y único, no se puede generalizar y hay casos muy singulares. De hecho, en dos ocasiones se consensuó la asistencia de dos hijos al tercer parto de su mamá. En la primera, los dos dormían plácidamente, el niño en su dormitorio y la niña en la habitación donde estaba teniendo lugar el parto. Cuando la pequeña hacía algún movimiento, el padre se acostaba a su lado, y otra vez tranquila, volvía a caer rendida. El escenario cambió cuando los pequeños oyeron los gemidos del recién nacido, momento en el que ambos acudieron raudos al encuentro con su nuevo hermanito. Aquí la mamá consideró que la presencia de sus niños serviría para minimizar los celos con el futuro retoño, algo que, a su parecer, no sería factible si el nacimiento se hubiese producido en una institución hospitalaria. Sheila Kitzinger defiende el fortalecimiento familiar que provoca la reunión de todos los miembros en el parto:[175] «Si hay niños en la familia, la llegada de un nuevo hermano es mucho más sencilla en casa. Durante el parto los hijos mayores pueden entrar y salir de la habitación, y si quieren estar contigo y ver el nacimiento, pueden quedarse, aunque cada niño debería tener un adulto que se responsabilizara de él para que puedas concentrarte en lo que estás haciendo. Pueden tocar al recién nacido y ayudar a bañarlo. (...) Esto influye no sólo en la aceptación del nuevo bebé por parte de los hermanos mayores, sino también en la continuidad de la relación de amor entre vosotros».

---

175. Kitzinger, S; *Ibid.*, 2012, p. 79.

«*Mientras aún estaba sentada en el suelo con el bebé, como éste empezó a llorar, mi hija Claudia, que había estado dormida en mi cama durante todo el proceso del parto, se despertó sola con ese nuevo sonido de llanto y corrió junto a mí a conocer a su hermanito. Hans fue a llamar a mi hijo mayor que dormía en su cuarto y ya no se despegaron de mí y de su nuevo hermano. Qué momento más bonito, y poder compartirlo con mis hijos y con mi pareja sin ninguna otra distracción. (...) Quería comentar el aspecto sobre celos cuando viene un nuevo hermanito. He podido experimentar que no han existido celos en ningún momento con la llegada de Noah por parte de sus dos hermanos de tres y cinco años. Pienso que se debe a que ellos estuvieron presentes en su nacimiento, y la emoción del momento y la inmensa alegría fue compartida con ellos. Es tan grande el amor por su hermano y el hecho de que yo nunca los abandoné para ir a tener al bebé en un hospital que no ha habido lugar para los celos. Haber podido compartir esa experiencia de conocer a su hermano desde su primer aliento de vida no tiene precio*» (Mamá 17).

La segunda ocasión en la que dos hermanos estuvieron presentes en la casa durante el parto, recordamos que jugaban al amanecer en la terraza con unos amigos de la madre. Al oír el llanto del nuevo hermanito, entraron corriendo a la habitación,[176] y allí, en la cama, permaneció toda la familia reunida durante algunas horas. Lo anecdótico ocurrió unos días después. Tal y como contó la madre, su hijo mayor jugaba en la piscina con una amiga «a que se ponía de parto»; ésta, muy nerviosa, le espetó: «¡Date prisa y recoge las cosas que nos vamos corriendo al hospital!». Ante la tajante petición, el niño respondió con toda naturalidad: «No hace falta, lo tenemos en la casa como mi mamá». Lo original aquí tiene que ver con que en unas pocas décadas se ha perdido «la cultura del parto domiciliario». Hemos enculturado el hecho de parir como una cuestión exclusivamente hospitalaria.

En otros tres partos también hubo un niño presente. Recordamos que, en uno de ellos, se hizo incompatible el avance del parto y el aumento de la frecuencia e intensidad de las contracciones con la demanda constante de pecho de su otro hijo, lo que le resultaba muy doloroso al tener que permanecer con las piernas semiflexionadas y sin moverse durante las contracciones para amamantarlo. Finalmente, solicitó la ayuda de su hermana. Después, ya en calma, el parto siguió su curso.

176. Es curioso que los cuidadores confundieran el llanto con el graznido de las gaviotas, lo que no ocurrió con los niños, que sin saber que su mamá estaba de parto, acudieron raudos a su dormitorio.

«Tenía claro que mi segundo hijo lo quería tener en casa sin separarme de su hermano y en la tranquilidad de mi hogar. A Leonardo se lo llevaron durante el parto porque me pedía teta en las contracciones y no estaba cómoda» (Mamá 27).

En el segundo, como no hubo nadie que pudiera hacerse cargo del hijo (era muy pequeño y continuaba con la lactancia), fue el padre el que permaneció durante todo el parto en una habitación próxima y entraron una vez nacido el bebé (la pareja lo había previsto así). En el último de los casos, el inicio del parto se produjo sobre las siete de la tarde. Como las contracciones eran suaves, la madre y la niña, de unos tres años, prepararon un maravilloso *zarangollo*[177] para cenar; se respiraba un estado de relajación y tranquilidad infinito. Cuando la pequeña tuvo sueño, el padre la acompañó a otra habitación. La madre y la comadrona permanecieron juntas, y cuando se iniciaron las contracciones más intensas, acudió el marido. Después de que se produjera el nacimiento, se despertó la hermanita y toda la familia permaneció alrededor de la estufa (era diciembre) con la recién llegada.

Con lo aprendido en las distintas situaciones, se evitó reunir, una vez finalizado el parto, a los que estaban fuera de casa. Además, y no es casualidad, en muchos casos esta situación se produce al final de la tarde o durante la madrugada, unas horas poco propicias para hacerlos venir. Por el contrario, sí se da la buena nueva a la abuela, a la hermana... que han quedado al cuidado del hijo mayor. Eso permite que la pareja se pueda tomar unas horas sin intromisiones externas, encontrarse en la intimidad con su bebé, descubrirlo a su ritmo, darse una ducha, tomar un refrigerio, descansar un poco, recuperar fuerzas y prepararse para la reunión con toda la prole. Pensemos que estas primeras horas son cruciales para el recién nacido que necesita del regazo materno, del vínculo con su mamá, y de ambos con su pareja.

En las visitas postparto, las parejas dan un gran valor y expresan el alivio que supuso no tener que *separarse de los hijos*: «No tuve que volver a casa con el nuevo hermano, ya que nunca salí de ella». Y esto, tanto las que mantuvieron a los hijos en el hogar como las que no, porque lo que realmente se valora es permanecer todo el tiempo en casa, sin abandonar el nido que se ha preparado para el nuevo retoño. En este mismo sentido, al final del embarazo manifiestan su tranquilidad de que será la comadrona la que se desplace. «Nosotros estaremos en nuestra casa», nos decían.

177. Revuelto de cebolla, calabacín y huevo.

> *«También recuerdo la agradable sensación de saber que cuando llegara el momento no tendría que subirme a ningún coche y trasladarme a un hospital. Esos últimos días los pasé por el barrio sabiendo que sólo necesitaba llegar a casa»* (Mamá 17).

Cerramos con la **doula** lo concerniente a los acompañantes en el parto en casa.[178] Antes de nada, reconocer que en nuestra experiencia no han participado. Incluirla se justifica por la controversia que suscita su rol. Primero de todo, ¿qué es una doula? El termino no aparece recogido en el DRAE, pero sí, por ejemplo, en el diccionario francés-español en línea, que lo define como: *Palabra griega que significa «mujer que sirve a otro», «sirvienta»*; o el Oxford Dictionaries, que la refiere como: *Una mujer que da apoyo, ayuda y asesoramiento a otra mujer durante el embarazo, durante el parto y después del parto.*[179] Otras explicaciones de su hacer las podemos encontrar en distintas webs informativas, si bien nos parece que lo mejor es conocer cómo ellas se definen, para lo que tomamos, del informe *Acompañando en la maternidad. La realidad de las doulas*[180] (elaborado por la Asociación Española de Doulas –AED),[181] lo que dice sobre[182] «¿quiénes son las doulas? La de las doulas es una profesión cada vez más extendida en todo el mundo. Pero eso no significa que sea nueva: es una práctica común desde hace siglos en todas las culturas. Son mujeres con conocimientos y/o experiencia en el embarazo, parto y puerperio que ofrecen apoyo práctico y emocional continuo, acompañando a la mujer y, a través de ella, a su pareja si la tiene, durante cualquier etapa de la maternidad. Escuchando y validando las necesidades de la mujer en cada momento, favorece que la madre refuerce la confianza en su capacidad fisiológica para parir, amamantar y criar a su bebé. Sin embargo, al trasladarse los partos al hospital, esta importante asistencia fue eliminada y, durante años, las mujeres han tenido la opción de parir únicamente con el apoyo espo-

178. No incluimos a la madre de la mujer que pare en casa (la futura abuela), porque el grueso de nuestras mamás no lo solicitaron. Es más, en no pocas ocasiones, se le oculta. Como siempre hay excepciones. Una de ellas (primeriza) pidió expresamente que fuese su madre quien la acompañara y que su pareja no entrara al dormitorio hasta que naciera el bebé. Curiosamente, esta misma mamá, dos años después, durante el nacimiento de su segundo hijo (también en casa), reclamó estar acompañada por su pareja (la misma que en el primer parto) y que su madre, ahora, se ocupara del hijo mayor. También en otros dos partos estuvieron las madres, siendo su ayuda y acompañamiento maravilloso.

179. Tomado del *Informe sobre competencias de matronas y tareas que realizan las doulas.* www.informedoulas.com/documents/informe-competencias-de-matronas-2015.pdf

180. https://docs.wixstatic.com/ugd/93b90b_8adc1ceae2e844529b2933b8c83bebb1.pdf

181. «(...) en colaboración con la Asociación Red Circular de Doulas (RCD), Al Caliu (Doulas de la Comunidad Valenciana), Asociación Canaria de Doulas, Doulas Baleares, Doulas de Navarra y Doulas Barcelona, y otras doulas y organizaciones profesionales» (*Ibid.*, p. 2).

182. *Ibid.*, p. 4. A renglón seguido aborda otros epígrafes (Las doulas en España y en el mundo, Las funciones de las doulas, Certificación de las doulas, Humanización del parto) y una bibliografía final que, recogida de distintas investigaciones publicadas en revistas científicas, usa de sostén de su argumentario.

rádico de diferentes miembros del equipo de salud y, más recientemente, del padre».

Expuesto lo esencial de su figura, queda claro que la atención sanitaria, del tipo que sea, debe prestarla un profesional de la salud facultado (y la doula no lo es). Por tanto, no puede asistir un parto, dar medicación sin prescribirla un facultativo...,[183] ya que su labor es de acompañamiento y de apoyo a la futura mamá (antes, durante y después del parto). La problemática deriva de que no quedan nítidos los límites del «acompañamiento», lo que tiene que ver, entre otras cosas, con la poca claridad de algunos documentos referenciales, como la Estrategia de Atención al Parto Normal del Sistema Nacional de Salud, que en su epígrafe 3, *Acompañamiento durante el proceso*, incluye a la doula como personal sanitario:[184] «Permanencia en forma continua de una persona acompañante elegida por la parturienta (pareja, familiar, amiga) o *personal sanitario* (partera, *doula*, enfermera) que brinde apoyo personalizado durante el parto».[185] Todo esto es confuso y mueve a la confrontación.[186] Para cerrar la cuestión, nosotros subrayaríamos que la doula no tiene competencia en labores sanitarias, a la vez que sus quehaceres de acompañamiento pueden ser muy oportunos, especialmente en los espacios y tiempos en los que la futura mamá no tiene una atención personalizada (especialmente de apoyo emocional) por parte de los profesionales de la salud que se ocupan del embarazo, parto y posparto, situación que suele ser habitual en las grandes urbes, donde las madres se encuentran más solas y desasistidas por la lejanía familiar.

Por concluir este punto, con todo lo expuesto sobre el acompañamiento en el nacimiento en el hogar y reconociendo que no hay máxima absoluta ni regla de oro, nos sumamos, a tenor de nuestra propia experiencia, al principio propuesto por Michel Odent:[187] «La duración del parto es proporcional al número de personas que haya alrededor». Pero ¡atención!, esta recomendación no es válida para otros espacios, por ejemplo, cuando una mujer solicita un parto natural en el hospital y la respuesta de los profesionales es dejarla sola durante toda la dilatación en pos del argumento de la intimidad, entrando únicamente al box cuando el monitor central de telemetría indica alguna alteración y/o en el momento del expulsivo. Estas actitudes generan unos resultados contrarios a los que pretenden. La mujer está en un ambiente desconocido, ajeno, por lo que la soledad le va provocar mayor angustia, inhibiendo el parto.

---

183. Incurriría en un delito de intrusismo profesional (tipificado en el Código Penal, en su artículo 403).

184. *Estrategia de atención al parto normal en el Sistema Nacional de Salud, Ibid.*, p. 63.

185. Las cursivas son nuestras.

186. De hecho, el Consejo General de Enfermería (con el apoyo de la Asociación Española de Matronas), a partir de un *Informe sobre competencias de matronas y tareas que realizan las doulas* (conocido como *Informe doula*), denuncia las prácticas de intrusismo profesional llevadas a cabo por las doulas.

187. Odent, M; *Ibid.*, 2007, p. 39.

«El entorno, las velas, la música, todo fue como soñé»

LA INFLUENCIA DEL AMBIENTE EN LA ESFERA DE LO ÍNTIMO

Cuando pensamos en el nacimiento en casa, lo hacemos fundamentalmente considerando dos requisitos: una mujer que opte por él y un/a profesional que la acompañe. Una mirada más detenida advertirá otros elementos igualmente necesarios para que el proyecto se consuma. Es el caso del ambiente en el que se va a desarrollar el nacimiento.

Ya han ido aparecido distintos retazos de su importancia, pero es de tal calibre que amerita echarles un vistazo con mayor atención. Al referirnos al entorno, no pretendemos limitarlo al espacio físico propiamente dicho. Cada pareja tiene unos recursos determinados, además de sus preferencias (la ciudad, el campo, la playa). Otra cosa son los requisitos exigidos al lugar donde se va a dar a luz. Debe tener agua corriente, luz y un acondicionamiento mínimo, además de estar situado a una distancia prudencial de un centro hospitalario.[188] Cumplidos éstos, es la mujer (y su pareja) quien elige el nido. En él es donde tenemos que atender los matices ambientales: sonidos, olores, luminosidad, temperatura... Siendo conscientes de su importancia[189] («(...) lo que pasa en el mundo que nos rodea condiciona la actividad de nuestro sistema límbico»), sabemos que de ellos puede depender que el parto se desarrolle en el hogar o tengamos que trasladarnos al hospital.

Hemos documentado cómo la futura mamá va preparando la morada en la que recibirá a su bebé. En su disposición incluye elementos que le producen placer, calma, sosiego... y con los que quiere contar en el parto (ropa elegida para el momento, cojines, pelota, velas, música, etc.). Muchas de las madres, al pasear por casa (acariciándose la barriga), vislumbran el lugar donde será la dilatación, donde colocará la piscina (sobre todo si es un piso), el espacio en el que recibirá a su bebé y en el que pasará abrazándolo las primeras horas. Hay mamás que disponen de una habitación para la ocasión, la redecoran, la pintan... ¡para que esté todo listo!

> *«Muy parecido, lo había visualizado mucho y casi lo repetí. Hasta el lugar en mi habitación donde yo me había visto fue donde mi matrona colocó la silla de partos, sin ella saber nada y sin que yo se lo dijera. Fue un parto de libro, el mío»* (Mamá 3).

188. Se puede recomendar una isócrona de 30 minutos.

189. Nuevo informe del Future Trends Forum; *Neurociencia: Más allá del cerebro*, Madrid, Fundación Innovación Bankinter (Future Trends Forum), 2020, p. 21.

«(...) el entorno, las velas, la música, todo fue como quería» (Mamá 12).

«Lo demás estaba como yo elegí: poca luz, estancia calentita (era invierno), nada de ruido. Entraba y salía a mi antojo» (Mamá 27).

«Al final sí que experimenté el "síndrome del nido", me daba por limpiar hasta detrás de los muebles, pero eso, por lo que no puedo hacer ahora. Dejé comida preparada en el congelador, hicimos una buena compra para no tener que preocuparnos por eso, iba terminando cosas, preparando todo lo que podía prever» (Mamá 28).

«El estar en casa, en nuestro nido, en todo momento durante el parto y después del nacimiento de nuestro hijo nos hizo estar más seguros y tranquilos, sin ruidos, sin luces, sin entrar y salir gente; eso crea tranquilidad y paz» (Mamá 30).

«Di a luz en la penumbra (...) En la piscina de partos que compré sólo un par de días antes, en el lugar de la casa en el que había previsto que sucedería incluso antes de quedarme embarazada» (Mamá 41).

Aunque también son conscientes de que todo dependerá del momento. Y tal vez, el sitio menos esperado será donde finalmente se produzca el parto, el nacimiento. Quizás nunca imaginó colocarse debajo de la escalera, o en un rincón del salón, o en el lugar más pequeño del baño, o en medio del pasillo. En el instante cumbre pudo elegir meterse en la bañera, si bien, al mirar el agua, se bloquean las contracciones; o a la inversa, nunca previó lo bien que estaría en la bañera, sumergida en agua caliente. Todos estos pequeños matices, y otros muchos que van surgiendo sobrevenidos, forman parte destacada del parto.[190]

«Pensaba que iba a dolerme menos. En todo lo demás, ha superado con creces mis expectativas. Sabía que podía dar a luz en un sitio inesperado, como así fue, en el suelo, entre el baño y el dormitorio. Lo demás fue bastante sorpresivo» (Mamá 20).

---

190. Ha habido casos en los que se planificó algo que luego falló en el último momento, como la dificultad del montaje de la piscina, o de su llenado, o la rotura del calentador eléctrico de la casa (relatado arriba por mamá 23) ... Como se suele decir, ¡cosas del directo!

«(...) bueno, falló la piscina y para mí fue algo muy inhibidor y me enfadé un poco. No pudo llenarse completamente con agua caliente por lo que, cuando me metí dentro de ella en la fase de dilatación, parte de mi cuerpo quedaba fuera del agua y notaba los pechos fríos, así que tenía que ponerme boca abajo de vez en cuando para que también esa parte de mi cuerpo entrara en contacto con el agua caliente. Al sentirme incómoda decidí salir antes de tiempo» (Mamá 23).

Entre los elementos que pueden influir en el ambiente íntimo que requiere el parto en el hogar, está el **sonido**. A saber, la sensación producida en el órgano del oído por el movimiento vibratorio de los cuerpos, transmitido por un medio elástico, como el aire.[191] Eso incluye desde los ruidos hasta la música o el lenguaje. Lo destacable del hogar es que los sonidos que recoge los tamiza familiarizándolos, generando en sus habitantes tranquilidad y relajación, al punto que fuera de él se acentúan pudiendo ser interpretados como ruidos importunos y amenazadores. Como indica David Le Bretón:[192] «El ruido es lo que más molesta al hombre en su cotidianidad, es el sonido elevado a rango de *stress*».

De hecho, un ruido, un sonido ajeno, provoca sobresalto, alerta, y con ello, interrupción del parto. Y es así porque[193] «(...) el ruido es un problema de apreciación personal, no es un dato objetivo. El juicio individual acentúa o atenúa los efectos posibles del *stress* sonoro». Por eso, cuando un «ruido» se hace propio, se puede convertir en un sonido «nuestro», de los que no produce tensión. De ahí lo que ocurre en el ámbito hospitalario, donde el personal sanitario no es consciente de los ruidos (ya sonidos familiares para ellos) provocados por bombas de medicación, respiradores, monitores, timbres, interfonos, conversaciones de los profesionales, etc.; y que, por el contrario, son totalmente ajenos para la parturienta y su pareja. Éstos, al verse rodeados de un complejo aparataje médico que desconocen, se impresionan y amedrentan. En principio, el ruido hospitalario difícilmente puede crear el entorno silencioso que necesita la mujer de parto, convirtiéndose en otro de los argumentos esgrimidos por las parejas en su decisión de parir en el hogar. En casa, nada de esto les preocupa. Se encuentran tan imbuidos entre sus sonidos que tienden a hacerse imperceptibles. Y esto es reseñable, la casa es un aliado, si bien en determinados momentos del parto, también un sonido conocido puede tornar a cacofónico y molestar. Así, por lo que hemos aprendido, bajo ningún concepto hay que relajar el control del silencio.

191. DRAE.

192. Le Breton, D; 2002, p. 109.

193. *Ibid.*, p. 110.

«Lo único que me desconcertó fue el sonido del móvil justo antes de que naciera Jara, fue un momento tan desesperante que el timbre del móvil me puso aun peor, no obstante, todo siguió su curso con normalidad, creo» (Mamá 2).

«¡El perro de mi madre!» (Mamá 10).

Asimismo, estas madres dieron gran valor al papel de la música. ¿Qué decir de ella? Todos sabemos lo que reporta: disminuye la tensión arterial, nos desconecta, nos transporta a la parte más íntima y emociona en lo más profundo. La música también está conectada al poder del canto, a su potencia cuando la voz vibra al inspirar y espirar, y al ritmo de las contracciones. A lo largo de la historia, en diferentes culturas, las mujeres han cantado reunidas permaneciendo junto a la parturienta.[194] Nuestras mamás de parto en casa se rodearon de música, eligiéndola concienzudamente. De esta manera, se convierte en su fiel acompañante, su amigo «silencioso»; siempre manteniendo un volumen suave, ambiental, y, por cierto, incluyendo múltiples estilos y géneros (clásica, pop, coral, mántrica). Una selección variada para escuchar dependiendo de la fase del parto.

«En cuanto a los ruidos, al ser de noche no hubo ninguno, la música clásica me ayudó a sentirme bien. Mis dos gatos nos acompañaron silenciosamente durante toda la noche, paseándose alrededor de la piscina y observándonos. Eso me gustó. Desde el nacimiento de Iris, suelen acompañarla en la habitación cuando duerme y para mí son sus ángeles de la guarda» (Mamá 23).

«Pude tumbarme en la cama un rato para cantar mantras y vibrar con mi pareja, lo cual fue un chute de cariño, de amor y conexión muy importante, y también me pude dar un baño relajante y aromático antes de que las contracciones llegasen a su máxima intensidad» (Mamá 34).

«Desde el nacimiento de mi primer hijo y hasta el nacimiento en casa de mi hija, había visto cientos de vídeos de partos domiciliarios; uno de ellos me llamó en especial la atención, era un parto cantado con canto carnático. Durante el embarazo, tuve la oportunidad de asistir a un taller intensivo de la voz en el parto y canté todos los días durante las últimas semanas de mi embarazo. (...) Como el día esta-

194. Diamant, A; *La tienda roja*, Simon And Schu USA, 2014.

ba nublado, aproveché para caminar por la orilla del mar, y las olas tocaban mis pies y también las olas que salían de mi vientre me abrazaban todo el cuerpo, suaves y firmes. Me senté en la arena y las respiré, y las canté. Fue el momento de volver a casa, canté las contracciones mientras me despedía de mi hijo y de mi familia y las canté con una sonrisa. Una última foto embarazada. Seguí cantando las contracciones en el coche, y entre contracción y contracción hablaba con mi marido. Al llegar a casa, mientras mi marido llenaba la piscina de partos, yo cantaba y las contracciones crecían en intensidad. Me metí en la piscina de partos y me puse a cuatro patas. Seguí cantando las contracciones como si de un mantra se tratara. Recordaba las palabras de Esther del curso de la Voz en el Parto: "Lleva aire hacia tu útero", así que inspiraba una cantidad de aire que jamás antes había conseguido y visualizaba cómo ese aire llegaba a mi útero» (Mamá 41).

Otro de los sonidos que hay que considerar por su implicación en el parto es el del lenguaje articulado:[195] «Hay un estímulo específico que es el lenguaje. Cuando nos hacen una pregunta, tenemos que estimular el neocórtex para poder responder. (...) Posiblemente lleve mucho tiempo redescubrir la importancia del silencio durante el parto, ya que generalmente tendemos a hablar mucho durante el parto y a utilizar un lenguaje científico que estimula inevitablemente el neocórtex, como por ejemplo hablar en la dilatación». De hecho puede provocar el enlentecimiento y hasta detener el parto. Y esto es bien conocido desde antaño. En numerosos rituales de distintas culturas, reconocemos el valor que nuestros ancestros le dan a «tener la boca cerrada» cuando se aproxima el acontecimiento.[196] ¿Cómo proceder entonces en la situación de parto? Siguiendo el consejo de Odent y de Leboyer, silencio, silencio y más silencio de todos los que acompañan a la parturienta, incluyendo, especialmente, a quien lo asiste, por lo que[197] «(...) esto implica que si hay una comadrona, una de sus principales cualidades debería ser mantenerse al margen, en silencio, y sobre todo, evitar preguntar algo en concreto. (...) A pesar de que parezca sencillo, pasará mucho tiempo antes de que

195. Odent, M; *Ibid.*, 2008, p.111.

196. Etnografías clásicas como la de James Fraser lo recogen: «(...) los alfures de Célebes, en cuanto va a haber algún nacimiento, tienen cuidado de cerrar todas las aberturas de la casa, incluso el agujero de la llave, y ocluyen cuidadosamente los huecos y hendiduras de las paredes; también cierran con ataduras las bocas de todos los animales que hay dentro y fuera de la casa, temiendo que alguno de ellos pueda tragarse el alma del niño. Por razones parecidas, todas las personas presentes en la casa, hasta la misma madre, están obligadas a mantener la boca cerrada todo el tiempo que dura el parto». Fraser, J; *La rama dorada. Magia y Religión*, Madrid, Fondo de Cultura Económica, 1981, pp.154-155.

197. Odent, M; *Ibid.*, 2007, p. 44.

los que atienden partos comprendan el significado y la importancia de la palabra "silencio"».[198]

> *«Por supuesto destacando de manera sobresaliente la de Javi, que respetó en todo momento el silencio, la concentración, mis esfuerzos, mis berridos, mis posturas, me dio cariño, calor, apoyo físico y emocional, ... fue una gran ayuda durante todo el tiempo en el que estuvo»* (Mamá 2).

> *«Sentí nuestra afinidad en la comunicación silenciosa, en su respeto por mi necesidad o no del masaje, y me sentí más segura y acompañada. Incluso, justo antes de nacer mi hija, cuando la comadrona salió un rato de la habitación para traer algún instrumento, sentí un segundo de pánico, ¿y ahora qué? Como un bebé que no sabe si su madre va a volver al no verla»* (Mamá 8).

> *«La comadrona estaba ahí pero sin invadir, se notaba la experiencia, ¡qué alivio sentía cuando en silencio apoyaba sus manos en mis lumbares ya doloridas»* (Mamá 27).

> *«El día que nació mi hija me molestaban los ruidos y no me apetecía hablar, me acosté a dormir la siesta y me despertó una contracción. (...) Llegó la matrona y se sentó al lado de la piscina en absoluto silencio»* (Mamá 41).

De nuestra vivencia destacaríamos que el silencio se hace especialmente presente en la última fase del parto, en el expulsivo. Al inicio, cuando las contracciones aún son suaves, la madre tiene muchas ganas de conversar. Son momentos donde se suele hablar de asuntos íntimos, algunos sin tratar en los encuentros previos. Ahora, a solas con la comadrona, durante un pequeño paseo o en la habitación, mientras su pareja se quedó en casa o prepara la comida, se brinda la ocasión. Se crea un clima de confianza en el que la mujer se expresa con libertad, como quizás nunca lo haya hecho. Y no espera de nosotros un dictamen («lo estás haciendo bien, lo estás haciendo mal»), simplemente es más que nunca ella misma. La conversación suele versar sobre asuntos personales que fluyen sin necesidad de excesiva racionalización, aunque sean del ámbito más íntimo. De hecho, nos atreveríamos a afirmar que la verbalización provoca un efecto mántrico, una liberación de la mente, a modo de pensamiento circular, facilitador de la entrada a ese «otro mundo» del que hemos hablado.

---

198. Aunque centrados en la *privacy*, atrás ya hicimos mención de la necesidad de invisibilización de los asistentes al parto.

> *«(...) para mí fue un alivio poder estar en casa con mi pareja y con la comadrona, en lo que casi llegó a parecer una reunión de amigos más que un parto. La dilatación no resultó nada dolorosa, al contrario, me permitió charlar con la comadrona de lo divino y lo humano, pasear, comer...»* (Mamá 1).

Pero cuando la madre entra en la última fase del parto, para que pueda separarse de su bebé e ir «al planeta parto», se requiere el silencio, que se pide sin palabras y va haciéndose presente. Se corta la música y se instaura el silencio total. Ahora queda el consuelo de una palabra susurrada, de unas manos que abrigan un lugar dolorido, de un abrazo; y se huye de voces estridentes, de cualquier conversación e interferencia. De no ser así, si los que la acompañan no aplican estrictamente «la ley del silencio», el parto se hace más largo y difícil, cuando no se tira todo por la borda y la única opción es el traslado al hospital.

> *«Los sonidos eran apenas oíbles y las conversaciones breves y en voz baja. Sólo se me oía a mí»* (Mamá 36).

Además de los sonidos, surgen otras variables, como los olores, la luz, la temperatura..., que asimismo influencian la esfera de lo íntimo. Respecto al **olor**, siendo un aspecto que se imbrica en la intimidad más profunda, seguramente por eso, se hace difícilmente relatable. Está proscrito, es casi un reducto de privacidad. Y ello está en consonancia con que la evolución nos ha privado de gran parte de la facultad olfativa. Manel Esteller (experto en Epigenética), cuando compara al primate con el hombre, sugiere que[199] «nosotros, en cambio, tenemos apagada la gran mayoría de esos receptores del olor, ya sea por mutación (por cambio genético, pues hace muchos milenios que no usamos ese gen) o por metilación (por cambio epigenético, porque no hace mucho aún necesitábamos distinguir este olor)». Parece que al no ser esta capacidad de gran utilidad para la especie, lo que queda de ella se orienta en gran parte al rechazo de lo maloliente, y en la historia más reciente, particularmente centrado en lo corporal. De ahí que camuflar nuestro olor con jabones, colonias... sea tarea común (y casi obligada) en el ámbito de lo social, de lo público, quedando nuestro olor, si cabe, constreñido al ámbito del hogar, donde se expresa por excelencia lo privado:[200] «(...) el hecho de hablar del olor lleva al que se atreve a hacerlo muy lejos en el camino de la intimidad». De hecho, en nuestras entrevistas, las referencias concretas al olor (aunque en algunos momentos del parto aparece un olor característico, «olor a

---

199. Esteller, M; *Ibid.*, pp. 97, 98.
200. Le Breton, D; *Ibid.*, p. 113.

parto»,[201] que las madres no suelen percibir) se focalizan únicamente en el momento del nacimiento del bebé, en relación a su fragancia dulzona, cautivadora y, mantenida algunos días, que ¡impregna el hogar!

> *«¡Y qué decir de su olor! Cómo un perfume sin fin, tenue y embriagador. No paraba de beberlo a besos»* (Mamá 8).
>
> *«Fue precioso verla salir y tenerla en los brazos y olerla»* (Mamá 15).
>
> *«Había una mezcla de olores en la habitación... olor a vida»* (Mamá 28).

Junto a los sonidos y el olor, el nivel de luminosidad es también otro componente que influencia el ambiente deseable en la situación de parto. A diferencia de lo ocurrido en nuestra especie con el sentido del olfato, el *Homo sapiens* ha potenciado otros sentidos, principalmente la vista.[202] Y la **luz** tiene mucho que ver con la mirada, y ésta con privilegiar el ver, de manera que se ha convertido en el canal sensorial por excelencia en las sociedades modernas[203] «(...) en el sentido hegemónico de la modernidad (...) de la que nadie ni nada escapan». Cuántas veces escuchamos: *«Si no lo veo, no lo creo»* o *«Ver para creer»*. Por eso, en el parto, es prioritario que la madre no se sienta observada (*privacy*), una condición que, por estar en casa, tampoco queda resuelta. El ambiente familiar puede violentar la prioridad. Muchas veces sin pretenderlo, los asistentes actúan como observadores impacientes de un proceso privadísimo. En este sentido, hemos observado cómo la mirada de una pareja detuvo por completo el decurso del parto («No me mires así», fue la expresión concreta de la mujer a su par, frenándose en seco la dilatación hasta entonces favorable). Como exponemos, la amplia singularidad de la intimidad puede provocar el bloqueo por una mirada amiga. Todo depende del estado en el que se encuentre la mujer. En el caso citado fue necesario el traslado al hospital. El bebé nació en el paritorio treinta horas más tarde.

Asimismo, hemos documentado cómo las mamás tienden a ir cerrando ventanas, persianas, luminarias... ¿Instintivamente buscan no ser observadas? De acuerdo con Michel Odent,[204] «la luz es otro estimulante del neocórtex. (...) Hoy, sus efectos sobre la actividad neocortical son bien conocidos por los neurofisiólogos y los electroencefalografistas. Dispo-

---

201. Ese olor especial, dulzón, «olor a parto», no lo hemos apreciado en los partos de las mamás que fue necesario trasladar al hospital.
202. Esteller, M; *Ibid.*, p. 98.
203. Le Breton, D; *Ibid.*, p. 103.
204. Odent, M; *Ibid.*, 2014, p. 91.

nemos además de interpretaciones fisiológicas, puesto que sabemos de la existencia de una "hormona de la oscuridad" (...) llamada melatonina. Una de las propiedades de la melatonina es reducir la actividad neocortical, por lo que la oscuridad suele facilitar habitualmente el adormecimiento. En el caso del nacimiento, es muy probable que el efecto de una luz suave no sea el mismo que el de una luz intensa». Es también de sumo interés conocer el efecto lumínico en relación al vínculo hormonal oxitocina-melatonina:[205] «Actualmente ya se ha demostrado que existen en el útero receptores para la melatonina, "la hormona de la oscuridad", que trabaja en sinergia con la oxitocina. Se ha demostrado además que, a la luz intensa, las contracciones uterinas pierden fuerza (...) Además, resulta útil para comprender el alcance de esta cuestión subrayar que la banda azul del espectro de la luz es la que más inhibe la liberación de melatonina. Por lo tanto, es más racional iluminar la estancia donde transcurre el parto con una vela que con una lámpara cialítica (¡precisamente el tipo de lámpara que se utiliza habitualmente en las salas de parto es de luz azul!)».

> *«(...) en la penumbra, con los ojos cerrados la mayoría del tiempo»* (Mamá 5).
>
> *«Tener velitas preparadas porque incluso la lámpara de sal, que ya tenía en el transcurso del parto, me parecía demasiado y sólo quise tener las velas»* (Mamá 17).
>
> *«También sabía que necesitaría oscuridad y silencio»* (Mamá 20).
>
> *«La habitación estaba con muy poca luz y con mucho silencio»* (Mamá 26).
>
> *«Yo decidí cuándo quitarme la ropa, y yo fui quien iba buscando la penumbra, bajando persianas y cerrando puertas poco a poco por la casa. En todo momento estuve en el lugar y posición que me apetecían»* (Mamá 36).

En definitiva, lo que hemos aprendido de estas mamás es que la situación idónea para el buen desarrollo del parto concita: silencio, poca luz, calor apropiado, no sentirse observada y hallarse segura, es decir, todo aquello que facilita una disminución de la actividad del neocórtex. Posiblemente estén pensando que es muy complicado reproducir este ambiente en un

205. Odent, M; *Sobrevivir a la medicina. ¿Hasta cuándo?,* Tenerife, Editorial OB STARE, 2017, pp. 90, 91.

centro hospitalario. Y así es. Las mamás que dan a luz allí sin ningún soporte humano son verdaderas *superwoman*. En las antípodas se encuentran nuestras vivencias.

> «*Se generó un ambiente muy íntimo, muy apropiado para un parto, con música suave, luz de velas y el silencio de la noche. El sentimiento que más recuerdo es el de felicidad. En los momentos previos estaba contenta, muy feliz de que todo se hubiera iniciado por fin, de que quedara tan poco para verle la carita a mi hija, de tener la suerte de poder hacerlo en casa, con mi pareja y con la comadrona valiente con la que creamos esta intimidad especial que hace falta para que todo parto llegue a buen fin*» (Mamá 1).

> «*Hoy día, cuando recuerdo este momento me siento feliz, pero muy feliz. Sentía que mi parto tenía que ser así, en casa, con personas de confianza, en espacios familiares y mucha intimidad para conectar con mi cuerpo, en definitiva, si yo estaba bien mi bebé también lo estaba. Este sentimiento siempre estuvo presente en mi mente durante el embarazo y el parto*» (Mamá 11).

> «*Se respetó mi intimidad creándose un clima de silencio y a la luz de las velas. Se creó un momento y un lugar "mágico". Yo estuve desnuda con total comodidad. Mi parto fue exactamente como lo imaginé. Lo cierto es que visualizaba mi aseo (la bañera en la dilatación y fuera de ella en el expulsivo) mientras leía a Michel Odent. Ocurrió tal cual*» (Mamá 14).

> «*Quería que mi pareja estuviera a mi lado, que hubiese un ambiente tranquilo, con poca luz y la gente estrictamente necesaria*» (Mamá 26).

> «*Di a luz en la penumbra, en absoluto silencio. (...) en el lugar de la casa en el que había previsto que sucedería, incluso antes de quedarme embarazada*» (Mamá 41).

«Es llegar a otro estadio de tu experiencia vital. Culminar. Madurar. Ser».

CAPÍTULO 4

PARTO, PLACER Y PODER ENCARNADO

4

PARTO, PLACER Y PODER ENCARNADO

Superados ya muchos de los escollos con los que han tenido que lidiar estas mamás y sus parejas, el momento esperado está cada vez más cerca. Se ha pensado y soñado con él en multitud de ocasiones y las emociones están a flor de piel.

> «*Los momentos previos fueron lo más importante que ha sucedido en mi vida. Como el parto se retrasó nueve días, todavía lo esperaba con más avidez, sentía tanta curiosidad por saber cómo sería mi hijo. Además, ni mi pareja ni yo quisimos conocer el sexo de nuestro bebé, con lo que era un aliciente más para el parto ¡saber si era niño o niña! Finalmente fue una niña... Lo más hermoso de mi vida*» (Mamá 1).

> «*Siempre tuve muchas ganas de que llegara el momento del parto. Quería vivir la experiencia de la que tanto había oído hablar y del modo que habíamos elegido*» (Mamá 14).

> «*La bebé se adelantó diez días, pero yo estaba tranquila, emocionada y con ganas de experimentar un parto nuevo, diferente. Soñaba mucho por la noche con partos y con bebés*» (Mamá 15).

> «*Con mucha ilusión y curiosidad, ya teníamos ganas de verle la carita... Yo también tenía mucha curiosidad por el propio proceso del parto, contracciones, sensaciones...*» (Mamá 32).

> «*No estaba nerviosa ni con miedo, solamente en alerta, pues en el primer parto rompí aguas antes de sentir ninguna contracción, y esta vez no sabía si cuando comenzara a sentirlas sería la vez que continuarían hacia el parto. Con todo, estaba deseando que se produjese el acontecimiento, primero para tener por fin a mi bebé, y segundo para vivir la experiencia del parto en casa*» (Mamá 36).

«Estaba absolutamente tranquila, con cada contracción me sentía feliz, la disfrutaba y atesoraba como bello recuerdo» (Mamá 41).

Y anhelar la llegada del parto tiene una fortísima valía. Nosotros la relacionamos con la tranquilidad que atesoran estas mamás tan bien informadas y con la apetencia con la que esperan el ansiado encuentro con su retoño. Con estos mimbres se augura un mejor resultado. Deseosas de experimentar, por fin, el momento para el que todas las mujeres están preparadas, pero entendiendo[1] «(...) el parto como un viaje, un destino que conlleva uno o varios premios, una oportunidad única de transitar nuestros cuerpos y conciencias». Porque[2] «(...) comprender todo lo que conlleva y moviliza un parto a todos los niveles facilita, además, que el resultado sea óptimo y saludable, no sólo a corto plazo, sino también a largo. Ampliemos la mirada sobre el parto».

«Lo imaginado y lo real fueron de la mano. No sé muy bien lo que esperaba, quería tener a la cría en mi casa, que no naciera entre extraños. Tranquila, a su ritmo. La realidad fue incluso mejor de lo esperado, no tengo ninguna queja. Me alegro de haber tomado esa decisión, de haber podido cumplirla. Ahora veo los resultados en la personalidad de Sara. No cambiaría nada. Es un bonito recuerdo para contárselo a Sara. Aprendí mucho, a disfrutar de cada momento, a sentir el parto de una manera positiva» (Mamá 28).

«Lo aconsejaría a todas las futuras mamás, les diría que si confían en ellas mismas y en sus bebés, que se hagan este hermoso regalo que dejará a ambos una huella que nunca olvidarán» (Mamá 33).

Con la mirada extendida, que sugiere Olza,[3] se entenderá mejor lo que les mostramos a continuación.

1. Olza, I; *Ibid.*, 2017, p.32.
2. *Ibid.*
3. *Ibid.*

«Tuve dos momentos, pero me asusté, porque realmente era lo último que esperaba»

1. PARTO Y PLACER

Parecerá de locos, o cuando menos extravagante, relacionar el parto y el placer, ¿verdad? Lo último que se le plantea a una mujer en cinta es que la experiencia del parto puede ser «un gustazo», como nos decía una mamá. Sin duda es controvertido, un verdadero tabú, hablar del parto orgásmico (de sensación de agrado y gusto); o si se prefiere, *parir con placer*, o mejor, sacar a la palestra «el secreto mejor guardado».[4] Ina May lo plantea sin tapujos:[5] «¿Nunca has oído hablar a alguien en términos positivos del parto o del alumbramiento? No me extraña. Una de los secretos mejor guardados en un número cada vez mayor de culturas de todo el mundo es que el parto puede ser placentero y enriquecedor. El parto que conduce al éxtasis proporciona fuerza interior y sabiduría a la mujer que lo vive. (...) qué pocas veces se menciona esta posibilidad a las mujeres que se preparan para el parto. Es un silencio para el que hay varias explicaciones posibles. (...) la mayoría de los profesionales de la maternidad no saben que puede ocurrir. (...) cuando ocurre, nadie la menciona, porque se considera que el orgasmo es demasiado íntimo para hablar de él en una conversación civilizada. (...) quienes saben que puede ocurrir no quieren dar falsas esperanzas a las mujeres, para que no se sientan defraudadas. (...) Dado que en nuestra sociedad tantas mujeres reciben medicación de uno u otro tipo durante el parto, éste puede ser el motivo importante por el que el fenómeno carece de reconocimiento entre los profesionales y el público en general».

Ibone Olza,[6] a partir de la definición de parto de Ina May Gaskin («(...) mezcla de connotaciones biológicas espirituales y sexuales»), profundiza y hace otra precisión que nos parece crucial en relación a los aspectos espirituales y sexuales del parto: «(...) están habitualmente ausentes de las definiciones obstétricas del parto. Sin embargo, son claves para comprender el parto y saberlo atender, ya que el parto es parte de la vida sexual y las hormonas de la reproducción son las que dirigen tanto el apareamiento como el parto».

---

4. Expresión que utilizó Debra Pascali-Bonaro (educadora prenatal y productora del documental «Parto orgásmico») al asegurar que es la capacidad de la mujer para sentir un placer físico de gran intensidad durante el parto.
5. May Gaskin, I; *Ibid.*, 2016, pp. 12, 203.
6. Olza, I; *Ibid.*, 2017, p.25.

Por supuesto que la relación parto y orgasmo se conoce tiempo atrás. Otra cosa es que no se trate, ni en los encuentros de las mamás con los profesionales de la salud, ni en los medios de comunicación...; y por extensión, que sea desconocida para el gran público. Los trabajos de dos autores españoles, Juan Merelo-Barberá (*Parirás con placer*)[7] y Casilda Rodrigáñez (*Pariremos con placer*),[8] nos estimularon a plantear en las entrevistas la relación dolor-placer.[9] Releyendo a Merelo-Barberá, advertimos, que, como él, Serrano Vicen y Schebat y otros autores de la época vinculados a la Sexología (Kinsey,[10] Masters y Johnsons,[11] Hite...[12]) igualmente lo habían referido en sus investigaciones. Asunto que después también abordarán de lleno Casilda Rodrigáñez[13] y otros.[14]

Como sugieren los que han profundizado en la materia, el parto orgásmico se puede acometer desde enfoques variados. Por su fuerza para la reflexión, valga lo que sostiene Merelo-Barberá: «El orgasmo en el parto es un hecho corriente y no es insólito ni raro en la naturaleza de la mujer, que puede ser fácilmente inducida a obtenerlo si se despeja de su mente culturizada todos los obstáculos que la sociedad machista ha interpuesto para que no se consiga, y si no interrumpen el proceso los médicos formados para impedir la expansión erótica femenina (origen de la

---

7. Merelo-Barberá, J; *Parirás con placer. La sexología y el orgasmo en el parto*, Barcelona, Kairós, 1980.
8. Rodrigáñez, C; *Apuntes sobre la recuperación del útero espástico y la energía sexual femenina*, Murcia, Ediciones Crimentales, 2007.
9. Apostillar que en las entrevistas realizadas en primera instancia, no se incluyó la pregunta de «la experiencia orgásmica en el parto», pero sí en las posteriores (un total de veintitrés). La razón de ello es que decidimos sondear la cuestión una vez revisada la información de la primera tanda de entrevistas.
10. El Informe Kinsey (capitaneado por Alfred Kinsey) se lleva a cabo a partir de la realización de más de 20 000 entrevistas (anónimas y confidenciales) a hombres y mujeres sobre el comportamiento sexual. Dos publicaciones resultan de su investigación: *Comportamiento sexual del hombre* (1948) y *Comportamiento sexual de la mujer* (1953). En el transcurso de este último trabajo, Kinsey constató la existencia del parto orgásmico.
11. Willian Masters y Viginia Johnsons, ginecólogo y sexóloga, son popularmente conocidos por la diferenciación de cuatro fases en la respuesta sexual humana: excitación, meseta, orgasmo y resolución. La publicación, en 1966, de *La respuesta sexual humana* les hace alcanzar fama internacional. Como apunta Merelo-Barberá al referir sus trabajos: «(...) por su parte Masters y Johnsons señalaron 12 casos de sensaciones orgásmicas idénticas a las de la primera fase del orgasmo en el curso del período de expulsión». Merelo-Barberá, J; *Ibid.*, p. 205.
12. Esta autora recoge las aseveraciones de señaladas figuras de la medicina, que, desde antaño, exponen que el dolor en el parto podría ser algo patológico y por ello no generalizable. Es el caso de Ambroise Parè (1575) en *L'Anatomie*: «La acción y utilidad de la matriz es concebir y engendrar con un placer extremo»; o el del obstetra inglés Grantley D. Read (1933), que, tras varios años de práctica obstétrica, llega a la misma conclusión: «(...) no hay proceso fisiológico que en condiciones normales de salud se produzca con dolor». Merelo-Barberá, J; *Ibid.*, pp. 10-11.
13. Rodrigáñez, C; *Ibid.*, 2007.
14. Rodrigáñez, C; Cachafeiro, A; Blázquez, MJ (Comp.); *Ensayos sobre el Útero: Parto orgásmico y sexualidad femenina*, Ciudad de México, Ediciones La Social, 2015. En este trabajo se reportan otros informes, además de los señalados antes: «Los testimonios de mujeres que han tenido partos orgásmicos han sido recogidos por la sexología científica desde mediados del siglo pasado; Juan Merelo-Barberá (1980) presentó un informe al respecto en el congreso de Ginecología de París en 1985. (...) en España, Serrano Vicens (1972) se encontró algún caso, y el propio Merelo-Barberá halló nueve casos en su investigación». *Ibid.*, pp. 37-38.

ginecología o ciencia de la mujer)».[15] Y esto está en consonancia con lo expuesto por Moscoso en relación al riesgo de que se «despierte» la animalidad de la mujer:[16] «Durante la actividad sexual, el embarazo o la lactancia, los pensamientos extraños, los sentimientos extraordinarios, los apetitos descontrolados (...) podían apoderarse de su mente inocente. Pero lo mismo ocurría durante el momento del parto. Para Tyler-Smith, por ejemplo, uno de los fundadores de la obstetricia, la excitación sexual era muy visible durante el alumbramiento, llegando en ocasiones a la erotomanía.[17] Más aún, los dolores de las contracciones y los propios de la expulsión se sustituían con frecuencia por los signos del orgasmo, lo que constituía una objeción moral que "todavía podía aumentar si estos hechos fueran del conocimiento de padres y maridos" escribía», lo cual dota de sentido que una buena fórmula para erradicar la carga moral del parto fuera medicalizarlo y anestesiarlo.

Actualmente, este tema se ha hecho visible a propósito de un documental titulado «Parto orgásmico»[18] (emitido en EE.UU. y después proyectado en numerosas televisiones de todo el mundo, además de aparecer también en prensa),[19] donde Amber Hartnell, un ama de casa de veintinueve años que vive en la isla de Kauai (en Hawai), es grabada teniendo un orgasmo durante su parto en casa en agua. En sus propias palabras: «Sencillamente, logré alcanzar ese estado de éxtasis en el que se suceden esos picos orgásmicos. Eran como oleadas arrolladoras que iban penetrando hasta lo más profundo de mí mientras yo reía y gritaba. No me sentía como si estuviera teniendo contracciones. Eran, más bien, como una especie de arrebatos. Y, de hecho, no experimenté dolor, sino sensaciones verdaderamente intensas». Las reacciones a una vivencia como ésta, que a tanta gente sorprendió, fueron múltiples.

Así, la extensión de esta noticia, «la experiencia de Amber», propició el surgimiento de posicionamientos encontrados, como el del diario *El Mundo*:[20] «(...) el debate es sobre si lo que han experimentado esas mujeres ha sido un verdadero clímax sexual o, simplemente, lo que han sentido no ha sido sino una especie de respuesta sadomasoquista, confundiendo el dolor intenso con el placer». Tal vez, el «malentendido» del periodista radica en no tener en cuenta los matices que incorpora Rodrigáñez al decir que[21] «(...) entender el parto como un acto sexual implica una aproximación a la sexualidad femenina diferente de la establecida en la dominación pa-

15. Merelo-Barberá, J; *Ibid.*, p. 90.
16. Moscoso, J; *Ibid.*, p. 150.
17. Enajenación mental causada por el amor y caracterizada por un delirio erótico (DRAE).
18. www.youtube.com/watch?v=eeZSRcKRsQA
19. En España, por ejemplo, lo publica el periódico *El Mundo,* 20 de marzo de 2009.
20. *Ibid.*
21. Rodrigáñez, C; *Ibid.*, 2007, p. 20.

triarcal que, para empezar, es exclusivamente falocéntrica», por lo que[22] «la palabra "sexualidad" sirve para hablar de los deseos, del placer y del bienestar psicosomático proporcionados por el sexo y las funciones sexuales. Pero además de la función del apareamiento, están las funciones de gestar (o ser gestados), parir (o ser paridos) y criar (o ser criados). (...) Por eso entendemos que estas funciones de la maternidad y las relaciones materno-infantiles debieran entenderse como parte (y parte básica y común) de la "sexualidad" humana». Sheila Kitzinger igualmente aclara que[23] «las sensaciones del parto nada tienen que ver, evidentemente, con el hecho de estar sexualmente excitada. No obstante, de alguna extraña manera, la energía que fluye a través de su cuerpo durante el parto, la presión de los músculos contraídos, el movimiento descendente del niño y la apertura de los tejidos blandos pueden resultar enormemente eróticos. (...) Puede resultar el sentimiento sexual más intenso que una mujer experimenta jamás, tan fuerte como un orgasmo, incluso más apremiante que éste».

> *«Concentración. Me sentía flotar en un estado donde sentía todo lo que mi cuerpo hacía. Las contracciones con la consecuente convulsión de todo mi cuerpo, la presión en el periné al empujar, mi garganta haciendo ruidos raros, la voz de la matrona en la distancia...»* (Mamá 3).

> *«Me recuerdo somnolienta, como drogada, en la penumbra, con los ojos cerrados la mayoría del tiempo. Agotadísima. Cuando sentí la cabeza apenas asomando, no lo podía creer. No podía cerrar la boca del asombro. Sí, ¡mi bebé era de verdad! ¡Lo estaba tocando! Subidón. Sensación de quemazón, ardor, fuego. También recordé que era el momento de aguantar todo lo que pudiera para no desgarrarme, creo que soporté dos o tres contracciones y nació Duna. ¡Qué rápido es todo de aquí en adelante!»* (Mamá 5).

> *«No sentí ese tipo de placer. Aunque es cierto que en el expulsivo tuve una sensación diferente de las contracciones anteriores y en cierta manera el movimiento que viene de la columna es placentero»* (Mamá 15).

> *«No al orgasmo tal como lo entiendo, como un orgasmo/placer en relación al clítoris, pero sí sentía un gozo tremendo al final de cada contracción, una sensación de placer al poder relajar mi cuerpo y saber que ya estaba más cerca»* (Mamá 16).

---

22. Rodrigáñez, C; Cachafeiro, A; *La represión del deseo materno y la génesis del estado de sumisión inconsciente*, Madrid. Nossa y Jara ediciones, 1995. pp. 277, 278.
23. Kitzinger, S; *La mujer y su experiencia sexual*, Barcelona, Círculo de Lectores, 1985, pp. 209, 210.

«Durante todo el proceso del parto no he sentido nunca el placer parecido al orgasmo, como mucho los sonidos que sacaba podrían haber sido parecidos a los del orgasmo. Sí que me dio un sentimiento muy placentero el momento de la salida de la niña. Es un sentir que no se puede explicar en palabras» (Mamá 26).

«Estoy de acuerdo con esa sensación durante el parto, yo la sentí y viví así» (Mamá 30).

«Sí, creo recordar que tuve dos momentos, pero me asusté, porque realmente era lo último que esperaba, no ubicaba esa sensación en mitad del parto. También creo que mitigué esa sensación, por miedo y vergüenza (no estaba a solas con mi pareja). (...) Fue una pena, porque algo de placer en mitad de tanto dolor no hubiera estado mal, espero estar más concienciada la próxima vez y poder experimentar sin tantos tapujos» (Mamá 32).

«Cuando salió la cabeza del bebé sentí alivio, pudiera asemejarse al placer, pero no lo identifico tan así al coger a la niña en brazos sentí felicidad, pero el estado de shock *no me dejó sentir placer como tal, más bien alivio y agustera»* (Mamá 33).

«En los instantes previos al nacimiento fue cuando las contracciones se espaciaron y dejaron paso a la sensación de bienestar» (Mamá 36).

«Durante los momentos entre contracción y contracción, sí tenía una sensación parecida pero no igual, y sobre todo al final cuando ya nació» (Mamá 37).

El siguiente apunte de Casilda Rodrigáñez matiza aún más la cuestión:[24] «(...) el parto no es un acto sexual cualquiera; es un gran esfuerzo físico, un acto en el que se tiene que volcar toda la energía del cuerpo de la mujer; todos sus órganos tienen que hacer al unísono un esfuerzo especial: el corazón, los pulmones, etc. Por eso, más que en ninguna otra actividad sexual, el parto y el nacimiento necesitan un especial apartamiento y un especial entorno psicoafectivo para la mujer, de un grado de recogimiento, de confianza y de intimidad tal que haga posible que el neocórtex deje de inhibir al hipotálamo. (...) En definitiva, el nacimiento es un acto sexual que se realiza con la máxima gratificación del placer

24. Rodrigáñez, C; *El asalto al hades. La rebelión de Edipo, 1.ª parte. Madrid, Proyecto editorial traficantes de sueños*, 2002, pp. 185, 187.

para las criaturas humanas si la sexualidad de la mujer que pare no estuviese destruida».

Una gratificación que, como decíamos, se consigue gracias a todas las hormonas que armonizan el proceso, siendo fundamental el papel de las endorfinas y la oxitocina:[25] «(...) actualmente sabemos que la oxitocina es el eje central de todos los estados orgásmicos y extáticos. Hoy se considera la oxitocina como el principal componente del "cóctel de hormonas del amor" que se libera durante cada episodio de nuestra vida sexual. (...) los estados orgásmicos podrían ser estudiados en el contexto de los estados emocionales trascendentales. (...) se considera que las emociones trascendentales tienen más posibilidades de aparecer en determinadas situaciones relacionadas con la oscuridad, el silencio y la soledad. (...) Se siente un "desapego" y un sentimiento de bienestar infinito. (...) el acceso a la trascendencia implica de entrada una reducción de la actividad del neocórtex». De ahí que, como se ha defendido en múltiples experiencias, incluida la de nuestras protagonistas, no sea excepcional el placer y los estados trascendentales en el parto, si bien (como también sugieren distintos autores) lo que nos parece más atinado para contextualizar esas percepciones es entender el parto como cóctel biológico, sexual y espiritual. De esta manera no deben resultar extraños los siguientes testimonios.

> *«Solo dolor y felicidad a la vez, nerviosismo y tranquilidad a la vez. Es un estado en el que las sensaciones son muy contradictorias, pero en el cual la intensidad es la nota dominante, y realmente tu cabeza no está donde debe estar, sólo existe tu útero contrayéndose para hacer nacer a tu hija. (...) Para mí fue como una borrachera o un colocón de hormonas. Cuando miraba, cuando oía, cuando caminaba, lo hacía como si fuera en una nube, casi levitando»* (Mamá 1).

> *«Estuve cansándome mucho por el dolor y no podía descansar entre las contracciones hasta que llegó un "letargo", parecido a una meditación, donde estuve flotando y en ese estado escuché una voz que me decía que quería salir ya. No sé cómo fue, pero me dio mucho ánimo y empecé a empujar con ganas. Como si hubiésemos reunido las fuerzas y deseásemos lo mismo el bebé y yo. No me importaba ya el dolor o algún daño, solamente me centré en eso y sentí con asombro cómo el bebé se movía y pronto sentí la cabecita entre mis nalgas. Fue una sensación muy fuerte de conexión con el bebé y gracias a eso, ella nació en "tres empujones"»* (Mamá 8).

25. Odent, M; *Ibid*, 2011, pp. 19, 20, 138, 140.

«En los momentos previos al nacimiento de mi hijo, sentí como una fuerza sobrenatural salía de mis entrañas, todos los músculos trabajando de una manera que me impresionaba. Estar sintiendo toda esa energía descontrolada me hacía, en ese mismo momento, cuestionarme de dónde salía. Si físicamente yo estaba agotada después de varias noches sin dormir, con las piernas inflamadas y entumecidas, cuando esa fuerza salía de dentro para traer a mi hijo al mundo me hizo pensar en un poder superior. (...) Las contracciones que me llevaban a empujar a mi bebé al exterior las experimenté como una fuerza brutal que saliera de las entrañas, y cuando dejaba que se experimentara esa fuerza sin poner resistencia, me sorprendía a mí misma de la fuerza de la naturaleza, de qué fuerza brutal tiene la mujer o le da a la mujer la capacidad de parir y lo maravilloso de estar experimentándola» (Mamá 9).

«Mi vivencia del parto la recuerdo como un sueño entre el mundo subconsciente y el consciente; recuerdo el dolor como intenso en unos momentos y ausente en otros. También recuerdo la agradable sensación de relajación y somnolencia entre contracción y contracción. Realmente fue en la última etapa cuando me di cuenta de que tenía que dejar que el dolor atravesara mi cuerpo para poder empujar. Un baile entre "la vida y la muerte"» (Mamá 11).

«La sensación de dolor y estar muriendo en vida nunca me abandonaron, aunque sí sentí una ligera sensación de ausencia a nivel mental durante todo el proceso de dilatación y expulsivo. Vamos, como si te tomas unas cuantas cervezas... y no recordases bien lo que sucedió el día anterior. El momento previo al nacimiento de Mara lo recuerdo como un momento cercano a la muerte, pensaba que como no saliese pronto moriría, y así fue, pronto salió. Fue en los tres últimos achuchones cuando entendí que justo cuando el dolor era más intenso había que empujar, de este modo el bebé se desplazaba hasta sentir su cabeza lista para salir. Ésta es la etapa de mi parto que recuerdo como un acto consciente, incluso me mandaba automensajes de ánimo y superación, aspecto que en la fase de dilatación era incapaz de abordar, me sentía anestesiada, me imagino que por las hormonas. Era un baile intenso entre la vida y la muerte, y cuando me dejé morir, renací junto a mi bebé, la sensación más bella nunca vivida» (Mamá 11).

«Justo antes sentía que no podía, que me dolía demasiado, que no era capaz de sacarlo. Me parecía imposible abrirme. Y cuando empezaba a salir la cabeza, sentía que me desgarraba y al mismo tiempo era increíble estar viviendo ese momento. Cuando tenía la cabeza fuera y lo vi a través de mis piernas, lo entendí todo, entendí el

parto, todo cobró sentido y sentía mucho, muchísimo amor. De repente era real, le tocaba la cabeza entre mis piernas. Era un desconocido y profundamente conocido al mismo tiempo. No cambiaría nada» (Mamá 20).

«Estaba un poco "ida", fueron muchas horas de esfuerzo mental y físico. En el momento en el que cogía a mi hijo en brazos, estaba flotando... Así que durante mi estancia en el limbo sentí muchísima alegría, paz, orgullo: lo habíamos conseguido, tranquilidad» (Mamá 32).

«En ningún momento sentí placer físico, nada que ver con el orgasmo. Pero sí sentí que era una experiencia tántrica y muy amorosa. (...) Sentí un cúmulo de sensaciones. Miedo por mi vida cuando cada contracción llegaba a su pico más alto de dolor, impaciencia cuando la cabeza del bebé bajaba por el cuello del útero, pero, sobre todo, sentía fortaleza y poder femenino. Una felicidad abrumadora y profunda, diría que ancestral; parece que a la mente lógica le cuesta entender que coexista el dolor más alto soportable junto con la felicidad y el amor, pero es que "la vida vale tanto..."» (Mamá 34).

«Unas sensaciones de confusión, de estar en mí misma, donde sólo escuchaba a mi cuerpo y a mí, donde no me importaba nadie más. Sensaciones de placer y de dolor entremezclado y de fuerza e instinto. Fue una experiencia brutal, instintiva, salvaje. Sentía confianza en mí, en mi poder personal y sentía a mi hija colocándose. En algún momento me sentí cansada, dolorida, y que no podía más, pero se iba pasando conforme iban apareciendo las contracciones» (Mamá 37).

«No diría tanto sensaciones parecidas al orgasmo, lo compararía más con una meditación profunda y absolutamente placentera. El desarrollo del parto fue totalmente armonioso, suave, y profundo. Sin embargo, tras la contracción en la que coronaba la cabeza de mi hija y en la que sentí que me partía, salí de golpe de la meditación que había tenido durante todo el parto y por primera vez sentí miedo al dolor, a no poder soportarlo. La siguiente contracción volvió a ser cantada, potente y controlada, y nació mi hija» (Mamá 41).

Toda la riqueza de sensaciones que nos trasmiten las mamás están inscritas en la razón de ser de toda esta maravillosa aventura, el dar a luz a sus bebés desde el poder de sus cuerpos, lo que hemos llamado «el parto desde el poder encarnado».

«Me sentí muy poderosa. Lo habíamos conseguido y además había sido bello»

2. PARTO Y PODER ENCARNADO

Por fin llega el gran día. La espera, las dudas, los reproches, las malas caras, los silencios violentos, el sentirse clandestinas..., todo, ha merecido la pena. ¡Sí! Desean llegar a la meta, pero sin desestimar ni un ápice que el parto es una dura prueba para ellas y sus bebés. La mamá ha de hacer un duro e intenso viaje interior para «romperse» y dejar salir a su pequeño:[26] «Pero recuérdalo bien, la mar desencadenada es terrible. Hace temblar a las más valientes. Por eso es mejor saber lo que se espera. Es necesario compadecer a las desgraciadas que son alimentadas de ilusiones. Las palabras son enseguida mal comprendidas. Sobre todo, por quien no quiere entenderlas. Por parto sin dolor, por nacimiento sin violencia, ¿cuántas madres han querido entender que iban a traer a un niño al mundo sin sentir nada? Se ha llegado incluso a hablar de parir con suavidad. ¡Como si un temblor de tierra pudiera producirse con suavidad! No, es mejor mirar a la verdad a la cara. Es un cataclismo. Es tan grave como encontrarse con la muerte. La muerte. La vida, encontrada cara a cara, en su inmensidad, es terrorífica. Y ese nacimiento, sí, es un poco como la muerte. Y una resurrección. Es una iniciación. Eres puesta a prueba, como el acero. Y tú surges de ella, como él, con templanza. Otra, indestructible, invencible. Ya no te sorprende nada, por espantoso que sea, como todo lo que es noble, grande». Finalmente, este potente obrar con-sentido la hará salir reforzada, empoderada..., sintiéndose capaz de afrontar mejor adversidades presentes y futuras.

> *«Fue brutal. Nunca había sentido nada igual. Es más, no esperaba que fuese así, para nada. Creía que iba a ser más fácil, pero fue muy duro. En el expulsivo pensé en una cesárea porque estaba tan agotada que creía que no era capaz de sacarla. La dilatación también me dolió, pero a la misma vez el cuerpo sabía compensarme con ratitos de descanso. Estaba un poco desesperada después de más de diez horas de contracciones. Recuerdo que le dije a mi comadrona que por favor me lo sacara ella, ya me daba igual si me tenía que cortar o que hiciese cualquier cosa. Cuando me dijo que era morena, que se*

26. Leboyer, F; *Ibid.*, 1983, pp. 135, 136.

veían los pelos de la cabeza, los pujos eran cada vez más y más fuertes. No podía pensar, sólo quería empujar y ver a mi niña. En definitiva, estaba tan convencida de que iba a ser tan fácil que no esperaba estar tantas horas de trabajo de parto. No obstante, mi mente no podía pensar en nada, sólo estaba en el momento, en cada contracción y relajación» (Mamá 2).

«Sentí el cuello del útero abriéndose, mi hijo saliendo poco a poco al mundo. Pensé que estaba cagando. Cuando la cabeza se estaba asomando, no quería tocarlo porque tenía miedo de que estuviera todavía muy adentro. Pienso que todavía no creía que estaba saliendo. De repente allí estaba, y en mis brazos, ¡un bebé!» (Mamá 4).

«Pensé en la anestesia en esos momentos, me decía a mí misma que no podía bajar los brazos, pero otra voz me decía: "Flor, ¿por qué te metes en esta situación?, con anestesia sería mucho más fácil..."; así discutiendo internamente hasta que salió Duna a escena y me olvidé del dolor; el amor y la emoción se lo llevaron. No lo esperaba. Aunque no sé qué esperaba. Al ser mi primer parto, estaba a la expectativa de cómo sería todo, no tenía con qué comparar en mi experiencia» (Mamá 5).

«En los momentos previos al nacimiento, experimenté el dolor físico más fuerte de todo el proceso del parto, en la zona pélvica, un dolor difícil de sobrellevar, pero al mismo tiempo me sentía con mucha fuerza y conciencia de que el dolor iba a terminar muy pronto y que iba a poder ver a mi hijo, sabía que cada vez estaba más cerca el momento de tenerlo fuera entre mis brazos. No me representé en ningún momento la idea de que pudiera tener algún problema de salida, ni vuelta de cordón, ni asfixia, ni nada semejante (que es lo que más remarca la gente cuando saben del parto en casa), en cuanto a su salud y bienestar me sentía segura. Cambiaría el poder abordar el dolor de manera más tranquila» (Mamá 7).

«Imaginaba mi parto algo diferente a como fue. Había leído algunos libros que trataban el parto como algo muy espiritual, obviando un poco la experiencia del dolor. Me encantó leer estos libros porque me hacían plantearme esa dimensión espiritual, pero cuando llegó el parto y el dolor y el trabajo intenso, necesité poner los pies en la tierra y enfrentarme a la realidad, y atravesar el dolor y enfrentarme a las contracciones con valor, con ganas de empujar poniendo todo mi empeño para que mi bebé saliera. Fue imprescindible para mí dejar las fantasías a un lado, colocarme mis zapatillas de deporte, como si fuera a correr una maratón, y decidir que había llegado

la hora de invertir todas las fuerzas y energía que me quedaban en llegar a la meta y recoger a mi bebé en mis brazos. No cambiaría nada, fue como fue, incluso cuando pareciera larga y acabara exhausta después de varias noches sin dormir, no cambiaría nada» (Mamá 9).

«Quemaba y dolía, sabía que ya estaba muy cerca, y que podía. Había llegado hasta allí. No quería saber nada, sólo deseaba estrecharlo en mis brazos, olerlo, sentirlo... y también que acabara ya, lo reconozco, que no doliera más. Fue perfecto. Nuestro viaje terminó como empezó... CON AMOR. Rodeado de abrazos, caricias, sonrisas, susurros... Ayer cerré un círculo, el de la gestación y nacimiento de Marcel, el de mi embarazo y parto. Es necesario cerrar para seguir creciendo, para poder seguir caminando. En esta nueva etapa sigo dejándome llevar por la Vida, fluyo en el presente y sonrío al pensar en las sorpresas que están por llegar...» (Mamá 16).

«Me dolió mucho. Fue más de lo que esperaba. Recuerdo que en las clases de preparación al parto decían que el dolor de las contracciones era perfectamente soportable. Durante el parto maldecía aquellas clases. No estaba preparada psicológicamente para ese dolor, y recuerdo que durante el parto no conseguía desconectar la cabeza (maldito neocórtex), quizás por eso me dolió más. No cambiaría nada» (Mamá 20).

«Previamente yo me encontraba ya exhausta, agotada y en un estado de trance que no recuerdo bien, pero sí que tengo el recuerdo, ¡la sensación de que hubo un empujón de energía por parte de la comadrona. ¡Ya! ¡Venga vamos a muerte! y que entre todos nos entregamos al máximo para que mi hijo naciera y lo conseguimos. Fue un esfuerzo conjunto, sin equipo no hubiera podido ser así.... una emoción salvaje y tierna a la vez. Tan duro como precioso. No cambiaría nada» (Mamá 22).

«Después de 3 días de contracciones y 15 horas de trabajo de parto, estaba muy cansada, pero con muchas ganas de terminar el parto y ver a mi bebé, y de que todo saliera bien. No cambiaría nada, todo mereció la pena» (Mamá 25).

«La última hora se me hizo eterna y sentía que no podía más. Recuerdo que le dije a la comadrona, riéndome, con sólo 30 minutos para finalizar el parto, que aquél hubiese sido el momento para pedir la epidural (llevaba 10 horas de parto, de las cuales, las últimas 4 horas empujando). No cambiaría nada, absolutamente nada. ¡Fue perfecto!» (Mamá 26).

«Como era mi segundo hijo, pensé que iba a ser más rápido, pero no fue así, ya me advirtió la comadrona que eso podía suceder. No me sentí angustiada, la respiración me ayudó mucho y el libro de la antigimnasia también. Dolía, pero disfrutaba de mi parto. No cambiaría nada, fue inolvidable de principio a fin. Cada vez que recuerdo ese día, me invade una felicidad...» (Mamá 27).

«No estaba muy cuerda, recuerdo hacer un esfuerzo físico brutal. Emoción porque se acercaba el momento esperado de conocer a nuestro bebé, y con muchas ganas de que terminara el parto. No lo considero un dolor fuerte, mi problema con él creo que fue más bien la duración del mismo que llegó a agotarme mentalmente, eso no lo esperaba. Creo que sí era lo que esperaba, el de las contracciones, sólo que duraron mucho... El dolor de riñones también me sorprendió, tenía que empujar a la vez que intentaba sobrellevar la propia contracción, tardé en reaccionar y conseguir dominar las dos cosas (dolor de riñones y contracción), al final descubrí que empujando mitigaba el dolor de riñones, ¡fue todo un subidón! El dolor de la fase final, la de expulsión, sí que me sorprendió, lo que pasa es que llegué tan reventada que no fui muy consciente, pero realmente si intento recordar, tenía la sensación de que iba a romperme entera. Sentí un poco algo parecido al burro y la zanahoria, la tiene delante y cada vez que el burro se acerca, la zanahoria se aleja y no la coge nunca... Que ya llegaba Juan... pero no terminaba de salir. Fue perfecto, vino al mundo mi hijo» (Mamá 32).

«Pensaba que el dolor durante el parto sería soportable y que simplemente tenía que dejar mi mente a un lado para que mi cuerpo hiciese su trabajo. (...) Cuando las contracciones se volvieron muy intensas, el dolor rompió con la idea que me había hecho previamente de lo que podría ser un dolor de parto. Me asusté muchísimo, pensaba que no iba a poder, que me iba a morir; y un montón de ideas alternativas al parto natural se agolparon en mi cabeza. El dolor lo describiría como una motosierra por dentro. Por cierto, sí que es verdad que inmediatamente tu cuerpo se olvida. Ese caos y miedo que experimenté cuando las contracciones se hicieron casi insoportables desapareció gracias al buen hacer de la matrona que me orientó y calmó con mensajes sobre el poder de la mujer para dar vida y sobre el bebé que por fin íbamos a conocer. Estos mensajes y permitir que mi mente miedosa y controladora se apartara a un lado para que mi propia naturaleza hiciera su trabajo, hizo que me relajase y lo viviera con consciencia, con alegría y al mismo tiempo como si estuviera en trance. Fue algo mágico y sagrado» (Mamá 34).

«Los pujos fueron duros, se sumaba el dolor de la contracción y la quemazón de la vagina estirándose. Para mí, era una necesidad liberar ese dolor y esfuerzo con gritos profundos. Tenía miedo al desgarro y pensaba mucho en ello, pues con el primer parto lo pasé muy mal en el momento de los puntos y luego para recuperarme de ellos. Creo que a los puntos es a lo que realmente he tenido miedo desde el principio por la experiencia anterior, y que ese miedo no ayudó en absoluto a la parte final del parto. Era algo que no salía de mi cabeza. No cambiaría nada de nada» (Mamá 36).

«Sentí que tuve que atravesar fases. Primero sentí presión porque se había roto la bolsa de las aguas y no tenía contracciones, y cuanta más presión sentía menos llegaban las contracciones y cuanto más quería que llegaran menos llegaban, hasta que dije: "Yo no soy tan importante, esto no depende de mí, no tengo que hacer nada", y me relajé. Entonces empecé a tener contracciones. Otra cosa que sentí fue mucho miedo a que mi hijo viniese con algún problema y que de alguna manera tampoco venían las contracciones debido a ese miedo. Entonces tuve que interiormente aceptar al hijo que estaba a punto de recibir sin condición. Recuerdo que interiormente reconocí ese miedo y dije: "Acepto como eres, como seas, acepto amarte sin condición", y recuerdo cómo algo desde arriba se unió a mí y se alineó conmigo. Y después de esto comenzaron las contracciones y me sentí aliviada y contenta. Esperaba cada contracción como el niño que espera en la playa que venga la ola para saltarla» (Mamá 38).

«El dolor fue mucho más de lo que yo me esperaba y, de hecho, había momentos en los que creía que no iba a ser capaz de hacerlo. En ningún momento sentí placer. Sentí ansiedad, miedo e incertidumbre» (Mamá 39).

«La vivencia del dolor superó mis expectativas. Entre que yo me había imaginado mi parto como un trance solitario y renovador, y que la matrona no nos había informado previamente sobre las características de las distintas fases de parto en cuanto a los tipos de dolores que se van forjando con la bajada del bebé, imagino que para no condicionarme mentalmente, pues las fui descubriendo conforme llegaban y ella las describía y me iba explicando in situ *qué estaba ocurriendo. Así que cada fase del parto me pareció interminable, sobre todo el principio, cuando aún no llevaba ni dos centímetros y en la exploración la matrona me informó de lo poco que llevaba; no podía creer que hasta la exploración fuera tan dolorosa y que cada vez todo doliera más. Ahí fue cuando tomé conciencia de lo duro que iba a ser parir y me encomendé a la matrona. Sin su apoyo no habría tenido fuerzas para pensar en mi bebé y*

enfrentarme con más calma al dolor. Porque llegas a soportar un dolor que no esperas poder aguantar. Sobre todo, en el expulsivo, que pensaba que sería lo menos duro, y sentí un dolor tan intenso y tal quemazón que me desconcentraba muchísimo del ritmo del bebé. Sólo quería terminar, así que me obcequé en eso y me desgarré. No cambiaría nada, he aprendido mucho» (Mamá 40).

Estas situaciones tan vívidas que se describen, sólo pueden atravesarse con asertividad cuando tienen sentido, cuando el dolor no torna a sufrimiento, cuando se confía en la perfección del milagro de la vida. Casilda Rodrigáñez impele a la naturaleza como camino vivencial singular, es decir, lo que no puede ofrecer la estandarización del parto medicalizado:[27] «El cuerpo materno no falla, las olas nos empujan un poco más, y ahí están las manos maternas recogiéndonos y recostándonos en su vientre. El cuerpo de nuestra madre late y secreta la libido y su bioquímica que sentimos y olemos. (...) Hemos cambiado de habitación, pero no de casa. Es el gran día del gran encuentro y del comienzo de la expansión de nuestra vida. (...) Estamos llen@s de amor hacia ese cuerpo; (...) es un amor simbiótico, el de los cuerpos confundidos (...) Este estado neurohormonal es único y especial, y no se puede repetir ni simular con un comprimido, o con sueroterapia, sólo se tiene cuando se pare y se nace sin medicación exógena». Es así que, después de lo que la mayor parte de las mamás viven como tempestuoso, llega el nirvana, la extinción, la liberación del deseadísimo encuentro que dota de sentido a toda la singladura.

«Una emoción grandísima. Inexplicable. Lo más maravilloso que he sentido nunca. El amor más puro. Tenía muchísimas ganas de verla. La había cuidado y querido tanto durante el embarazo que soñaba con el momento de vernos y me di cuenta de que la realidad superó a todo lo que yo había imaginado. No cambiaría nada, fue perfecto» (Mamá 2).

«Un cambio total de ambiente, un retorno a la realidad, un bebé en mis manos que no esperaba. Como si no fuera consciente de que iba a tenerlo al final de todo el proceso. Me sorprendió ese bebé llorando en mis manos. Busqué los ojos de mi pareja y estaba llorando... y yo estaba como en una nube. Mi pareja llorando, el bebé llorando, sentía a la matrona acompañándonos, que en ese momento es como si fuese mi mamá, o la persona en quien más confiaba del mundo. Cambiaría el dolor y tantas horas si pudiera» (Mamá 6).

27. Rodrigáñez, C; *Ibid.*, 2002, p. 209.

«Sentí alivio, que el parto se terminaba. En el momento que salió de mí el cuerpecito del bebé, me extrañó la sensación de peso que abandonaba mi cuerpo. Se despegaba de él y cuando la vi y escuché el grito, fue el momento más dulce que puedo describir» (Mamá 8).

«En ese momento me sentía en otro mundo. Estaba feliz, satisfecha, llena de amor. Es una sensación de satisfacción muy grande y de agradecimiento profundo» (Mamá 15).

«Reviví el momento en el que nació mi primer hijo y me di cuenta de que podía querer a otra persona tanto como a él» (Mamá 19).

«(...) pero lo más sorprendente para mí fue que en cuanto nació mi hija se me quitó de golpe todo el cansancio y agotamiento que llevaba. (...) Me sentía muy feliz porque todo había salido bien, y agradecida por la ayuda que me prestaron tanto la matrona como mi marido» (Mamá 25).

«Por fin aquí, te sientes tan feliz, tranquila, sientes gozo, un milagro (...) El expulsivo se hizo largo porque me quedaba sin fuerzas al empujar, pero de repente sacó la cabecita y el milagro de la vida se produjo» (Mamá 27).

«Sentí un amor pleno, grandes bendiciones y una gran felicidad. Va más allá de las palabras. Quería el nacimiento respetado de mi hijo, pero nunca pensé ni me hice expectativas de cómo sería. Fue mágico y precioso» (Mamá 30).

«Sorpresa, no lo podía creer, después del esfuerzo llegó ella, así de fácil, así de humano, así de natural, fue un momento mágico. Plenitud, fue el momento de mayor plenitud y paz que yo recuerdo en toda mi vida. Todo un diez» (Mamá 33).

«Sentí paz, felicidad, sorpresa por lo mágica y milagrosa que es la vida y la propia naturaleza, sentí alivio al ver que mi bebé estaba perfecta; orgullo al verla reptar por mi pecho con una fuerza vital impresionante; cierta inquietud por su llanto al salir; mucho amor; cuando la miraba, sentía y pensaba que Dios existe (no soy religiosa)» (Mamá 34).

«Pensé que todo había acabado y que por fin tenía a mi hija en mis brazos y que todo había salido bien. Creo que nunca nos podemos imaginar lo que va a ser el parto, porque es un dolor inimaginable, pero la tranquilidad y relajación que pude tener en mi casa sí era algo que me podía imaginar. No cambiaría nada, porque lo único

> *negativo fue mi familia y eso no puedo cambiarlo. Se lo recomendaría a todas las madres porque es una experiencia preciosa. Yo he tenido dos partos, el primero en casa y el segundo en el hospital, y reconozco que el parto en el hospital fue más desagradable que el de casa, más tenso, con prisas, sin intimidad. Si hubiera tenido el apoyo de mi familia, también habría intentado que mi segunda hija naciera en casa»* (Mamá 39).

Amor, amor y más amor hacia sus bebés es lo que irradian los relatos de estas madres plenas de gozo. Un amor encarnado desde su empoderamiento. ¡Quién da más! Naturaleza fluyendo:[28] «Lo más fascinante del parto de la especie humana (...) es que cuando nos ponemos a observar desde la neurobiología cómo es el escenario neuroquímico del cerebro en el parto, todo lo que nos encontramos son hormonas del amor a raudales que promueven el placer y el bienestar inmediatamente. Lo que ha previsto la naturaleza es que el parto sea dirigido por sustancias producidas en el cerebro de la madre principalmente, aunque también en el del bebé, que hacen que en condiciones ideales nada más nacer la madre esté en un peculiar e irrepetible estado de conciencia en el que todo lo que suceda va a quedar profundamente grabado y en el que lo más fácil es que sienta fascinación y ternura o amor por esa criatura que acaba de salir. (...) La naturaleza ha primado que parir sea tremendamente intenso, y que en el primer encuentro madre y bebé vivan algo parecido a un flechazo, sobre todo para que la madre desee estar cerca de su bebé durante la mayor parte de los siguientes meses o incluso años».

Las madres están exhaustas, pero radiantes. Han experimentado el parto total y consumado el objetivo, ¡parir en el hogar! Ibone Olza recurre al psiquiatra Daniel Stern para explicar la plenitud del momento:[29] «Con diferencia, el impacto psicológico más intenso del nacimiento para la mayoría de las mujeres es el sentido del logro y plenitud que sienten después. Euforia, cansancio, agotamiento, victoria y alivio. Un sentimiento muy profundo de formar parte de la fertilidad de la tierra, de ser un miembro del mundo, de pertenecer a la eternidad. En esos momentos la madre puede tener una expresión en su cara que ni su marido ni sus amigos pueden haber visto antes, y que no olvidarán... tiene una belleza no terrenal».

> *«Estaba preocupada por no hacerlo bien y que la niña sufriera o se asfixiara. Ése era mi miedo. Llevaba muchas horas de parto, y aunque todo había ido bien, mi cuerpo iba distanciando las contraccio-*

---

28. Olza I; *Ibid.*, 2017, p. 22.
29. *Ibid.*, p. 58.

nes y me iban fallando las fuerzas para empujar. Aun así, yo estaba feliz, entre contracción y contracción, el cuerpo se relajaba y yo me dormía un poco. Mi comadrona me decía que mi cara transmitía paz y sonreía, y es que ya faltaba poco para tener a mi bebé» (Mamá 28).

Este torrente de sentimientos, mengua. Se roban a medida que se interfiere. En este sentido la medicalización impide el despliegue de lo que la naturaleza ha previsto en el parto de nuestra especie. Sin intervenciones exógenas, viajan conscientes. Y llegado a su fin, las mamás salen enormemente fortalecidas y plenas. Y estamos contando lo que es, sin ocultar nada. Hay dolor, a veces mucho dolor; y plenitud y satisfacción, mucha, muchísima también. Al igual que sostenemos una y otra vez que el parto en el hogar no es una práctica generalizable y debe circunscribirse únicamente a mujeres de **bajo riesgo**. El ingrediente principal es el poder, el poder «desde dentro», el verdadero poder encarnado, el que genera confianza y conciencia de sí mismo y de la posición frente a los demás. Un poder que está en ti, en tu existencia, que te provee fortaleza para actuar, cambiar, confrontar...

«Se fue la presión de mi barriga y mi cabeza también descansaba. Ese cuerpecito tan caliente, tan vivo, pegado al mío. Yo no sé explicarlo..., lo habíamos conseguido. Me vienen ganas de llorar otra vez. Es todo muy intenso» (Mamá 6).

«Realmente no era capaz de imaginar mi parto, ni siquiera pensaba en ello. Aunque confieso que pensaba en prepararme para no bloquearme, estar tranquila y tener las condiciones para fluir lo mejor posible. Sí que me sentía acompañada, pero sabía que este proceso lo tenía que afrontar sola. Nadie puede parir por ti. Me siento muy satisfecha de haber parido a mi hija. Realmente tuve que enfrentarme a mí misma y estar por encima del dolor; cuando entendí que el dolor daba la vida, todo fluyó muy rápido. Me siento satisfecha de la experiencia, agradezco a la vida la posibilidad de parir a mi hija de forma consciente y activa, me siento reseteada física y emocionalmente. No cambiaría nada, todo pasó como tenía que ser» (Mamá 11).

«Imaginé que sería tranquilo y sin complicaciones. Quizás más rápido de lo que fue, porque desde que se rompió la bolsa hasta que nació Zoe, pasaron 44 horas. Pero fue incluso mejor de lo que esperaba, porque pude ir sintiendo los cambios que iba haciendo el cuerpo, y todo el tiempo estuve en mí y en la bebé. No cambiaría nada» (Mamá 15).

«Es inexplicable, la experiencia más fuerte de mi vida. Me sentí fuerte y poderosa hasta límites insospechados» (Mamá 18).

«Placer, alegría, satisfacción de saber que pude, que todo estaba bien, que tenía a mi bebé en brazos y lo había hecho yo sola. Fue como imaginé. No cambiaría nada» (Mamá 21).

«Ha sido alucinante traer a una personita al mundo. Igual de duro que hermoso, igual de salvaje que tierno... Una experiencia única y necesaria. Un triunfo. Seguiremos este camino en la crianza, esto no ha hecho más que empezar» (Mamá 22).

«Un parto en casa no es todo color de rosa, tiene riesgos, pasas los dolores, estás asustada, preocupada... como en cualquier parto, pero lo que lo diferencia es que en todo momento reina la calma y la confianza. En mi caso, tengo sólo recuerdos positivos. Sé que no fue fácil, pero si me vuelvo a quedar embarazada y todo va bien, nacerá en casa, acompañados por Sara» (Mamá 28).

«Sentí que estaba dónde quería estar, que ésa era la forma en la que quería parir; sentí que era capaz de soportar el dolor y eso me hizo sentir muy segura de mí misma. Sentí que era capaz de parir a mi hija por mí misma, me sentí protagonista de mi parto. Cuando nació mi hija y la cogí en brazos, me sentí muy feliz; la sensación fue parecida a cuando nació mi primera hija en el hospital, pero en mi primer parto esa felicidad fue acompañada de una sensación de alivio, de que por fin había terminado todo, y en el parto en casa sentí además un "subidón" diferente, me sentí muy poderosa y por supuesto muy emocionada. El hecho de haber parido en casa ha supuesto un antes y un después en mi autoestima y seguridad en mí misma, ahora me siento capaz de conseguir cualquier cosa que me proponga; si he sido capaz de parir, soy capaz de todo. Este punto fue muy importante para conseguir amamantar a mi hija, ya que a mi primera hija no conseguí darle el pecho, precisamente por la falta de autoestima en mí misma y por el estado emocional en el que quedé tras el parto (no me sentía capaz de nada)» (Mamá 29).

«Toda mujer está preparada para dar a luz de forma natural, es un proceso humano y natural. Nuestro cuerpo está preparado para ello, sólo tenemos que confiar en él y escucharlo en cada momento. Es un momento mágico que toda mujer que está embarazada debería experimentar y no dejarse llevar por lo que hoy día nos ofrece la sociedad, la medicina convencional» (Mamá 30).

«Tranquilidad y alivio de ver que todo acababa bien. Imaginé que sería con menos dolor y más rápido, pero no cambiaría nada, me he permitido ser yo misma, afrontar mis miedos y superarlos» (Mamá 31).

«Fueron tan rápidos los momentos previos que es difícil recordarlo con palabras; fue una mezcla de dolor, emoción, miedo, alegría, incertidumbre, ganas, poder... Necesitaba dar a luz yo, sin más artefactos que mi propio instinto, y eso en un hospital era inimaginable. Empoderamiento, ser dueña de tu cuerpo y hacer y deshacer con él gracias a escuchar sus impulsos, pocos momentos en la vida te ofrecen esa oportunidad. Estar en el aquí y el ahora sin cavilaciones. En la realidad, cuando sucedió fue todo un momento lleno de poder, magia e ilusión» (Mamá 33).

«Sin lugar a dudas ése fue el momento que hizo que todo (críticas de la gente, inversión, dolor, dudas, etc.) mereciese la pena, aun si hubiese sido de cada cosa cuatro veces más. Es la sensación de mayor plenitud y poder que he tenido en mi vida, porque mi bebé y yo habíamos podido hacerlo y lo habíamos hecho juntos. Siendo sincera, me lo imaginé exactamente como sucedió. Puedo decir que hay algo que no había imaginado, y es cómo llegó mi bebé de tranquilo. Ahora en nuestras conversaciones de pareja casi siempre sale ese tema, comparándolo con la llegada del primero, lamentándonos de su llanto de dolor, pero maravillándonos de nuestra experiencia con el segundo y saboreándola miles de veces. Sobre los sentimientos y vivencias tampoco cambiaría nada, porque han sido las mejores de nuestra vida. Me ha unido todo esto a mi bebé, al mayor y a mi pareja aún más si cabe» (Mamá 36).

«Imaginé que sería más tranquilo, meditativo, en quietud, con mucha calma. Y lo que sucedió es que fue una experiencia brutal, salvaje, gritaba, cantaba, balbuceaba, me movía. Sentí una fuerza tremenda, un amor profundo, un poder tremendo, me sentí la mujer más afortunada de la tierra, completa, plena» (Mamá 37).

«Una necesidad imperante de poner las fuerzas que me quedaran en sacar a mi hijo y poder descansar. Pensaba: "No puedo", pero seguía. Mi mente, por un lado, mi cuerpo y mi alma sin embargo parecían más parte de mi bebé que mías. Tenían vida propia. Un objetivo que cumplir más allá de la identidad mental y mis expectativas. Fue una experiencia sobre los propios límites; viví la discordancia entre mi mente que tiraba la toalla y mi alma que sabía que nunca lo haría hasta que naciera mi bebé. Una experiencia vital en la vida de una mujer. Es llegar a otro estadio de tu experiencia vital. Culminar. Madurar. Ser» (Mamá 40).

«Me encontré muy feliz y me sentía orgullosa de haber dado a luz en casa, de haber sido coherente con lo que yo pensaba y haber facilitado que todo fuese como "tenía que ser"» (Mamá 42).

> *«Una sensación y sentimiento de amor infinito y mucho orgullo y felicidad de que hubiera ido todo tan bien y de haber sido capaz, otra vez, de parir de forma natural. Feliz de tener a mi bebé en brazos y de haber hecho este camino juntos»* (Mamá 43).

El reconocerse fuerte (hacer gala del poder encarnado) ha devenido de la brutal/potente/poderosa experiencia de parir en el hogar; de comprobar, sin mediación ni mediadores, su capacidad y fortaleza para parir «sola». ¡Enhorabuena a todas!

Deseamos con todo nuestro corazón que el esfuerzo de estas mamás por relatarnos sus personalísimas experiencias sirva para que se conozca mejor el nacimiento en el hogar. Sus luces y sombras. Donde hay dolor, felicidad, sentimientos encontrados... porque no es un camino de rosas, pero sí de plenitud, de poder, de fortaleza, de amor. Ni es una osadía ni una frivolidad. Por eso exige exponerse con la máxima transparencia, sin quitar ni poner lo que no se ha vivenciado, «sin trampa ni cartón», *sic* (textual). Y nos lo han contado así, tal cual ocurrió. ¡Se lo debemos! Muchas gracias por vuestra generosidad, de veras. Valga nuestro más sentido agradecimiento. Esperamos no haberos defraudado y que se haya trasmitido el mensaje que nos ha unido en esta maravillosa aventura que, como anunciamos, es *«Mucho más que parir en casa»*.

ACERCA DE LOS AUTORES

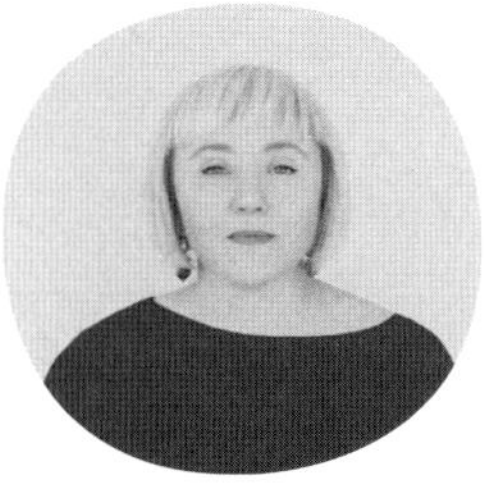

Carmen Sánchez Navarro (Lorca, 1969). Diplomada en Enfermería en el 1990 y Enfermera especialista en obstetricia y ginecología desde el año 2000; trabajando, hasta hoy, en el Servicio de Paritorios. Durante quince años ha asistido partos en el domicilio acompañando a más de 120 parejas, principalmente en las provincias de Murcia y Almería. Ha sido profesora asociada de la Unidad docente obstétrico-ginecológica de la Facultad de Enfermería de la Universidad de Murcia (España) durante once años en las asignaturas de Menopausia y Antropología de la mujer y familia.

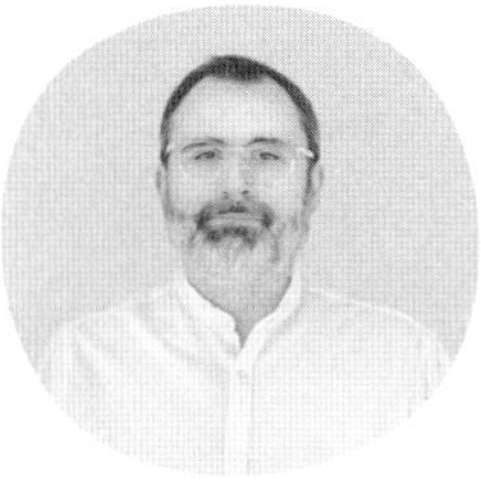

Juan Ignacio Rico Becerra (El Aaiún, 1967). Profesor Contratado Doctor de la Universidad de Murcia (España). Licenciado en Geografía e Historia, Licenciado en Antropología Social y Cultural, Diplomado en Enfermería y Doctor en Antropología Social y Cultural. Ha participado como investigador en diversos proyectos de investigación europeos, nacionales y regionales; y publicado distintos trabajos (libros, capítulos de libros, artículos de revista...), desde la perspectiva de las Ciencias Sociales, en el ámbito de la salud y la inmigración.

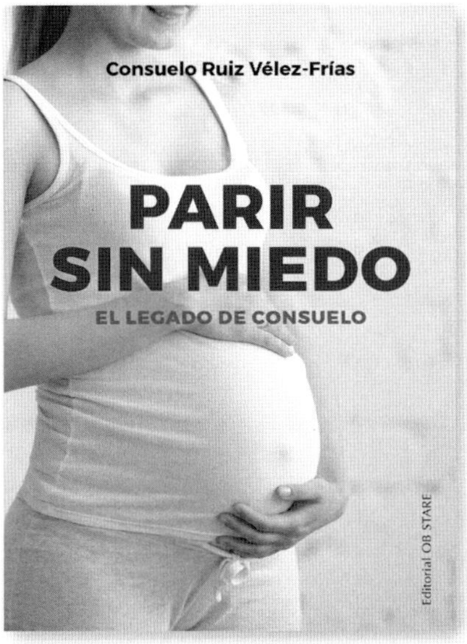

Nunca antes se consideró el parto como una enfermedad, por lo que jamás se asistió en los hospitales, sino que había unos establecimientos, las maternidades, donde se asistía a las embarazadas que no disponían de un hogar adecuado o que ni siquiera tenían un hogar. Antes se paría, se comía, se padecían y se curaban las enfermedades en casa; a veces, incluso, se trabajaba en casa, en casa se divertía cada familia a su gusto... Hasta la última y definitiva actividad humana, morir, transcurría en el hogar. En la vida moderna, la casa es solo el lugar donde se duerme, se lava y se viste uno, donde todos están de paso, y los acontecimientos más importantes, el alfa y el omega de la vida, nacer y morir, se ejecutan fuera del hogar y de la familia, entre aglomeraciones de desconocidos.

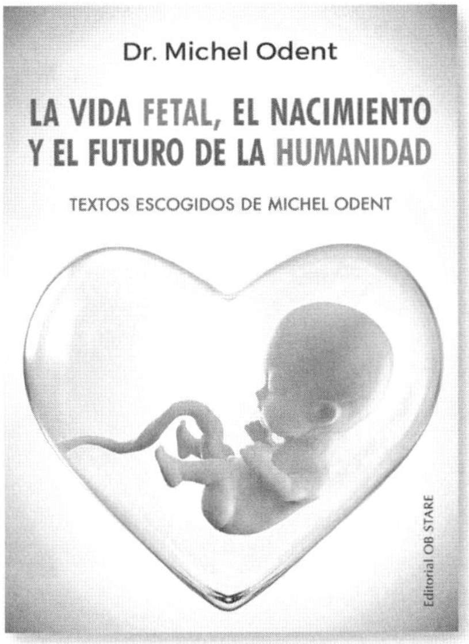

El Dr. Michel Odent fue pionero en proponer conceptos como la sala de partos en casa o emplear las piscinas para partos. Este libro recopila algunos de los artículos más destacados publicados por el Dr. Odent en revistas internacionales de prestigio, en los que aborda temas como la influencia del estado emocional de la embarazada en el primer año de vida del pequeño, la contaminación intrauterina debida la acción de moléculas presentes en las grasas solubles, la absorción de la hormona del amor mediante la lactancia, las necesidades de la mujer en el momento del parto, la influencia de los tabúes sociales en torno al sexo en el momento de dar a luz, la depresión postparto masculina...